国家卫生和计划生育委员会"十二五"规划教材
全国高等医药教材建设研究会"十二五"规划教材
全国高职高专院校教材

供检验技术专业用

医学统计学

主　编　景学安　李新林

副主编　朱秀敏　林斌松　袁作雄

编　者（以姓氏笔画为序）

丁　可（南阳医学高等专科学校）　　范　华（泰山医学院）

朱秀敏（河南护理职业学院）　　　　林斌松（漳州卫生职业学院）

李新林（楚雄医药高等专科学校）　　袁作雄（首都医科大学）

杨　亮（山东医学高等专科学校）　　陶太珍（上海健康职业技术学院）

张星光（内蒙古医科大学）　　　　　景学安（泰山医学院）

U0298898

图书在版编目（CIP）数据

医学统计学/景学安,李新林主编.—北京:人民
卫生出版社,2015

ISBN 978-7-117-20169-8

Ⅰ.①医… Ⅱ.①景…②李… Ⅲ.①医学统计-
统计学-高等职业教育-教材 Ⅳ.①R195.1

中国版本图书馆 CIP 数据核字(2015)第 042237 号

人卫社官网	www.pmph.com	出版物查询,在线购书
人卫医学网	www.ipmph.com	医学考试辅导,医学数据库服务,医学教育资源,大众健康资讯

为全面贯彻党的十八大和十八届三中、四中全会精神,依据《国务院关于加快发展现代职业教育的决定》要求,更好地服务于现代卫生职业教育快速发展的需要,适应卫生事业改革发展对医药卫生职业人才的需求,贯彻《医药卫生中长期人才发展规划(2011—2020 年)》《教育部关于"十二五"职业教育教材建设的若干意见》《现代职业教育体系建设规划(2014—2020 年)》等文件的精神,全国高等医药教材建设研究会和人民卫生出版社在教育部、国家卫生和计划生育委员会的领导和支持下,成立了第一届全国高职高专检验技术专业教育教材建设评审委员会,并启动了全国高职高专检验技术专业第四轮规划教材修订工作。

随着我国医药卫生事业和卫生职业教育事业的快速发展,高职高专相关医学类专业学生的培养目标、方法和内容有了新的变化,教材编写也要不断改革、创新,健全课程体系、完善课程结构、优化教材门类,进一步提高教材的思想性、科学性、先进性、启发性和适用性。为此,第四轮教材修订紧紧围绕高职高专检验技术专业培养目标,突出专业特色,注重整体优化,以"三基"为基础强调技能培养,以"五性"为重点突出适用性,以岗位为导向、以就业为目标、以技能为核心、以服务为宗旨,力图充分体现职业教育特色,进一步打造我国高职高专检验技术专业精品教材,推动专业发展。

全国高职高专检验技术专业第四轮规划教材是在上一轮教材使用基础上,经过认真调研、论证,结合高职高专的教学特点进行修订的。第四轮教材修订坚持传承与创新的统一,坚持教材立体化建设发展方向,突出实用性,力求体现高职高专教育特色。在坚持教育部职业教育"五个对接"基础上,教材编写进一步突出检验技术专业教育和医学教育的"五个对接":和人对接,体现以人为本;和社会对接;和临床过程对接,实现"早临床、多临床、反复临床";和先进技术和手段对接;和行业准入对接。注重提高学生的职业素养和实际工作能力,使学生毕业后能独立、正确处理与专业相关的临床常见实际问题。

在全国卫生职业教育教学指导委员会、全国高等医药教材建设研究会和全国高职高专检验技术专业教育教材建设评审委员会的组织和指导下,当选主编及编委们对第四轮教材内容进行了广泛讨论与反复甄选,本轮规划教材修订的原则:①明确人才培养目标。本轮规划教材坚持立德树人,培养职业素养与专业知识、专业技能并重,德智体美全面发展的技能型专门人才。②强化教材体系建设。本轮修订设置了公共基础课、专业核心课和专业方向课(能力拓展课);同时,结合专业岗位与执业资格考试需要,充实完善课程与教材体系,使之更加符合现代职业教育体系发展的需要。③贯彻现代职教理念。体现"以就业为导向,以能力为本位,以发展技能为核心"的职教理念。理论知识强调"必需、够用";突出技能培养,提倡"做中学、学中做"的理实一体化思想。④重视传统融合创新。人民卫生出版社医药卫生规划教材经过长期的实践与积累,其中的优良传统在本轮修订中得到了很好的传承。在广泛调研的基础上,再版教材与新编教材在整体上实现了高度融合与衔接。在教材编写中,产教融合、校企合作理念得到了充分贯彻。⑤突出行业规划特性。本轮修订充分发挥行业机构与专家对教材的宏观规划与评审把关作用,体现了国家卫生和计划生育委员会规划教材一贯的标准性、权威性和规范性。⑥提升服务教学能力。本轮教材修订,在主教材中设置了一系列服务教学的拓展模块;此外,教材立体化建设水平进一步提高,根据专业需要开发了配套教材、网络增值服务等,大量与课程相关的内容围绕教材形成便捷的在线数字化教学资源包(edu.ipmph.com),为教师提供教学素材支撑,为学生提供学习资源服务,教材的教学服务能力明显增强。

本轮全国高职高专检验技术专业规划教材共19种,全部为国家卫生和计划生育委员会"十二五"国家规划教材,其中3种为教育部"十二五"职业教育国家规划教材,将于2015年2月陆续出版。

	教材名称	主编	副主编
1	寄生虫学检验（第4版）	陆予云　李争鸣	汪晓静　高 义　崔玉宝
2	临床检验基础（第4版）	龚道元　张纪云	张家忠　郑文芝　林发全
3	临床医学概要（第2版）	薛宏伟　王喜梅	杨春兰　梅雨珍
4	免疫学检验（第4版）*	林逢春　石艳春	夏金华　孙中文　王 挺
5	生物化学检验（第4版）*	刘观昌　马少宁	黄泽智　李晶琴　吴佳学
6	微生物学检验（第4版）*	甘晓玲　李剑平	陈 菁　王海河　聂志妍
7	血液学检验（第4版）	侯振江　杨晓斌	高丽君　张 录　任吉莲
8	临床检验仪器（第2版）	须 建　彭裕红	马 青　赵世芬
9	病理与病理检验技术	徐云生　张 忠	金月玲　仇 容　马桂芳
10	人体解剖与生理	李炳宪　苏莉芬	舒安利　张 量　花 先
11	无机化学	刘 斌　付洪涛	王美玲　杨宝华　周建庆
12	分析化学	闫冬良　王润霞	姚祖福　张彧璇　肖忠华
13	生物化学	蔡太生　张 申	郭改娥　邵世滨　张 旭
14	医学统计学	景学安　李新林	朱秀敏　林斌松　袁作雄
15	有机化学	曹晓群　张 威	于 辉　高东红　陈邦进
16	分子生物学与检验技术	胡颂恩	关 琪　魏碧娜　蒋传命
17	临床实验室管理	洪国斌	廖 璞　黎明新
18	检验技术专业英语	周剑涛	吴 怡　韩利伟
19	临床输血检验技术+	张家忠　吕先萍	蔡旭兵　张 杰　徐群芳

*教育部"十二五"职业教育国家规划教材

+选修课

主任委员 赵汉英 杜 贤

秘 书 长 金月玲 武天安 窦天舒

委 员（按汉语拼音排序）

崔玉宝 高 义 龚道元 侯振江 胡颂恩

黄泽智 李剑平 李晶琴 林逢春 刘观昌

陆予云 马少宁 孙中文 王海河 夏金华

张纪云 张家忠 郑文芝

秘 书 汪仁学

主　编

　　景学安　李新林

副主编

　　朱秀敏　林斌松　袁作雄

编　者（以姓氏笔画为序）

　　丁　可（南阳医学高等专科学校）

　　朱秀敏（河南护理职业学院）

　　李新林（楚雄医药高等专科学校）

　　杨　亮（山东医学高等专科学校）

　　张星光（内蒙古医科大学）

　　范　华（泰山医学院）

　　林斌松（漳州卫生职业学院）

　　袁作雄（首都医科大学）

　　陶太珍（上海健康职业技术学院）

　　景学安（泰山医学院）

　　根据全国高等医药教材建设研究会及全国高职高专检验技术专业教育教材建设评审委员会第四轮规划教材修订工作的原则和要求，本教材继续贯彻"三基"（基本理论、基本知识、基本技能），体现"五性"（思想性、科学性、先进性、启发性、适用性）。

　　本教材重点讲述医学统计学在医学检验中的应用，偏重于医学检验研究的实际工作，为医学检验研究工作的统计设计、收集资料、整理资料和分析资料提供统计方法和统计手段。

　　本教材注重理论联系实际，着重阐述医学统计学的基本概念及统计方法的应用条件，公式推导从略。在文字上力求通俗易懂，简明扼要。整个教材力求达到特色鲜明、内容优化、重点突出、注重实用、便于自学的要求。

　　本教材共十二章，内容包括实验设计和基本统计方法，为了便于掌握重点、难点和知识点，各章后编写了"复习题"，包括最佳选择题、简答题和综合应用题。第十一章实验设计增加了诊断试验的评价，第十二章 SPSS 软件简介，主要针对有条件的学校利用统计软件进行实验教学，为科研工作的统计分析提供重要工具。

　　本教材的 PPT 课件、教学视频及复习题参考答案一并放入教材的网络增值服务中。

　　限于编者水平，书中难免存在不足，诚恳希望广大读者批评指正。

景学安　李新林

2015 年 2 月

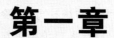

第一章

绪　论

学习目标

1. 掌握:医学统计学的定义;统计工作的基本步骤;统计学中同质与变异、总体与样本、变量的类型、参数与统计量、抽样误差、概率与频率等基本概念。
2. 熟悉:医学统计学的研究内容;医学统计学学习的目标与方法。
3. 了解:多因素分析的内容和分类变量的数量化计算机编码原则。

第一节　医学统计学的定义和内容

一、医学统计学的定义

　　医学统计学(Medical Statistics)是用统计学的原理和方法研究医学领域中数据的收集、整理、分析和结果正确解释与表达的一门应用性学科。医学研究的对象主要是人和动物。由于生物个体的差异很大,同一性别、同一年龄的人,其各种生理指标的正常变异范围就很大,影响健康的各种因素也极其复杂,它不仅表现为生理因素方面,也表现在心理因素和社会因素方面。医学统计学就是提供各种统计方法帮助人们透过许多偶然现象,分析、判断和阐明事物的内在规律性。因此,医学统计已成为医学科学研究的重要手段。无论是基础医学、临床医学、预防医学等各个研究领域,医学统计学都为资料的收集、整理和分析提供了有效的工具。

　　电子计算机的应用和普及与医学统计软件的开发,为医学科学研究中的数据信息的储存、整理和分析提供了十分便利的条件,同时也促进了医学统计学的迅速发展和不断完善。

二、医学统计学的研究内容

　　医学统计学的主要内容有以下几个方面:

　　1. **统计设计**　包括实验设计和调查设计。它可以合理地、科学地安排实验和调查工作,使之能较少地花费人力、物力和时间,取得满意和可靠的结果。

　　2. **资料统计**　通过计算各种统计指标和绘制统计图表来描述资料的集中趋势、离散趋势和分布特征(如正态分布或偏态分布),利用样本指标来估计总体参数的特征和分布。

　　3. **统计描述和参数估计**　假设检验是医学统计学的主要内容,是通过统计检验方法(如 t 检验、z 检验、F 检验、χ^2 检验、秩和检验等)来推断两组或多组统计指标的差异是抽样误差造成的还是有本质的差别。

　　4. **相关与回归分析**　医学中存在许多相互联系、相互制约的现象。如儿童的身高与体重、胸围与肺活量、血糖与尿糖等,都需要利用相关与回归来分析和推断。

　　5. **多因素分析**　如多重回归、判别分析、聚类分析、正交设计分析、主成分分析、因子分析、logistic 回归、Cox 比例风险回归等,都是分析医学中多因素有效的方法。这些方法计算复杂,大部分需借助计算机来完成。

6. 健康和疾病统计 研究人群健康和疾病的指标与统计方法,除了用上述的某些方法外,还有其特有的方法,如寿命表分析、生存分析、死因分析、人口预测等方法。

第二节 统计工作的基本步骤

医学统计工作可分为四个步骤,即统计设计、收集资料、整理资料和分析资料。这四个步骤密切联系,缺一不可,任何一个步骤的缺失,都会影响统计结果的正确性。

一、统 计 设 计

设计(design)是统计工作的第一步,也是关键的一步,是对统计工作全过程的设想和计划安排。任何一项医学科学研究,首先需要明确研究目的。统计设计就是根据研究目的确定试验因素、受试对象和观察指标,并在现有的客观条件下决定用什么方式和方法来获取原始资料,并对原始资料如何进行整理,以及整理后的资料应该计算什么统计指标和统计分析的预期结果如何等。以上问题都要认真考虑,科学安排,力争以较少的人力、物力和时间取得较好的效果。没有科学严谨的统计设计,数据的收集和分析常常是没有价值的,甚至是错误的,任何统计方法也无法弥补。现代统计学的奠基人之一、著名统计学家 Fisher 曾精辟地指出,"试验完成后再找统计学家,无异于请统计学家为试验进行尸体解剖,统计学家或许只能告诉你试验失败的原因。"

二、收 集 资 料

收集资料(collection of data)是根据设计的要求,获取准确可靠的原始资料,是统计分析结果可靠的重要保证。资料收集必须满足及时、完整和准确的要求。没有完整、准确的原始数据,即使有先进的整理和分析方法,也不会产生准确的分析结果。医学统计资料的来源主要有以下三个方面:

1. 统计报表 统计报表是医疗卫生机构根据国家规定的报告制度,定期逐级上报的有关报表。如法定传染病报表、出生死亡报表、医院工作报表等,报表要完整、准确、及时。通过报表可以全面、及时地掌握居民健康状况和医疗卫生机构工作的情况,而且为医疗卫生工作计划的制定和疾病预测提供了客观依据,同时也为医学教育和科研工作提供了大量的原始资料。

2. 医疗卫生工作记录 如病历、医学检查记录、卫生监测记录等。这些资料是医疗卫生部门日常性工作记录,也是医学科研宝贵的原始资料。医疗卫生部门要加强对这些资料的管理,使卫生工作人员充分认识到原始记录正确、完整的重要性,要严格要求,认真填写,防止漏填、误填,使这些资料充分发挥其科研价值。

3. 专题调查或实验研究 是根据研究目的进行的专题调查或实验研究,收集资料有明确的目的性与针对性,是医学科研资料的主要来源。

三、整 理 资 料

整理资料(sorting of data)是将收集到的原始资料进行反复核对和认真检查,纠正错误,分类汇总,使其系统化、条理化,便于进一步的计算和分析。整理资料的过程如下:

1. 审核 首先将收集到的原始资料进行认真的检查核对,保证资料的准确性和完整性。

2. 分组 将完整准确的原始资料归纳分组,分组方法有两种:①质量分组,即将观察单位按其类别或属性分组,如按性别、职业、阳性或阴性等分组。②数量分组,即将观察单位按其数值的大小分组,如按年龄、药物剂量等分组。

3. 汇总 分组后的资料要按照设计的要求进行汇总,整理成统计表。原始资料较少时用手工汇总,当原始资料较多时,可使用计算机汇总。

四、分 析 资 料

分析资料(analysis of data)是根据设计的要求,对整理后的数据进行统计学分析,结合专业知识,作出科学合理的解释。统计分析包括以下两大内容:

1. 统计描述　统计描述(descriptive statistics)就是将计算出的统计指标与统计表、统计图相结合,来全面描述资料的数量特征及分布规律。

2. 统计推断　统计推断(inferential statistics)就是使用样本信息来推断总体特征,包括总体参数估计和假设检验。医学科研一般是抽样研究,得到的是样本统计量,所以对样本分析并不是真正的科研目的。通过样本统计量进行总体参数估计和假设检验,以了解总体的数量特征及其分布规律,才是最终的研究目的。

第三节　统计资料变量的类型

医学统计资料按研究指标的性质一般分为数值变量和分类变量两大类,不同类型的变量资料应采取不同的统计学方法分析处理。

一、数 值 变 量

数值变量(numerical variable)是用定量的方法测定观察单位(个体)某项指标数值的大小,数值变量一般有度量衡单位。多个数值变量值组成的资料称为数值变量资料,亦称定量资料(quantitative data)或计量资料(measurement data)。数值变量又分为连续型数值变量(continuous numerical variable)和离散型数值变量(discrete numerical variable)。连续型数值变量是可以在一个区间中任意取值的变量,如身高(cm)、体重(kg)、血压(kPa)等;离散型数值变量在一个区间中只能取整数的变量,如脉搏(次/分)、新生儿出生数(个/年)、手术病人数(例/月)等。

二、分 类 变 量

分类变量(categorical variable)是将观察单位按某种属性或类别分组,清点各组的观察单位数的多少,分类变量没有度量衡单位。分类变量资料亦称定性资料(qualitative data)、计数资料(enumeration data)。分类变量可以分成无序分类变量(unordered categorical variable)和有序分类变量(ordered categorical variable)。

1. 无序分类变量　无序分类变量常分为二分类变量(binary variable)和多分类变量(polytomous variable),后者亦称为名义变量(nominal variable)。二分类变量只分为两组,如人的性别按男、女分组;化验结果按阳性、阴性分组;动物实验按生存、死亡分组等。名义变量如血型按 A、B、O、AB 分组;职业按工、农、商、学、兵分组等。

2. 有序分类变量　有序分类变量亦称等级变量(ranked variable),是将观察单位按属性的等级分组,清点各组观察单位数的多少。如调查某人群的尿糖情况,以人为观察单位,结果可分－、±、+、++、+++五个等级;又如观察用某药治疗某病患者的治疗结果,以每个患者为观察单位,结果分为治愈、显效、好转、无效四个等级。

实际上,变量类型的划分是根据研究目的而确定的。根据需要,各类变量可以互相转化。如以人为观察单位观察某人群成年男子的血红蛋白(g/L),得到的变量为数值变量,若按贫血的诊断标准将血红蛋白分为四个等级:重度贫血、中度贫血、轻度贫血、正常,可转化为有序分类变量,若按血红蛋白正常与偏低分为两类,则转化为二分类变量。但是变量只能由高级向低级转化:连续型数值变量→有序分类变量→二分类变量,不能作相反方向的转化。在进行多因素分析时,可将分类变量数量化,如二分类变量用 0 和 1 赋值;有序分类变量用 0,1,2,3,…赋值;无序分类变量用 $m-1$ 个 0 和 1 编码的哑变量(dummy variable)赋值,m 为无序分类变量水平数,如职业按工、农、商、学、兵分为 5 个水平,则 m 为 5。

第四节　统计学中的几个基本概念

一、同质与变异

1. **同质**　同质(homogeneity)是指观察单位(研究个体)间被研究指标的主要影响因素相同或基本相同。但在人群健康的研究中有些影响因素是难以控制的,甚至是未知的,如遗传、营养、心理等。因此,实际工作中,影响被研究指标的主要的、可控制的因素达到相同或基本相同就可以认为是同质。如研究儿童的生长发育,规定的同性别、同年龄、同地区、同民族、健康的儿童即为同质的儿童。

2. **变异**　变异(variation)是指同质的个体间各种指标存在的差异。变异是由于生物个体的各种指标所受极其复杂的影响因素造成的,如同质的儿童身高有高有矮,体重有胖有瘦;用相同的降压药治疗病情、年龄相同的高血压病病人,其血压值降低的有多有少。因此,同质是相对的,变异是绝对的。统计学的任务就是在同质的基础上,对个体变异进行分析研究,揭示由变异所掩盖的同质事物内在的本质和规律。

二、总体与样本

1. **总体**　总体(population)是根据研究目的所确定的同质观察单位某项变量值的集合(全体)。如某年某地调查正常成年男子的红细胞数,同质的基础是同时间、同地区、同性别的正常成人,观察单位是该地的每个正常成年男子,变量值是每一个人的红细胞数,该地所有正常成年男子的红细胞数就构成一个总体。这里的总体包括的观察单位是有限的,并有明确的时间和空间范围,这类总体称为有限总体(finite population)。有时总体是抽象的,如研究用某药治疗缺铁性贫血的疗效,这里总体的同质基础是贫血患者,同时用某药治疗,该总体应包括用该药治疗的所有贫血患者的治疗结果,是没有时间和空间范围限制的,因而观察单位数是无限的或不易确定的,称为无限总体(infinite population)。

2. **样本**　样本(sample)是从总体中随机抽取有代表性的部分观察单位变量值的集合。医学研究中,多数总体是无限的,即使是有限总体,由于观察单位数太多,耗费很大的人力、物力和财力,也不可能甚至是不必要对总体进行全面的研究。实际研究中,常常是从总体中随机抽取一部分观察单位组成样本,对样本进行研究,用样本信息来推断总体特征。例如研究某年某地正常成年女性的红细胞数,总体是有限的,但因观察单位数太多,可从总体中随机抽取一部分观察单位进行研究,这部分观察单位的红细胞数就构成样本,样本的例数称为样本含量(sample size)。抽样一定要遵循随机的原则,并有足够的样本含量。

三、参数与统计量

1. **参数**　总体的统计指标被称为参数(parameter)。如研究某年某地 50 岁以上男子慢性支气管炎的患病情况,该地所有 50 岁以上男子慢性支气管炎的患病率即为总体参数。参数往往是理论值。习惯上用希腊字母表示总体参数,例如 μ 表示总体均数,σ 表示总体标准差,π 表示总体率等。

2. **统计量**　样本的统计指标被称为统计量(statistic)。若进行抽样研究,用随机的方法从该地抽取一部分 50 岁以上男子来调查其患病情况,计算的患病率即为统计量。习惯上用拉丁字母表示统计量,例如 $\bar{X}$ 表示样本均数,S 表示样本标准差,p 表示样本率等。

抽样研究的目的就是用样本统计量来推断总体参数。

四、误　　差

误差(error)泛指测量值与真实值之差,按其产生的原因和性质主要分为以下两类。

(一)非随机误差

非随机误差主要是指系统误差(systematic error)。系统误差是指收集资料的过程中,由于仪器不准确、标准不规范等原因,造成观察结果呈倾向性的偏大或偏小,即具有方向性的误差。系统误差影响原始资料的准确性,在收集资料前必须消除。

(二)随机误差

随机误差(random error)是一类不恒定的、随机变化的误差,往往使测量值无方向性地围绕着某一数值左右波动。主要分为以下两种:

1. 随机测量误差　在消除了系统误差的前提下,由于非人为的偶然因素,对于同一观察单位变量多次测定结果不完全一样,结果有时偏大有时偏小,没有倾向性,这种误差叫随机测量误差(random measurement error)。随机测量误差虽然不能避免,但至少应控制在一定的范围内,亦可多次测量计算其平均值以减少随机测量误差。

2. 抽样误差　由于总体中每个个体变量之间存在变异,在抽样研究中,样本统计量与总体参数不可能完全相同,即使是从同一总体中随机抽取的多个例数相同的样本,其样本统计量也不相等。这种由于随机抽样所引起的样本统计量与总体参数之间的差异以及各样本统计量之间的差异称为抽样误差(sampling error)。例如某年在某市随机抽取 120 名 12 岁健康男孩,计算得样本的身高均数为 143.07cm,这个数值不一定恰好等于该市 12 岁健康男孩身高的总体均数。即使在该市再抽取 120 名 12 岁健康男孩,其身高均数也不一定等于 143.07cm。因为有个体变异的存在,抽样误差是不可避免的,但有一定的规律性。一般认为,样本含量 n 越大,个体间变异度 σ 越小,抽样误差就越小。

五、概率与频率

1. 概率　概率(probability)是描述随机事件发生可能性大小的量值,常用符号 P 表示。概率的取值范围在 $0\sim1$ 之间,即 $0\leqslant P\leqslant1$。不可能发生的事件,则概率 $P=0$;必然发生的事件,则概率 $P=1$。事件发生的可能性越大,则概率 P 越接近 1;事件发生的可能性越小,则概率 P 越接近 0。例如某药治疗某病患者的预后有治愈、好转、无效、死亡四种结果,但对于每个患者治疗后发生哪种结果是不确定的,这里的每一种可能结果都是一个随机事件,如果将结果为"治愈"这个事件记为 A,则该患者治愈的概率可记为 $P(A)$,或简记为 P。概率往往是理论值。

2. 频率　随机事件实际发生率称为频率(frequency)。如上述在相同的条件下,经过一定数量患者的治疗,就可得到治愈例数 f 占总病例数 n 的频率,即 $\dfrac{f}{n}$。当 n 逐渐增大时,这个频率越来越接近一个稳定的数值,这时就以频率作为概率的估计值,即该病治愈的概率为 $P(A)=\dfrac{f}{n}$。

统计学常将概率 $P\leqslant0.05$ 的事件称为小概率事件,表示其发生的可能性很小,可以认为在一次抽样中几乎不可能发生。

第五节　医学统计学学习的目标与方法

本课程的教学目的是为学生在校学习专业课程,毕业后从事医学领域的研究和实际工作,打下必要的医学统计学基础。

1. 重点掌握医学统计学的基本知识、基本技能、基本概念和基本方法,掌握应用范围和注意事项。学习过程中必须注意结合专业、联系实际,如在阅读医学文献时,评价其统计设计和分析方法的优缺点等。对于书中所用的统计公式,只要求了解其意义、用途、应用条件和计算方法,不必深究其数学推导。

2. 要培养科学的统计思维方法,提高分析问题、解决问题的能力。例如,由于事物存在个体差异,抽样误差不可避免,但这种误差是有规律性的,据此可引出统计推断的结论;通过假设检验的逻辑推理,就能理解统计结论的概率性。

3. 掌握调查设计和实验设计的原则,培养收集、整理、分析统计资料的系统工作能力。首先要重视原始资料的完整性和准确性,对数据处理持严肃、认真、实事求是的科学态度,反对伪造和篡改统计数据。进而能综合评价人群的健康状况和卫生部门的工作状况,为卫生决策提供科学、正确的统计信息。

 学习小结

1. 本章介绍了医学统计学的定义,医学统计学在医学科研中的地位和作用,医学统计学的基本内容和统计工作的基本步骤,尤其强调了统计设计是医学统计学的重要内容之一,统计设计和统计分析是统计学不可分割的两个重要组成部分。

2. 介绍了统计资料变量的类型,包括数值变量和分类变量,这是选择统计推断和假设检验方法的基础知识。

3. 介绍了统计学的若干基本概念,包括同质与变异、总体与样本、参数与统计量、系统误差与随机误差、概率与频率,它们是学习医学统计学的重要基础。

4. 学习医学统计学的目的是培养统计学逻辑思维方法,掌握统计设计方法和收集准确可靠的数据,运用统计分析方法正确分析数据、正确解释和表达研究结果。

(景学安)

复 习 题

一、最佳选择题

1. 下面的变量中,属于分类变量的是( )

    A. 脉搏　　　　　　　　B. 血型　　　　　　　　C. 肺活量

    D. 红细胞计数　　　　　E. 血压

2. 下面的变量中,属于数值变量的是( )

    A. 性别　　　　　　　　B. 体重　　　　　　　　C. 血型

    D. 职业　　　　　　　　E. 民族

3. 下列有关个人基本信息的指标,其中属于有序分类变量的是( )

    A. 学历　　　　　　　　B. 民族　　　　　　　　C. 职业

    D. 血型　　　　　　　　E. 身高

4. 若要通过样本作统计推断,样本应是( )

    A. 总体中典型的一部分　　　　B. 总体中任意的一部分

    C. 总体中随机抽取的一部分　　D. 总体中有意义的一部分

    E. 总体中信息明确的一部分

5. 统计量是指( )

A. 是统计总体数据得到的量

B. 反映总体统计特征的量

C. 是根据总体中的全部数据计算出的统计指标

D. 是用参数估计出来的量

E. 是由样本数据计算出来的统计指标

6. 下列关于概率的说法,错误的是(　　　)

A. 通常用 P 表示

B. 大小在 0~1 之间

C. 某事件发生的频率即概率

D. 在实际工作中,概率是难以获得的

E. 某事件发生的概率 $P \leq 0.05$ 时,称为小概率事件

7. 减少抽样误差的有效途径是

A. 避免系统误差　　　　　　B. 控制随机测量误差　　　　　C. 增大样本含量

D. 减少样本含量　　　　　　E. 以上都不对

8. 关于随机抽样,下列哪一项说法是正确的

A. 抽样时应使得总体中的每一个个体都有同等的机会被抽取

B. 研究者在抽样时应精心挑选个体,以使样本更能代表总体

C. 随机抽样即随意抽取个体

D. 为确保样本具有更好的代表性,样本量应越大越好

E. 选择符合研究者意愿的样本

二、简答题

1. 举例说明生活工作中常见的统计学问题。

2. 统计工作基本步骤是什么?各步骤的目的和要求是什么?

3. 举例说明统计资料的类型。

4. 举例说明同质与变异、总体与样本、参数与统计量之间的关系。

5. 举例说明在日常生活中存在哪些小概率事件。

6. 学习医学统计学的目的是什么?其重点掌握的内容是什么?

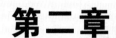

第二章

数值变量资料的统计描述

 学习目标

1. 掌握:常用的集中趋势指标和离散趋势指标以及各指标的适用条件;正态曲线下面积的分布规律;医学参考值范围的制定。
2. 熟悉:数值变量资料频数表的编制方法和用途。
3. 了解:正态分布的概念及特征;质量控制的意义。

数值变量资料的统计描述就是原始数值变量包含的信息加以整理、概括和浓缩,用适当的统计图表和统计指标来描述资料的特征或规律。

第一节 频数分布表

所谓频数是指变量值出现的次数或个数。频数分布就是变量在其取值范围内各组段的分布情况。频数分布可以用频数分布表(frequency distribution table)、频数分布图来表示。编制频数分布表是统计分析资料的第一步。

一、频数分布表的编制

收集到的原始数据,尽管具有同质性,但由于观察单位存在个体差异,变量值大小不等,我们很难从原始数据中了解资料的分布特征。这时可以通过编制频数分布表,简称频数表(frequency table)来了解资料的分布规律。

例2-1 从某小学2013年的学生健康体检中获得120名8岁男童的身高(cm)资料如下,试编制频数分布表。

124.5	126.2	128.1	130.6	132.6	125.4	126.5	128.4	124.5	129.5
124.7	127.8	128.3	131.7	125.8	126.8	129.5	125.6	127.6	129.8
125.4	120.3	122.3	118.2	116.7	121.6	116.8	121.6	115.1	122.0
121.6	118.7	121.8	124.5	121.7	122.7	116.3	124.0	119.0	124.5
121.7	124.9	130.0	123.5	128.2	119.7	126.1	131.3	123.7	114.7
122.3	122.8	128.6	122.0	132.4	122.0	123.5	116.2	126.1	119.1
126.5	118.1	121.0	119.1	116.8	131.1	120.4	115.2	118.0	122.3
114.2	116.9	126.4	114.3	127.2	118.3	127.8	123.0	117.3	123.2
119.8	122.1	120.4	124.8	122.3	114.4	120.5	115.0	122.7	116.8
125.6	121.1	124.8	122.7	119.5	128.2	124.1	127.3	120.0	122.7
118.2	127.1	122.5	116.3	125.1	124.5	112.3	121.3	127.0	113.4
118.9	127.6	125.2	121.5	122.4	129.1	122.6	134.5	118.2	132.9

频数表的编制步骤如下：

1. **计算极差（range, R）** 极差又称全距，用 R 表示，是所有数据中的最大值与最小值之差。它描述了数据变异的总幅度。本例中

$$R = 134.5 - 112.3 = 22.2(\text{cm})$$

2. **确定组段数和组距** 分组的目的是反映数据分布的特征，因此组数应适中，分组过少会导致信息损失，资料的表达失于粗略；过多则会使资料失于分散，分布的规律性不能明显地表示出来。组数通常根据观察例数的多少而定，一般以 8～15 个组段数为宜，本例先初步确定为 10 个组段。各组段的起点称为"下限"，终点称为"上限"，上限＝下限+组距，某组段的组中值＝该组段的（下限+上限）/2，相邻两组段的下限值之差称为组距（class interval）。组距可以相等，也可以不等。一般用等距分组，且用"极差/组段数"的整数值为组距 i。为计算方便，组距 $i = R/10$，再适当取整。

本例组距 $i = R/10 = 2.22(\text{cm})$，取整数为 $i = 2\text{cm}$。

3. **划分组段** 各个组段应界限分明，便于汇总。组段的划分从最小的组段开始，第一个组段必须包括资料中的最小值，最后一个组段必须包括资料中的最大值。

值得注意的是各组段不能重叠，因此每个组段都是下限为闭口型、上限为开口型的半闭半开区间。第一组段应包括最小值，其下限值一般小于或等于最小值，最后一个组段必须包括最大值。

本例中，最小值为 112.3cm，故第一组段把 112 定为该组段的下限，由于组距等于 2，那么该组段的上限值为 112+2＝114，不写出上限，记为"112～"；以此类推划分出其余组段。注意：最后一个组段需要封口，同时写出其下限和上限。如表 2-1 中第（1）栏。

4. **分组划记并统计各组段频数** 采用划记法或利用计算机汇总得到各个组段的频数 f。如表 2-1 中第（2）栏。

5. **计算各组段的频率、累计频数和累计频率** 各组段的频数之和等于变量值的总例数 n。频率为各组段频数占总例数的比重，如"112～"组段的频率为 $\frac{2}{120} \times 100\% = 1.7\%$，以此类推算出各组段的频率，详见表 2-1 第（3）栏；累计频数表示小于某变量值的观察单位数，例如第一组段中累计频数为 2，表示小于 114cm 的观察单位数是 2 个，第二组段的累计频数为 9，表示小于 116cm 的变量值的个数是 9 个，显然，累计频数等于频数之和，详见表 2-1 第（4）栏；累计频率等于累计频数占总例数的比重，详见表 2-1 第（5）栏。

表 2-1　某小学 2013 年 120 名 8 岁健康男孩身高（cm）的频数分布

身高组段 （1）	频数 （2）	频率（%） （3）	累计频数 （4）	累计频率（%） （5）
112～	2	1.7	2	1.7
114～	7	5.8	9	7.5
116～	9	7.5	18	15.0
118～	14	11.7	32	26.7
120～	15	12.5	47	39.2
122～	21	17.5	68	56.7
124～	18	15.0	86	71.7
126～	15	12.5	101	84.2
128～	10	8.3	111	92.5
130～	5	4.2	116	96.7
132～	3	2.5	119	99.2
134～136	1	0.8	120	100.0
合计	120	100.0	—	—

二、频数分布图

为了能更直观地了解频数分布情况,通常在编制频数分布表的基础上,绘制频数分布图。用图形的方法能够直观形象地表达频数分布的信息,并可与频数分布表互为补充。常见的频数分布图为直方图(histogram),是一种用垂直条段代表频数分布的图形,以身高组段为 X 轴,标度是各组的组距;以频数为 Y 轴,标度是各组频数大小。图形见图 2-1。

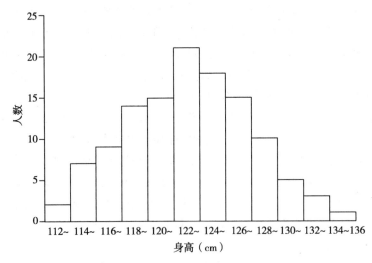

图 2-1　某小学 2013 年 120 名 8 岁健康男孩身高(cm)的频数分布

三、频数分布表和频数分布图的主要用途

1. **揭示频数分布的特征**　频数分布具有两个重要特征:集中趋势(central tendency)和离散趋势(tendency of dispersion)。从表 2-1 我们可以看出,120 名 8 岁男童的身高存在变异,但其分布有一定的规律:身高主要集中在 118 ~ 130(cm)之间,尤其以 122 ~ 124(cm)组段的人数最多,这种现象为集中趋势;身高的变异范围在 112 ~ 136(cm),此变异从中央到两侧频数分布逐渐减少,这种现象为离散趋势。

2. **揭示频数分布的类型**　频数分布的类型可分为对称分布和偏态分布两种。对称分布又称近似正态分布,指各组段的频数以频数最多组段为中心,左右两侧频数基本对称,如表 2-1 的资料为对称分布;偏态分布指集中位置偏向一侧,左右两侧频数分布不对称,如表 2-2 的数据。在偏态分布中,若集中位置偏向左侧(数值较小一方),频数分布向右侧拖尾,称为正偏态(positive skewness)或右偏态,如表 2-2 频数分布;若集中位置偏向右侧(数值较大一方),频数分布向左侧拖尾,称为负偏态(negative skewness)或左偏态。

表 2-2　某市大气中 180 天的 SO_2 浓度($\mu g/m^3$)含量分布

浓度($\mu g/m^3$)	天数	浓度($\mu g/m^3$)	天数
25 ~	16	150 ~	9
50 ~	34	175 ~	5
75 ~	50	200 ~	3
100 ~	42	225 ~ 250	1
125 ~	20		

10

3. 便于发现某些特大或特小的可疑值 如在频数分布表的两端,连续出现几个组段的频数为 0 后,又出现一些特大或特小值,让人怀疑这些数据的准确性,对于这些数据需要进一步的检查和核对。

4. 便于进一步计算统计指标和做统计分析

5. 大样本资料的陈述形式 当我们描述一个大样本资料时,如果将所有原始数据都罗列出来,往往显得过于冗长繁琐,令人毫无印象,也看不出数据的分布特征与类型。但是如果改用频数分布表描述,能让人快速判断出数据的分布特征和类型,令人印象深刻。因此,对于大样本计量资料,往往采用频数分布表作为资料的陈述形式。

第二节 集中趋势指标

数值变量资料的集中趋势是用平均数(average)来描述的。平均数是分析数值变量资料的基本指标,它代表一组同质变量值的集中趋势或平均水平。平均数常作为一组资料的代表值,可用于组间的分析比较,它是一个应用广泛的指标体系。常用的平均数有算术均数、几何均数和中位数。

一、算术均数

算术均数(arithmetic mean)简称均数(mean),反映一组同质数值变量资料在数量上的平均水平。总体均数用希腊字母 μ 表示,样本均数用 $\bar{X}$ 表示。均数应用甚广,适用于对称分布资料,尤其是正态分布或近似正态分布数值变量资料。

（一）算术均数的计算

1. 直接法 适用于样本含量较少时,这时可将所有的原始观察值 $X_1, X_2, X_3, \cdots, X_n$ 直接相加再除以观察值的个数 n。计算公式为:

$$\bar{X} = \frac{X_1 + X_2 + X_3 + \cdots X_n}{n} = \frac{\sum X}{n} \tag{2-1}$$

式中 $X_1, X_2, X_3, \cdots, X_n$ 为各观察值,n 为观察值的个数,$\sum$ 是希腊字母,读作"sigma",为求和符号。

例2-2 8 名胃癌患者化疗后血液尿素氮的含量(mmol/L)分别为 2.75, 3.61, 4.16, 5.13, 4.32, 3.92, 4.28, 5.75,求他们的平均血液尿素氮含量。

$$\bar{X} = \frac{3.61 + 2.75 + \cdots + 4.28}{8} = \frac{33.92}{8} = 4.24 \, (\text{mmol/L})$$

2. 加权法 又称频数表法,当样本含量较大时,可以先将各观察值分组归纳成频数表,用加权法计算均数。其公式为:

$$\bar{X} = \frac{f_1 X_1 + f_2 X_2 + f_3 X_3 + \cdots + f_k X_k}{f_1 + f_2 + f_3 + \cdots + f_k} = \frac{\sum fX}{\sum f} \tag{2-2}$$

式中,$X_1, X_2, X_3, \cdots, X_k$ 和 $f_1, f_2, f_3 \cdots f_k$ 分别为频数表中各组段的组中值和相应组段的频数,这里的 f 起到"权重(weight)"的作用,即频数多的组段,其权重就大,其组中值对均数的影响也大;反之,则影响小。

例2-3 利用表 2-1 资料计算 120 名 8 岁健康男孩的平均身高(表 2-3)。

表2-3　某地某年120名8岁健康男孩身高(cm)均数的计算

身高组段 (1)	频数(f_i) (2)	组中值(X_i) (3)	f_iX_i (4)
112 ~	2	113	226
114 ~	7	115	805
116 ~	9	117	1053
118 ~	14	119	1666
120 ~	15	121	1815
122 ~	21	123	2583
124 ~	18	125	2250
126 ~	15	127	1905
128 ~	10	129	1290
130 ~	5	131	655
132 ~	3	133	399
134 ~ 136	1	135	135
合计	120	—	14782

$$\bar{X} = \frac{2\times113+7\times115+\cdots+1\times135}{2+7+\cdots+1} = \frac{14782}{120} = 123.18(\text{cm})$$

即某市8岁男孩的平均身高为123.18cm。

(二) 均数的两个重要特性

1. 离均差(变量值与均数之差)之和等于零。用公式表示为:

$$(X_1-\bar{X})+(X_2-\bar{X})+(X_3-\bar{X})+\cdots+(X_n-\bar{X}) = \sum(X-\bar{X}) = 0$$

2. 离均差平方和最小,即离均差平方和小于各变量值与其他任何数$a(a\neq\bar{X})$之差的平方和。用公式表示为:

$$\sum(X-\bar{X})^2 < \sum(X-a)^2 \qquad (a\neq\bar{X})$$

从均数的这两个重要特征得出:均数是一组数值变量值最理想的代表值。

当数据分布对称时,$\bar{X}$位于分布的中心,它是频数分布最集中的位置。但若数据分布不对称,则不位于分布的中心,也不在频数分布的集中趋势位置,不能反映数据的一般水平。

二、几 何 均 数

对于变量值呈倍数关系或呈对数正态分布(正偏态分布),如抗体效价及抗体滴度,某些传染病的潜伏期,细菌计数等,宜用几何均数(geometric mean)表示其平均水平,几何均数简记为G。即几何均数适用于对数正态分布资料或等比资料平均水平的描述。

(一) 几何均数的计算方法

1. **直接法**　当观察值较少时可采用直接法。用n个观察值的连乘积开n次方,即:

$$G = \sqrt[n]{X_1 \cdot X_2 \cdot X_3 \cdots X_n} \tag{2-3}$$

其对数形式为:

$$G = \lg^{-1}\left(\frac{\lg X_1+\lg X_2+\cdots+\lg X_n}{n}\right) = \lg^{-1}\left(\frac{\sum\lg X}{n}\right) \tag{2-4}$$

例2-4 5例某传染病患者血清抗体滴度分别为1:10,1:20,1:40,1:80,1:160,求平均滴度。

$$G = \sqrt[5]{10 \times 20 \times 40 \times 80 \times 160} = 40$$

或

$$G = \lg^{-1}\left(\frac{\lg10 + \lg20 + \lg40 + \lg80 + \lg160}{5}\right) = \lg^{-1}1.6021 = 40$$

故该资料的平均滴度为1:40。

2. **加权法** 又称频数表法,当资料样本含量很大,应先整理成频数表数据,再按公式(2-5)使用加权法计算:

$$G = \lg^{-1}\left(\frac{\sum f \lg X}{\sum f}\right) \tag{2-5}$$

例2-5 计算表2-4中数据的平均滴度。

表2-4 50例胃癌患者血清某抗体滴度资料

抗体滴度 (1)	人数(f) (2)	滴度倒数(X) (3)	$\lg X$ (4)	$f \lg X$ (5)=(2)(4)
1:2	1	2	0.3010	0.3010
1:4	7	4	0.6021	4.2147
1:8	9	8	0.9031	8.1279
1:16	6	16	1.2041	7.2246
1:32	10	32	1.5051	15.0510
1:64	9	64	1.8062	16.2558
1:128	5	128	2.1072	10.5360
1:256	3	256	2.4082	7.2246
合计	50	—	—	68.9356

计算过程见表2-4第(3)~第(5)栏,把数据代入公式(2-5),结果如下:

$$G = \lg^{-1}\left(\frac{\sum f \lg X}{\sum f}\right) = \lg^{-1}\left(\frac{68.9356}{50}\right) = \lg^{-1}1.3787 = 23.92$$

故该资料的平均抗体滴度为1:24。

（二）应用几何均数的注意事项

1. **数据的要求** ①变量值中不能有0;②不能同时有正值和负值;③若全是负值,计算时可先把负号去掉,得出结果后再加上负号。

2. **特点** 同一观察值的几何均数总是小于它的算术均数。

三、中位数及百分位数

（一）中位数

将一组观察值从小到大排列,位次居中的观察值就是中位数(media),常用 M 表示。在全部观察值中,大于和小于中位数的观察值个数相等。中位数可用于各种分布资料,常用于描述:①偏态分布或分布状态不清的资料;②观察值中有个别特大或特小值;③一端或两端无确定数据资料(即开口型资料)的平均水平。

必须强调的是:中位数不是由全部变量值计算得出,它仅仅是一个位置指标,只受居中变量值的影响。因此,只有在分布未知、分布末端无确定数据、偏态分布资料,不能直接求均数和几何均数时,才用中位数描述资料的集中位置。

其计算方法有直接法和频数表法。

1. 直接法 当观察例数较少时,可先将观察值由小到大按顺序排列,如 n 为奇数时位置居中的那个观察值就是中位数;如 n 为偶数时,位置居中的两个观察值的平均数即为中位数。即计算公式:

n 为奇数时

$$M = X_{\left(\frac{n+1}{2}\right)} \tag{2-6}$$

n 为偶数时

$$M = \left[X_{\left(\frac{n}{2}\right)} + X_{\left(\frac{n}{2}+1\right)} \right] / 2 \tag{2-7}$$

公式中 X 的下标为变量值的位置。

例2-6 5 名某细菌性食物中毒患者的潜伏期(小时)分别为 4,7,9,19,3,求平均潜伏期。

先将变量值从小到大排列为 3,4,7,9,19,本例 n 为奇数且等于 5,利用公式(2-6)计算:

$$M = X_{\left(\frac{5+1}{2}\right)} = X_3 = 7$$

即该资料的平均潜伏期为 7 小时。

例2-7 在例 2-6 的基础上,又调查了 1 名患者的潜伏期为 13 小时,求这 6 人的平均潜伏期。

先将变量值从小到大排列为 3,4,7,9,13,16,本例 n 为偶数且等于 6,利用公式(2-7)计算:

$$M = \left[X_{\left(\frac{6}{2}\right)} + X_{\left(\frac{6}{2}+1\right)} \right] / 2 = (X_3 + X_4) / 2 = (7+9) / 2 = 8$$

即该资料的平均潜伏期为 8 小时。

2. 频数表法 当观察例数较多时,应先将观察值编制成频数表,然后采用公式 2-8 计算中位数。

$$M = L_m + \frac{i_m}{f_m} (n \times 50\% - \sum f_L) \tag{2-8}$$

式中,L_m、i_m、f_m 分别为中位数 M 所在组段的下限、组距、频数,$\sum f_L$ 为小于 L_m 的累计频数,n 为例数。

例2-8 某地 145 例食物中毒病人的潜伏期如表 2-5,求平均潜伏期。

表 2-5 某地 145 例食物中毒病人潜伏期(小时)的频数分布

潜伏期(小时) (1)	频数(f) (2)	累计频数 (3)	累计频率(%) (4)
0 ~	17	17	11.7
6 ~	46	63	43.4
12 ~	38	101	69.7
18 ~	32	133	91.7
24 ~	6	139	95.9
30 ~	0	139	95.9
36 ~	4	143	98.6
42 ~	2	145	100.0
合计	145	—	—

由表 2-5 第（4）、（1）栏可见，M 在"12 ~ "组段。现 $L_m=12$，$i_m=6$，$f_m=38$，$\sum f_L=63$，代入公式（2-8）得：

$$M=12+\frac{6}{38}\times\left(\frac{145}{2}-63\right)=13.5（小时）$$

即 145 例食物中毒病人平均潜伏期为 13.5 小时。

（二）百分位数

中位数可以用来描述一组观察值的中心位置，观察值分布在中位数位置左右各占 50%，但有时我们还需要了解数据分布的其他位置，如资料分布左侧占全部的 25% 位置，此时可以通过计算百分位数（percentile）确定。百分位数用符号 P_X 表示，它是一个位置指标，一个百分位数 P_X 将所有观察值分为两部分，理论上有 $X\%$ 个观察值比它小，有 $(100-X)\%$ 个观察值比它大。如 P_{25} 表示资料在 P_{25} 位置左侧的累积频数占总数的 25%，右侧占 75%。所以，中位数实际就是 P_{50}。

百分位数的计算公式为：

$$P_X=L_X+\frac{i_X}{f_X}(n\cdot X\%-\sum f_L) \tag{2-9}$$

式中，L_X 为第 X 百分位数所在组段的下限，i_X 为第 X 百分位数所在组段的组距；f_X 为第 X 百分位数所在组段的频数，$\sum f_L$ 为第 X 百分位数所在组段前一组的累计频数，n 为总例数。累计频数刚好大于 $X\%$ 的组即为第 X 百分位数所在组。

例 2-9　求例 2-8 资料中的 P_{25}、P_{75}、$P_{2.5}$、$P_{97.5}$。

$$P_{25}=6+\frac{6}{46}(145\times25\%-17)=8.51（小时）$$

$$P_{75}=18+\frac{6}{32}(145\times75\%-101)=19.45（小时）$$

$$P_{2.5}=0+\frac{6}{17}(145\times2.5\%-0)=1.28（小时）$$

$$P_{97.5}=36+\frac{6}{4}(145\times97.5\%-139)=39.56（小时）$$

第三节　离散趋势指标

频数分布有两个特征：集中趋势和离散趋势。对于数值变量资料，需要把二者结合起来全面描述，才能全面认识事物特征。

例 2-10　三组同年龄女生智商（IQ）测定结果如下，其平均智商 $\bar{X}$ 都是 100，试分析其离散程度。

甲组：90　98　100　102　110　$\bar{X}_甲=100$

乙组：90　95　100　105　110　$\bar{X}_乙=100$

丙组：85　92　100　108　115　$\bar{X}_丙=100$

上述资料可以看出，尽管三组资料的均数相等，即集中趋势（平均水平）相同，但是各组数据的变异程度不同，也就是说三组的离散趋势不同。

变异是生物体内生理、生化等指标显著的特征，尽管是同质总体或样本，变量值仍表现为个体差异，离散趋势是反映资料变异程度的指标。描述资料变异程度大小常用的统计指标有极差、四分位数间距、方差、标准差和变异系数。

一、极　　差

极差（range）简记为 R，又称全距，是全部数据中的最大值与最小值之差。极差大即说明变异度大；极差小，变异度小。在例 2-10 中 $R_甲=20$，$R_乙=20$，$R_丙=30$，说明丙组女生的智商变异大。

用极差描述资料的变异度，计算简单，但极差的大小仅与资料的最大值和最小值有关，不能反映所有数据的变异大小，故其准确性较差。同时，极差的稳定性也比较差。一组资料的极差，受 n 的大小的影响，n 越多，抽到较大及较小变量值的可能性越大，极差也越大；即使 n 不变，由于存在抽样误差，极差也不稳定。因此样本含量相差悬殊时不宜用极差比较变异程度。

二、四分位数间距

四分位数间距（quartile interval）用符号 Q 表示，是上四分位数 $Q_U(P_{75})$ 和下四分位数 Q_L (P_{25}) 之差，即 $Q=Q_U-Q_L$，其间包括了全部变量值的一半。它适合于偏态分布资料，特别是分布末端无确定数据的资料的变异度的描述。Q 越大，说明数据的变异度越大；反之，Q 越小说明数据的变异度越小。

例 2-11　求例 2-8 数据的四分位数间距。

$$Q=Q_U-Q_L=P_{75}-P_{25}=19.45-8.51=10.94（小时）$$

四分位数间距可以看做是中间一半变量值的极差，作为描述资料的变异程度指标，比极差稳定，但也只考虑了资料中两个分位数的变异，未考虑其他变量值的变异，故也不太稳定。

三、方　　差

方差（variance）是常用的变异指标。为了克服极差和四分位数间距不能反映每个变量值之间的离散程度这个缺点，需要全面考虑到每个变量值。就总体而言，可计算总体中每个变量值 X 与总体均数 μ 之差的和，即 $\sum(X-\mu)$，称之为离均差。由于 $X-\mu$ 有正有负，即 $\sum(X-\mu)=0$，这样仍不能反映总体离散度大小，故计算 $\sum(X-\mu)^2$，称为离均差平方和（sum of squares of deviations from mean），这就能消除正、负值抵消的影响。但 $\sum(X-\mu)^2$ 的大小除与数据变异度有关外，还与变量值的个数 N 有关，将离均差平方和除以 N，就得到方差。总体方差用 σ^2 表示，其计算公式为：

$$\sigma^2=\frac{\sum(X-\mu)^2}{N} \tag{2-10}$$

在实际工作中，往往很难得到总体均数 μ 和总体例数 N，常需要用样本均数 $\bar{X}$ 作为总体均数 μ 的估计值，用样本例数 n 代替 N，计算出样本方差，用样本方差估计总体方差。但这样按公式（2-10）计算的样本方差平均比 σ^2 小。英国统计学家 W. S. Gosset 建议用 $n-1$ 代替 n 来校正，这就是样本方差 S^2。其计算公式为：

$$S^2=\frac{\sum(X-\bar{X})^2}{n-1} \tag{2-11}$$

公式中 $n-1$ 称为自由度（degree of freedom），指随机变量所能"自由"取值的个数，用希腊字母 ν（读 niu）表示，它描述了当 $\sum X$ 不变的情况下，n 个变量值（X）中能自由变动的变量值的个数。离均差平方和 $\sum(X-\bar{X})^2$ 常用 SS 或 l_{xx} 表示。

四、标　　准　　差

方差可以较全面地反映变量值的变异情况，但是方差的单位是原单位的平方，将方差开方即得标准差（standard deviation），它与原始变量值单位相同。标准差同样反映一组数据的平均离散水平。总体标准差用 σ 表示,样本标准差用 S 表示。

总体标准差计算公式为

$$\sigma = \sqrt{\frac{\sum(X-\mu)^2}{N}} \tag{2-12}$$

样本标准差计算公式为

$$S = \sqrt{\frac{\sum(X-\bar{X})^2}{n-1}} \tag{2-13}$$

从标准差计算公式可以看出,当各变量值越接近均数时,标准差就越小;当各变量值越远离均数时,标准差就越大。所以标准差可以更完善地说明一组变量值之间的离散程度。标准差越大,变量值越离散,个体变异越大,则均数的代表性就越差;反之,标准差越小,变量值越集中,个体变异越小,则均数的代表性就越好。

（一）标准差的计算方法

1. **直接法**　数学上可以证明 $\sum(X-\bar{X})^2 = \sum X^2 - (\sum X)^2/n$,因此,公式(2-13)可演变为:

$$S = \sqrt{\frac{\sum X^2 - (\sum X)^2/n}{n-1}} \tag{2-14}$$

例2-12　对例2-10资料,计算三组资料的标准差。

甲组: $\sum X^2 = 50208$, $\sum X = 500$, $n = 5$,代入公式(2-14)得:

$$S_{甲} = \sqrt{\frac{50\,208 - 500^2/5}{5-1}} = 7.21$$

依此代入, $S_{乙} = 7.91$, $S_{丙} = 12.02$ 。即丙组的变异度最大,甲组的变异度最小。

2. **加权法**　当变量值较多时,和加权法计算均数一样,首先列出频数分布表,用下式计算标准差。

$$S = \sqrt{\frac{\sum fX^2 - (\sum fX)^2/\sum f}{\sum f - 1}} \tag{2-15}$$

例2-13　对表2-6的资料用加权法计算标准差。

表2-6　120 名 7 岁女童身高(cm)标准差的计算

组段 (1)	频数(f) (2)	组中值(X) (3)	fX (4)=(2)×(3)	fX^2 (5)=(3)×(4)
107 ~	2	108	216	23 328
109 ~	5	110	550	60 500
111 ~	9	112	1008	112 896
113 ~	13	114	1482	168 948
115 ~	18	116	2088	242 208
117 ~	25	118	2950	348 100
119 ~	21	120	2520	302 400
121 ~	13	122	1586	193 492
123 ~	8	124	992	123 008
125 ~	4	126	504	63 504
127 ~ 129	2	128	256	32 768
合计	120	—	14 152	1 671 152

将表 2-6 合计值代入公式(2-15)得：

$$S=\sqrt{\frac{1\ 671\ 152-(14\ 152)^{2}/120}{120-1}}=4.27(\text{cm})$$

(二) 标准差的应用

1. 描述事物的变异程度　标准差和方差适用于描述对称分布资料,特别是正态分布或近似正态分布资料的变异程度。

2. 衡量均数的代表性　在多组(含两组)资料的均数相近,度量单位相同的条件下,标准差大,表示观察值离均数较远,均数代表性差,表明事物内部数据的变异度大;反之,标准差小,则反映均数的代表性较好,事物内部数据的变异度小。但是若比较度量单位不同或均数相差悬殊观察值的变异度时,不能直接用标准差比较,需要计算变异系数进行比较。

3. 结合样本均数描述频数分布特征　标准差与均数共同描述正态分布的特征,并对频数分布作出概括估计,可用于确定医学参考值。

4. 计算变异系数和标准误

五、变 异 系 数

对于对称分布资料,特别是正态分布资料,标准差反映变量值的绝对离散程度。当两组或多组变量值的单位不同或均数相差较大时,不能或不宜用两个或多个标准差的大小来比较其离散程度的大小。这时应用变异系数来比较它们的相对离散程度。

变异系数(coefficient of variation)用符号 CV 表示,样本变异系数的计算公式为：

$$CV=\frac{S}{\overline{X}}\times100\% \tag{2-16}$$

由上式可以看出：①变异系数为无度量衡单位,可以比较不同单位指标间的变异度;②变异系数消除了均数的大小对标准差的影响,所以可以比较两均数相差较大时指标间的变异度。

例 2-14　某地 10 岁男孩身高均数为 135.20cm,标准差为 4.12cm;体重均数为 28.35kg,标准差为 2.78kg,试比较身高和体重的变异程度。

将数据代入公式(2-16)得：

$$身高：CV=\frac{S}{\overline{X}}\times100\%=\frac{4.12}{135.20}\times100\%=3.05\%$$

$$体重：CV=\frac{S}{\overline{X}}\times100\%=\frac{2.78}{28.35}\times100\%=9.81\%$$

由此可见,体重的变异程度大,身高的变异程度小。

例 2-15　某地调查了 10 岁男孩身高均数为 135.20cm,标准差为 4.12cm;新生儿身长均数为 60.2cm,标准差为 2.8cm,试比较两者的变异程度。

将数据代入公式(2-16)得：

$$10\ 岁男孩：CV=\frac{S}{\overline{X}}\times100\%=\frac{4.12}{135.20}\times100\%=3.05\%$$

$$新生儿：CV=\frac{S}{\overline{X}}\times100\%=\frac{2.8}{60.2}\times100\%=4.65\%$$

由此可见,新生儿身长的变异程度大于 10 岁男孩身高的变异程度。

第四节　正 态 分 布

正态分布是自然界最常见的一种连续型分布,医学领域中的许多数据近似服从正态分布。

通过掌握正态分布曲线的特征,可以对医学科研中数据的处理提供帮助。

一、正态分布的概念和特征

（一）正态分布的概念

正态分布(normal distribution)是一个在生物、数学、物理及工程等领域都非常重要的连续性随机变量概率分布,在医学统计学中有着重要的作用。它首先由德国数学家德·莫阿弗尔于1733年提出,后由德国数学家高斯迅速将正态分布应用于天文学,并对其性质作了进一步的研究,故正态分布又称高斯分布(Gaussian distribution)。本章第一节中,曾将表2-1的资料绘制成直方图,假设将观察例数逐渐增加,组数也随之增多,组段不断分细,直方图中的直条将逐渐变窄,其顶端逐渐接近一条光滑曲线,如图2-2。这是一条两头低、中间高、左右对称、呈钟形的曲线,在统计学上称为正态分布曲线(normal distribution curve)。

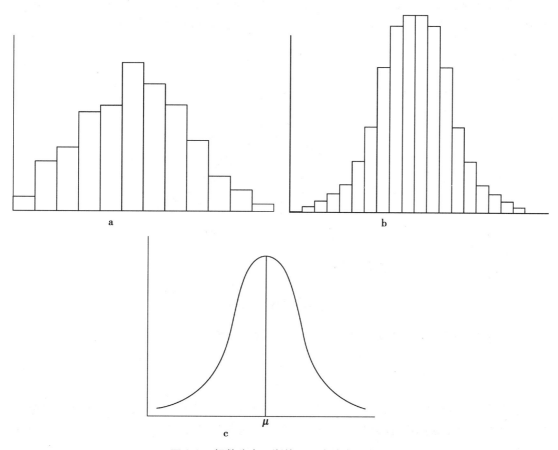

图2-2　频数分布逐渐接近正态分布示意图

若连续型随机变量 X 的分布服从一个位置参数为 μ、变异度参数为 σ 的正态分布,其概率密度函数为:

$$f(X) = \frac{1}{\sigma\sqrt{2\pi}}e^{-\frac{(X-\mu)^2}{2\sigma^2}} \tag{2-17}$$

式中, μ 为总体均数, σ 为总体标准差,是正态分布的两个参数,分别为位置参数和变异度参数, π 为圆周率($\pi=3.14\,15\,926\cdots$), e 是自然对数的底($e=2.71828\cdots$)。以上均为常量,仅 X 为变量,取值范围是 $-\infty<X<+\infty$ 。这个随机变量 X 就称为正态随机变量,记作 $X\sim N(\mu,\sigma^2)$ 。当 X 确定后,就可由此式求出其密度函数 $f(X)$,即相应的纵坐标高度。所以已知 μ 和 σ 就能按公式(2-17)绘出正态曲线的图形。

（二）正态分布的特征

正态分布曲线是以均数为中心,中间高,两边逐渐降低,并完全对称的单峰性钟形连续性分布。它的特征是:

1. 集中性　正态曲线的高峰位于正中央,即均数所在的位置。由公式 2-17 可知,因 $e>1$,因此 $e^{-y} \leq 1$,在 $y=0$ 时,e^{-y} 为最大值 1,也就是 $X-\mu=0$,即 $X=\mu$ 时,$f(X)$ 为最大值,也就是在均数处曲线最高。

2. 对称性　正态曲线以均数 μ 为中心,左右对称,分别向两侧逐渐下降。由公式（2-17）看出,X 值无论正负,只要绝对值相等,则纵高 $f(X)$ 相等,故左右对称。

3. 正态分布有两个参数,即均数 μ 和标准差 σ　均数 μ 描述了正态分布的集中趋势位置,故称位置参数。标准差 σ 描述了正态分布的离散程度,σ 越小,分布越集中,曲线的形状越"高瘦";σ 越大,分布越离散,曲线的形状越"矮胖",故 σ 称为形状参数或变异度参数。若固定 μ,σ 越小,曲线越陡峭;反之曲线越低平,但中心在 X 轴的位置不变（图 2-3）。可见知道了 μ 和 σ 就可把正态分布曲线确定下来。为了叙述方便,一般用 $N(\mu,\sigma^2)$ 表示均数为 μ,标准差为 σ 的正态分布。

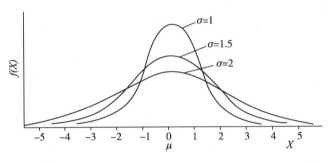

图 2-3　不同标准差 σ 的正态分布示意图（$\mu=0$）

4. 正态分布曲线下的面积有一定规律。

二、标准正态分布

为了应用方便,常对正态分布的变量 X 进行标准化变换:

$$z = \frac{X-\mu}{\sigma} \tag{2-18}$$

利用公式（2-18）使原始变量 X 转换成 z 值。数理统计证明:z 值的均数等于 0,标准差等于 1,即将图 2-5（a）中 μ 的位置移到零点,横轴尺度以 σ 为单位,如图 2-5（b）。这样将正态分布变换为标准正态分布（standard normal distribution）,z 值称为标准正态变量或标准正态离差。于是公式（2-17）可转化为:

$$\varphi(z) = \frac{1}{\sqrt{2\pi}} e^{\frac{-z^2}{2}} \tag{2-19}$$

公式（2-19）中 $-\infty<z<+\infty$,式中 $\varphi(z)$ 为标准正态分布的密度函数,即纵坐标高度。根据 z 的不同取值就可按公式（2-19）算出相应的 $\varphi(z)$ 值,绘出标准正态分布的图形,如图 2-4。标准正态分布记为 $N(0,1)$,也称为 z 分布或 u 分布。标准正态分布曲线下面积的规律与一般正态分布相似。由于 $\varphi(z)$ 的大小唯一取决于 z,给研究带来了极大的方便。比如当 $z=0$ 时

$$\varphi(0) = \frac{1}{\sqrt{2 \times 3.14159}} \times (2.71828)^{\frac{-0^2}{2}} = 0.3989$$

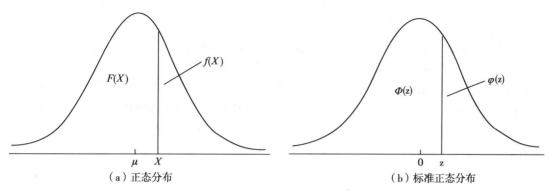

（a）正态分布　　　　　　　　　　（b）标准正态分布

图2-4　正态分布的面积与纵高示意图

三、正态曲线下面积的分布规律

正态分布曲线与横轴间的面积即代表事件发生的概率,曲线下总面积恒等于1或100%。在实际工作中,经常需要了解正态曲线下,横轴上的一定区间的面积占总面积的百分数,用以估计该区间的例数占总例数的百分数(频数分布),或变量落在该区间的概率(概率分布)。

正态曲线下一定区间的面积可通过式(2-17)和式(2-19)用积分方法求得(公式略)。为了便于应用,统计学家已帮我们按式(2-19)采用积分方法编制出"标准正态分布曲线下的面积表"(附表1),由此表可查出曲线下某区间的面积。查表时应注意:①表中曲线下面积为$-\infty$到z的下侧累积面积;②当已知μ,σ和X时,先按公式(2-18)求得z值,再查表;当μ和σ未知时,并且样本例数在100例以上,常用样本均数$\bar{X}$和标准差S分别代替μ和σ,按公式(2-18)求得z值;③曲线下横轴上的总面积为100%或1。比如根据此特征可计算区间(1.96,∞)的面积等于$1-\Phi(1.96)=1-0.975=0.025$。又如区间($-1.96$,1.96)之间的面积等于$\Phi(1.96)-\Phi(-1.96)=0.975-0.025=0.95$。

由此可见,对于正态分布或近似正态分布的资料,只要求出均数和标准差,就可对其频数分布作出估计。理论上正态分布$\mu\pm\sigma$,$\mu\pm1.96\sigma$和$\mu\pm2.58\sigma$的区间面积分别占总面积(或总观察例数)的68.27%,95%和99%;由于标准正态分布的$\mu=0$,$\sigma=1$,即相对应的(-1,1),(-1.96,1.96)和(-2.58,2.58)的区间面积也分别占总面积(或总观察例数)的68.27%,95%和99%,如图2-5所示。这三个区间,尤其是后两个区间的应用最多,应该牢记。

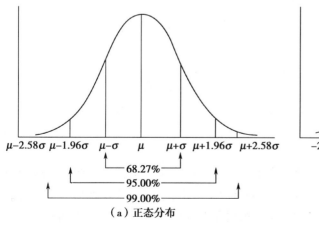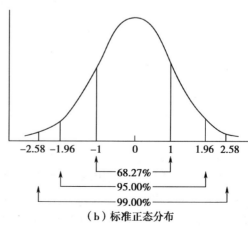

（a）正态分布　　　　　　　　　　（b）标准正态分布

图2-5　正态分布曲线下的面积分布示意图

四、正态分布的应用

许多医学现象服从正态分布或近似正态分布,如正常人某些生理、生化指标的频数分布(如体温、血压、脉搏、血细胞计数、血红蛋白含量等);实验研究中的随机误差、抽样误差规律等也服从正态分布。这类资料可直接利用正态分布规律进行统计分析。有些资料呈偏态分布,如环境中某些有害物质的浓度、食品中的农药残留量、人群抗体的滴度分布等资料,尽管不能直接应用正态分布规律进行统计处理,但其中有些资料经适当变量变换能使资料服从正态分布,如对变量值作对数变换$(X \rightarrow \lg X)$可使变量X服从对数正态分布,此时亦可用正态分布规律处理。

正态分布是一种很重要的连续型随机变量的分布,是很多统计处理方法的基础。医疗卫生领域中常利用正态分布的原理制定医学参考值范围及作质量控制。

根据正态分布的原理,特别是面积分布规律,正态分布主要应用于以下几个方面。

（一）估计总体变量值的频数分布

例2-16 医学上以出生体重低于2500克为低出生体重儿。在某项研究中得到某地新生儿出生体重均数为3200克,标准差为350克。求:①估计该地当年低出生体重儿所占的比例。②估计该地当年出生新生儿体重为3000～4000克的比例。

记X为当年该地新生儿出生体重,则X服从正态分布$N(3200, 350^2)$。

（1）先用公式(2-18)对变量X进行标准化变换,得:

$$z = \frac{X - \mu}{\sigma} = \frac{2500 - 3200}{350} = -2.0$$

查附表1得:$\Phi(z) = \Phi(-2.0) = 0.0228$。

即标准正态曲线下从$-\infty$到$z = -2$范围内的面积为2.28%,因此在正态分布$N(3200, 350^2)$曲线下,从$-\infty$到$X = 2500$的比例为2.28%,即$X < 2500$克的比例为2.28%。所以估计该地当年低出生体重儿所占的比例为2.28%。

（2）用公式(2-18)对变量X进行标准化变换,得:

$$z_1 = \frac{X - \mu}{\sigma} = \frac{3000 - 3200}{350} = -0.57$$

$$z_2 = \frac{X - \mu}{\sigma} = \frac{4000 - 3200}{350} = 2.29$$

查附表1得: $\Phi(z_1) = \Phi(-0.57) = 0.2843$

$\Phi(z_2) = \Phi(2.29) = 0.9890$

$D = \Phi(z_2) - \Phi(z_1) = 0.7047$

所以,该地当年新生儿出生体重在为3000～4000克的比例为70.47%。

（二）制定医学参考值范围

医学参考值范围(reference value range)也称为正常值范围(normal value range)。医学上常把绝大多数正常人的某指标值分布范围称为该指标的医学参考值范围,包括人体形态、功能和代谢产物等各种生理、生化指标的观察值的波动范围,一般在临床上用作判定正常与异常的参考标准。

制定医学参考值范围的步骤与注意事项如下:

1. "正常人"含义的规定和抽取足够的观察单位 制定医学参考值范围时调查的所谓的"正常人",并不是指机体器官组织和功能都完全健康的人,而是指排除了影响所研究变量的疾病和有关因素的同质人群。由于医学参考值范围是根据样本分布来确定的,为减少抽样误差使结果更可靠,需抽取足够的样本含量。一般要求每组至少在100例以上,如果影响研究变量的因素较复杂,数据变异度大,还应适当增加样本含量。

2. 测定方法应统一和准确　应采用得到公认的或权威机构推荐的标准方法。

3. 决定是否分组制定医学参考值范围　当观察项目在性别、年龄、地区、民族、职业等之间的分布差别较明显,而这一差别具有实际意义时,应分组制定医学参考值范围。

4. 确定采取双侧或单侧参考值范围　根据医学专业知识来确定,例如身高过高或过低均属异常,则相应的参考值既有上限,也有下限,是为双侧参考值范围;血铅仅过高属于异常,则相应的参考值范围仅有上限,是单侧参考值范围;肺容量仅过低属于异常,则相应的参考值范围仅有下限,也是单侧参考值范围。

5. 选定适当的百分界限　一般选择95%或99%为参考值的界限。

6. 选择制定医学参考值范围的方法　可参照表2-7利用正态分布法或百分位数法制定医学参考值范围。

表2-7　医学参考值范围的制定

参考值范围（%）	正态分布法			百分位数法		
	双侧	单侧		双侧	单侧	
		只有下限	只有上限		只有下限	只有上限
90	$\bar{X} \pm 1.64S$	$\bar{X} - 1.28S$	$\bar{X} + 1.28S$	$P_5 \sim P_{95}$	$> P_{10}$	$< P_{90}$
95	$\bar{X} \pm 1.96S$	$\bar{X} - 1.64S$	$\bar{X} + 1.64S$	$P_{2.5} \sim P_{97.5}$	$> P_5$	$< P_{95}$
99	$\bar{X} \pm 2.58S$	$\bar{X} - 2.33S$	$\bar{X} + 2.33S$	$P_{0.5} \sim P_{99.5}$	$> P_1$	$< P_{99}$

例2-17　某市随机调查185名40~50岁健康男子的血清总胆固醇(TC),发现呈近似正态分布,得$\bar{X} = 4.25$mmol/L,$S = 0.76$mmol/L。试估计其95%医学参考值范围。

人的血清总胆固醇值指标过高或过低均为异常,且服从正态分布,故用正态分布法双侧界值估计该95%参考值范围,将数据代入公式得:

$$\bar{X} \pm 1.96S = 4.25 \pm 1.96 \times 0.76 = 2.76 \sim 5.74 (\text{mmol/L})$$

所以某市40~50岁健康男子的血清总胆固醇(TC)的95%医学参考值范围为2.76~5.74(mmol/L)。

例2-18　随机调查某年某地271名正常人血铅含量(μmol/L)的资料如表2-8,试估计该地正常成年人血铅含量的95%医学参考值范围。

表2-8　某地271名正常人血铅含量(μmol/L)的资料

血铅含量（μmol/L）	频数（f）	累计频数	累计频率（%）
0.00 ~	6	6	2.21
0.24 ~	31	37	13.65
0.48 ~	46	83	30.63
0.72 ~	83	166	61.25
0.96 ~	70	236	87.08
1.20 ~	15	251	92.62
1.44 ~	10	261	96.31
1.68 ~	5	266	98.16
1.92 ~	2	268	98.89
2.16 ~	2	270	99.63
2.40 ~ 2.64	1	271	100.00

从上表可知,正常人的血铅含量呈正偏态分布。又据专业知识可知,该指标只以过高为异常。故应选择百分位数法单侧上限值。即需计算 P_{95},将数据代入百分位数法公式可得:

$$P_{95} = 1.44 + \frac{0.24}{10}(271 \times 95\% - 251) = 1.59\,(\mu mol/L)$$

该地正常成年人血铅含量的95%医学参考值范围为低于 $1.59\,(\mu mol/L)$。

（三）用于质量控制

如为了控制实验中的检测误差,常以 $\bar{X} \pm 2S$ 作为上、下警戒值,以 $\bar{X} \pm 3S$ 作为上、下控制值。这里的 $2S$ 和 $3S$ 可视为 $1.96S$ 和 $2.58S$ 的近似值。

（四）作异常值剔除

异常值又称可疑值、逸出值或离群值,是指在一组同质观察单位的观察值或重复测量的测得值中,出现在极端位置上并远离群体的数值。这种观察值有可能是因工作过失造成的。一旦查明确系过失造成,就应将此值剔除,以免影响分析结果。但有时会暂时无法查出具体过失的存在,此时就不能凭主观意愿,任意删除此类数据,而必须以统计学方法,决定这类异常值的取舍。有很多剔除异常值的方法,其中一个方法是,对于呈正态分布资料,若异常值超出 $\bar{X} \pm 3S$ 的范围,就可删去该异常值。因为在正常情况下,超出 $\bar{X} \pm 3S$ 范围的观察值只有 0.26%,所以删错的可能性非常小。

（五）正态分布是很多统计方法的理论基础

以正态分布理论为基础,可将 z 值作为统计量进行假设检验,即 z 检验。另外,如 t 分布、F 分布和 χ^2 分布都是在正态分布的基础上推导出来的。t 分布、二项分布和 Poisson 分布的极限为正态分布,在一定的条件下,可按正态近似原理来处理。

 学习小结

1. 对于样本含量较大的数值变量资料,应先对原始数据进行适当整理、概括,编制频数分布表或频数分布图。数值变量资料频数分布呈现出集中趋势和离散趋势两大特征。集中趋势是用平均数描述,平均数包括算术均数、几何均数和中位数,各有直接法和加权法（频数表法）两种计算方法。算术均数应用甚广,适用于对称分布资料;几何均数适用于对数正态分布或等比资料;中位数可用于任何分布,但其代表性最差;百分位数 P_X 是个位置指标,理论上有 $X\%$ 个观察值比它小,有 $(100-X)\%$ 个观察值比它大。描述离散趋势指标有:极差、四分位数间距、方差、标准差和变异系数,其中,四分位数间距适用于偏态分布,正态分布资料则多采用标准差。

2. 正态分布是一种在生物、数学、物理及工程等领域广泛应用的连续性随机变量概率分布。正态曲线是一条两头低、中间高、以均数 μ 为中心左右对称、呈钟形的曲线,它有两个参数,均数 μ 是其位置参数,标准差 σ 是其形状参数或变异度参数。一般为了便于分析,可对正态分布的原始变量 X 转化为 z 变量,z 值的均数为0,标准差为1,z 值的分布即为标准正态分布,用 $N(0,1)$ 表示。正态曲线与横轴间的面积即代表事件发生的概率,有一定规律,$\mu \pm 1.96\sigma$ 和 $\mu \pm 2.58\sigma$ 分别占总面积（或总观察例数）的95%和99%,这两个区间的应用最多,应该牢记。正态分布具有广泛的应用,例如制定正常参考值范围、质量控制等。

（林斌松）

复 习 题

一、最佳选择题

1. 用均数和标准差能用于全面描述下列哪种资料的特征（　　）
   - A. 正偏态分布
   - B. 负偏态分布
   - C. 正态分布
   - D. 对数正态分布
   - E. 任意分布

2. 当各观察值呈倍数变化（等比关系）时，平均数宜用（　　）
   - A. 均数
   - B. 几何均数
   - C. 中位数
   - D. 相对数
   - E. 四分位数间距

3. 描述一组偏态分布资料的离散趋势，下列哪个指标较好（　　）
   - A. 全距
   - B. 标准差
   - C. 方差
   - D. 变异系数
   - E. 四分位数间距

4. 各观察值均加（或减）同一非 0 常数后（　　）
   - A. 均数不变，标准差改变
   - B. 均数改变，标准差不变
   - C. 两者不变
   - D. 两者均改变
   - E. 以上都不对

5. 比较身高和体重两组数据变异度大小宜采用（　　）
   - A. 方差
   - B. 标准差
   - C. 极差
   - D. 变异系数
   - E. 四分位数间距

6. 横轴上，正态曲线下从 $\mu-1.96\sigma$ 到 μ 的面积为（　　）
   - A. 95%
   - B. 97.5%
   - C. 49.5%
   - D. 47.5%
   - E. 45%

7. 偏态分布应该用哪个指标描述其分布的集中趋势（　　）
   - A. 算术均数
   - B. 中位数
   - C. 方差
   - D. 标准差
   - E. 四分位数间距

8. 表示血清学滴度资料平均水平最常计算（　　）
   - A. 算术均数
   - B. 几何均数
   - C. 中位数
   - D. 极差
   - E. 标准差

9. 最小组段无下限或最大组段无上限的频数分布资料，可以用哪个指标描述其集中趋势（　　）
   - A. 算术均数
   - B. 几何均数
   - C. 中位数
   - D. 标准差
   - E. 四分位数间距

10. 已知某疾病患者 7 人的潜伏期（天）分别为 6，13，5，8，12，10，15，其平均潜伏期为（　　）
    - A. 8 天
    - B. 9 天
    - C. 9.5 天
    - D. 10 天
    - E. 10.5 天

二、简答题

1. 均数、中位数和几何均数的适用条件是什么？
2. 中位数与百分位数在意义、计算和应用上有何区别与联系？
3. 表示一组变量值的变异程度的指标有哪几个？各自的适用范围有何异同？
4. 正态分布的主要特征和面积分布规律是什么？
5. 医学参考值范围的含义是什么？制订医学参考值范围时，应如何选择合适的计算公式？

三、综合应用题

1. 某市随机抽样测定了 100 名 7 岁男童的坐高（cm），资料见表 2-9。

表2-9　100名7岁男童的坐高(cm)测量结果

64.4	63.8	64.5	66.9	66.5	66.3	68.3	67.2	68.0	67.9
63.2	64.6	64.8	66.2	68.0	66.6	67.4	68.6	66.8	66.9
63.2	<u>61.1</u>	65.0	65.0	66.4	69.1	66.8	66.4	67.5	68.1
69.7	62.5	64.3	66.6	66.6	67.8	65.9	67.9	65.9	69.8
71.1	70.1	64.9	66.1	67.3	66.8	65.0	65.7	68.4	67.6
69.5	67.5	62.5	62.6	66.5	67.2	64.5	65.7	67.0	65.1
70.0	69.6	64.7	65.8	64.2	67.3	65.0	65.0	67.2	70.2
68.0	68.2	63.2	64.6	64.2	64.5	65.9	66.6	69.2	<u>71.5</u>
68.3	70.8	65.3	64.2	68.0	66.7	65.6	66.6	67.9	67.6
70.4	68.4	64.3	66.0	67.3	65.6	66.0	66.9	67.4	68.5

（1）编制频数分布表，绘制频数分布图，简述分布类型和分布特征。

（2）计算适当的集中趋势指标和离散趋势指标。

（3）分别求 $\bar{X}\pm S$、$\bar{X}\pm 1.96S$ 和 $\bar{X}\pm 2.58S$ 范围内7岁男童的坐高占儿童总数的实际百分比，并与理论百分数比较。

2. 某医生对30名麻疹易感儿童经气溶胶免疫一个月后，测得其血凝抑制抗体滴度，资料见表2-10。试计算其平均滴度。

表2-10　30名麻疹易感儿童血凝抑制抗体滴度

抗体滴度	1:8	1:16	1:32	1:64	1:128	1:256	1:512	合计
例数	2	6	5	10	4	2	1	30

3. 50例链球菌咽峡炎患者的潜伏期(h)见表2-11。计算其中位数 M 和百分位数 $P_{2.5}$、$P_{97.5}$。

表2-11　50例链球菌咽峡炎患者的潜伏期(h)

潜伏期(h)	12 ~	24 ~	36 ~	48 ~	60 ~	72 ~	84 ~	96 ~	108 ~ 120	合计
病例数	1	7	11	11	7	5	4	2	2	50

4. 已知某市120名12岁男孩身高均数 $\bar{X}=142.65cm$，标准差 $S=6.02cm$。该资料服从正态分布。

（1）估计该市12岁男孩身高的95%医学参考值范围。

（2）估计该市12岁男孩身高在132cm以下者占该地12岁男孩总数的比例。

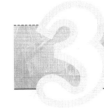

第三章

分类变量资料的统计描述

 学习目标

1. 掌握：常用相对数的概念和计算；应用相对数应注意的问题；标准化率的计算和注意事项。
2. 熟悉：医学工作中常用的相对数指标。
3. 了解：率的标准化意义和基本思想。

医学工作中的数据资料，除了前述的数值变量资料，还有分类变量资料，如：抗体检测结果的阳性和阴性、治疗效果的有效和无效、病人结局的生存和死亡，以及血型 A、B、O、AB 等。分类变量资料的数据基本形式是绝对数，如某病的发病人数、治疗人数、有效人数、治愈人数、死亡人数等，用以说明客观事物或现象发生的实际水平。分类变量资料的统计描述通常需要在绝对数基础上计算相对数，如发病率、有效率、治愈率、死亡率等，说明事物或现象发生的相对水平。本章主要介绍常用相对数、率的标准化法、常用的死亡及疾病统计指标。

例如统计某年甲乙两地 1～12 岁儿童传染病发病情况，甲地发病人数为 612 人，乙地发病人数为 1560 人。

请问：a. 传染病发病严重程度是否为乙地高于甲地？

     b. 怎样表示两地 1～12 岁儿童传染病发病强度？

     c. 如何比较两地 1～12 岁儿童传染病发病强度？

第一节　常用相对数

相对数(relative number)是两个有关联的绝对数之比，也可以是两个有关联的指标之比。常用的相对数有率、构成比、相对比。

一、率

率(rate)，又称频率指标，表示在一定人群、时间和地区范围内某现象的实际发生观察单位数与可能发生观察单位总数之比，说明某现象发生的频率或强度。计算公式为：

$$率 = \frac{某时期实际发生某现象的观察单位数}{同时期可能发生某现象的观察单位总数} \times K \tag{3-1}$$

公式中的 K 为比例基数，常以百分率(%)、千分率(‰)、万分率(1/万)、十万分率(1/10 万)表示，选择比例基数的原则是：①根据实际工作中的习惯用法；②使计算结果至少保留 1～2 位整数。

通常在医学资料的分析中，描述出生率、死亡率、人口自然增长率等常用千分率(‰)；描述生存率、病死率、治愈率、感染率、阳性率等常用百分率(%)；描述某些疾病(如恶性肿瘤)的发病率和死亡率等常用十万分率(1/10 万)。总体率用 π 表示，样本率用 p 表示。特别需要指出的是许多情况下率的时间范围界定,如发病率、死亡率、病死率等,通常是指在 1 年时间内发生的频率。

例 3-1　某研究者为了解某年某地男性肝癌死亡情况,获得资料见表 3-1。在表 3-1 中,第 (2)、(3)栏是绝对数,表示某年某地不同年龄男性人口数和肝癌死亡的实际水平,第(4)栏是相对数指标死亡率,表示其死亡发生的频率水平。0 ~ 岁组共 688 100 人,死亡 46 人,其死亡率为 $\frac{46}{688\,100}\times100\,000/10$ 万 $=6.69/10$ 万,同理可以计算其他年龄组肝癌死亡率。

表 3-1　某年某地男性肝癌死亡情况

年龄(岁) (1)	人口数 (2)	死亡数 (3)	死亡率(1/10 万) (4)	死亡构成比(%) (5)
0 ~	688 100	46	6.69	6.12
30 ~	121 100	150	123.86	19.95
40 ~	82 500	207	250.91	27.53
50 ~	59 300	171	288.36	22.74
60 ~	37 500	123	328.00	16.36
70 ~	29 700	55	185.19	7.31
合计	1 018 200	752	73.86	100.00

二、构　成　比

构成比(proportion)又称构成指标或结构指标,是表示某事物内部各组成部分在整体中所占的比重或分布。常以百分数表示,计算公式为:

$$构成比=\frac{某事物内部某一组成部分的观察单位数}{同一事物所有观察单位总数}\times100\% \tag{3-2}$$

例 3-2　某地某年前十位恶性肿瘤死亡人数和构成比结果见表 3-2。该年该地前十位恶性肿瘤共死亡 16 821 人,其中死于肺癌 4143 人,占前十位恶性肿瘤死亡总数的构成比为 $\frac{4143}{16\,821}\times$ $100\%=24.63\%$,同理可以计算出其他恶性肿瘤的构成比,结果见表 3-2 第(4)栏。

表 3-2　某年某地前十位恶性肿瘤死亡人数和构成比

位次 (1)	恶性肿瘤 (2)	死亡人数 (3)	构成比(%) (4)
1	肺癌	4143	24.63
2	胃癌	4089	24.31
3	食管癌	3016	17.93
4	肝癌	2909	17.29
5	结直肠癌	705	4.19
6	脑和神经系统肿瘤	581	3.45
7	白血病	466	2.77
8	乳腺癌	391	2.33
9	胰腺癌	292	1.74
10	骨肿瘤	229	1.36
合计	—	16821	100.00

构成比可以用来表示疾病或死亡的顺位、位次或所占比重。构成比具有两大特点:①同一事物内部各构成比之和等于100%。②各构成比之间是相互影响的,某一构成比增减会影响其他部分构成比的减少或增加。从表3-2第(4)栏可以看出该地前十位恶性肿瘤的构成比从上到下依次降低,可以应用构成比表示这些疾病的位次或顺位,同时也可以看出前十位恶性肿瘤的构成比之和为100%。

由表3-1的第(4)栏和第(5)栏可以看出,构成比和率虽然同为相对数,但却是两种不同的概念,其含义和应用不同,需特别注意。某一构成比增减会影响其他部分构成比的减少或增加,而某一率增减不会影响其他部分率的减少或增加。

三、相　对　比

相对比(relative ratio)简称比(ratio),是A、B两个相关指标之比,用以描述两指标的对比水平,说明A指标是B指标的多少倍或百分之几。通常用倍数或百分数(%)表示,习惯上,若A指标大于B指标,用倍数表示;反之,则用百分数表示。计算公式为:

$$相对比 = \frac{A}{B}(\times 100\%) \tag{3-3}$$

两个比较指标可以性质相同,如本月检测标本数与上月检测标本数之比;也可以性质不同,如体重与身高的平方之比(体重指数 BMI,kg/m^2)。可以是同一现象在不同空间(地区)的比,如两个地区同一种病毒的感染率之比;也可以是同一整体内部不同部分的比,如人口性别比;又可以是同一空间(地区)同一现象在不同时间上的比,如某地10年间流行性乙型脑炎发病率之比;还可以是其他有关事物的比,如某年某校教学建筑面积与学生数之比。比较的两个指标可以是绝对数、相对数或平均数等。应注意的是,两个指标的比值必须有实际意义,不能是任意的两个数值的比值。

相对比根据其分子与分母的关系,常见有以下形式:

1. 对比指标　指两个同类指标之比。

例3-3　我国2010年第六次人口普查结果为:中国大陆人口数共1 339 724 852人,其中男性人口数为686 852 572人,女性人口数为652 872 280人,男性人数是女性人数的1.052倍,即:

$$\frac{686\ 852\ 572}{652\ 872\ 280} = 1.052$$

也可写成:

$$男:女 = 686\ 852\ 572:652\ 872\ 280 = 1.052:1$$

或:　　男:女 = (686 852 572:652 872 280)×100 = 105.2:100

例3-4　某地1995年流行性乙型脑炎发病率为37.96/10万,2005年发病率则为4.56/10万,用相对比指标表示10年前后流行性乙型脑炎发病率的变化如下:

$$\frac{37.96}{4.56} = 8.32(倍)$$

或　　　　　$$\frac{4.56}{37.96} \times 100\% = 12.01\%$$

说明该地1995年流行性乙型脑炎发病率是10年后的2005年的8.32倍,或该地2005年流行性乙型脑炎发病率降到1995年的12.01%。

2. 关系指标　指两个有关的非同类指标之比。

例3-5　如某医院2013年医护人员为993人,同年平均开放病床1660张,病床数与医护人员之比为:$\frac{1660}{993} = 1.61$(张/人),即每名医护人员平均负责1.61张病床。这里医护人员与病床是两个非同类事物,单位也不同,但二者关系密切。有时对比指标可以对换,如本例,$\frac{993}{1660} \times 100 = 60$(人),表示该医院每 100 张病床平均配备 60 名医护人员。

3. 计划完成指标　说明计划完成的程度。常用实际数达到计划数的百分之几或几倍表示。

$$计划完成指标 = \frac{实际达到数}{计划数} \times 100\%$$

例3-6　某县原计划在一个伤寒疫区周围的人群中对 1500 名居民接种伤寒疫苗,而实际上接种了 1918 人,计划完成指标为:$\frac{1918}{1500} \times 100\% = 127.87\%$,即完成了计划的 127.87%,也可用倍数表示,即完成计划的 1.28 倍。

四、应用相对数应注意的问题

(一) 计算相对数时分母不宜过小

在医学研究中,各种偶然因素对研究结果的影响较大,如放免法检验 5 例标本,4 例阳性,计算阳性率为 80%,若 3 例阳性,则阳性率为 60%,可见例数过少时,缺乏代表性,相对数波动较大,研究结果不稳定,不能反映事物的客观规律,甚至可能造成错觉或误解。此时不宜计算相对数,可直接用原始数据(绝对数)表示。如"放免法检验标本 5 例,4 例阳性",不要将结果写成阳性率 80%,可以直接表示为"检验 5 例,阳性 4 例"。但在动物实验时,经周密设计、精选实验动物、严格质量控制,样本数量可以相对少一些,如每组用 10 只、20 只同种属动物也可以计算相对数。

(二) 不能混淆构成比与率的概念与应用

构成比和率是两个不同的指标。构成比说明某事物内部各组成部分在整体中所占的比重或分布,分子是分母的一个组成部分;而率是说明某现象发生的频率或强度,分子是分母发生某现象的例数。但在实际应用中经常会出现以构成比代替率的错误,混淆了两者的概念与应用。

例3-7　某年某市 15 岁以上人群年龄高血压患病情况见表 3-3。第(2)和(3)栏为绝对数,第(4)栏为各年龄组患病人数占总患病人数的构成比,可见 60 ~ 岁年龄组患病人数所占比例较高,如果据此栏结果认为该年龄段人群高血压病患病程度高,则犯了以构成比代替率的错误。表中第(5)栏数据为各年龄组高血压病的患病率,它反映各年龄段高血压病患病程度,其中 75 ~ 岁年龄组最高。

表 3-3　某年某市 15 岁以上居民高血压受检人数与患病人数统计

年龄(岁) (1)	受检人数 (2)	高血压人数 (3)	构成比(%) (4)	患病率(%) (5)
15 ~	712	25	1.99	3.51
30 ~	717	75	5.98	10.46
45 ~	1468	448	35.73	30.52
60 ~	935	519	41.39	55.51
75 ~	297	187	14.91	62.96
合计	4129	1254	100.00	30.37

值得注意的是,医学研究中,经常有人利用医院就诊病人的资料来分析某特定疾病或特定指标与性别、年龄、职业、吸烟、饮酒等暴露因素的关联,此时所计算的相对数大多是构成比,不能代替率进行统计分析。

（三）正确计算平均率

平均率亦称合计率或总率。计算平均率不能将两个或多个率简单相加后取其平均值，而应分别将分子和分母合计后进行计算求得平均率。如表3-3所示资料，

$$平均患病率 = \frac{合计检出高血压病人数}{受检总人数} \times 100\% = \frac{1254}{4129} \times 100\% = 30.37\%$$ ，而不是将各年龄组患病率相加后再平均所得值。

（四）注意资料的可比性

在比较相对数时，用以比较的资料应具同质可比性，即除了要比较的因素外，其他的影响因素在比较的组间要尽可能相同或相近。一般应注意：

1. 研究对象要同质。研究方法、观察时间、判定标准、居住地区、民族、种族、风俗习惯和经济条件等客观环境和条件要尽量一致或相近。

2. 研究对象在各组的内部构成要相同。如比较两个地区的某病总死亡率时，如果两组研究对象的年龄、性别等因素构成不同，只能分别比较各年龄组各性别死亡率，若要对总死亡率比较，则应先标准化再作比较（见本章第二节）。

3. 在比较同一地区不同时间的资料时，应注意客观条件的有无变化。例如在不同时间比较同种疾病的发病率时，应注意就诊时机、诊断技术、疾病的登记报告制度完善程度等变化。

（五）正确进行相对数的统计推断

对样本率或构成比进行比较时，在随机抽样的情况下，由于抽样误差的存在，不能仅凭样本指标大小得出结论，应进行参数估计和假设检验（见第八章）。

第二节　率的标准化法

一、标准化法的意义和基本思想

医学统计工作中，比较不同人群的发病率、患病率、死亡率等资料时，如果要比较的组间研究对象的个体在年龄、性别、疾病严重程度、疾病型别、病程等因素构成上存在差异，其内部构成不同，往往会影响合计率大小，这时直接比较合计率是不合理的。如年龄对死亡率的影响，表现为年龄越大，死亡率可能越高；又如病情越重，治愈率可能越低。

标准化法（standardization method）的意义是：为了消除在比较两个不同人群发病率、患病率、死亡率等资料时，由于内部构成对合计率或总率的影响，可采用标准化法，计算标准化率（standardized rate），简称标化率，亦称为调整率（adjusted rate）。

例3-8　某年甲、乙两地儿童传染病发病率比较的资料见表3-4。

表3-4　某年甲、乙两地儿童传染病发病率（‰）

年龄组（岁）	甲　地				乙　地			
	人口数	人口构成	发病数	发病率	人口数	人口构成	发病数	发病率
1 ~	2354	0.1098	311	132.12	13 100	0.2946	1330	101.53
5 ~	4765	0.2222	186	39.03	20 130	0.4528	180	8.94
10 ~ 12	14 328	0.6681	115	8.03	11 230	0.2526	50	4.45
合计	21 447	1.0000	612	28.54	44 460	1.0000	1560	35.09

31

从表3-4的资料可以看出内部构成不同对合计率的影响。甲、乙两地儿童传染病的发病率，从总发病率来看乙地高于甲地，但从各年龄组比较来看，却是甲地高于乙地，这与总发病率比较的结论相矛盾。进一步分析产生这种矛盾的原因，结果发现甲、乙两地的人口构成不同，乙地"1～"岁组"5～"岁组儿童人口构成较甲地大，而这两个年龄组儿童传染病发病率较"10～12"岁组高。因而出现总发病率来看乙地高于甲地的错误结论。若将两地总发病率直接进行比较，显然是不合理的。为了正确比较两地总发病率，必须先将两组研究对象的构成按统一标准进行校正，计算校正后的标准化发病率，然后再作比较。

据以上资料分析得出，标准化基本思想是：当两组或多组资料的总率进行比较时，为了消除其内部构成不同对总率的影响，采用统一的标准计算标准化率，再对标准化率进行组间比较，这样可以使组间的标准化率具有可比性。

常用率的标准化法有直接标化法（direct standardization）和间接标化法（indirect standardization），本章仅介绍直接法。直接法是利用资料中各层实际率（如死亡率、发病率等），选择统一的标准例数（或标准构成），直接计算出标准化率的方法。

二、标准化率的计算

（一）直接法计算标化率的资料条件

已知要比较的两组人群各层（如年龄层、病情严重程度等）率，且各层率之间无明显交叉。如表3-4的资料中，各年龄组传染病发病率，均为甲地高于乙地。

（二）选择比较标准

标准化计算的关键是比较的各组要选择统一的比较标准，即"共同的标准"，选择方法通常有以下三种：

1. 选择有代表性的、较稳定的、数量较大的人群作为两者"共同的标准"，可选择世界的、全国的、全省的、全市的数据作为标准。

2. 选择要比较的两组资料中各部分例数之和组成的例数（或合并构成）作为两者"共同的标准"。

3. 从比较的两组资料中任选一组资料的例数（或构成）作为两者"共同的标准"。通常选择例数较大的一组。

（三）标准化率的计算

1. **计算公式** 选择标准例数作比较标准时，计算标准化率的公式：

$$p' = \frac{\sum N_i p_i}{N} \tag{3-4}$$

选择标准构成作比较标准时，计算标准化率的公式：

$$p' = \sum \left(\frac{N_i}{N} \right) p_i \tag{3-5}$$

公式（3-4）和公式（3-5）中 P' 为标准化率，N_i 为某一影响因素（如年龄、病型等）"共同标准"每层例数，p_i 为原始数据中各层的实际率，N 为"共同标准"总例数。公式（3-4）的分子 $\sum N_i p_i$ 为预期死亡（或发病）数，它除以标准人口总数 N 就是标准化死亡（或发病）率。公式（3-5）中 $\frac{N_i}{N}$ 为"共同标准"构成比，乘以实际年龄别死亡（或发病）率 p_i，称为分配死亡（或发病）率，两组各层分配死亡（或发病）率之和也是每组的标准化死亡（或发病）率。

2. **计算步骤** 例3-9 据表3-4资料，试计算甲、乙两地的传染病标准化发病率。

（1）选用两地各年龄组合并例数作为"共同标准"即标准人口数进行标化。计算结果见表3-5。

表3-5　甲、乙两地儿童传染病发病率(‰)的标化(以标准人口为共同标准)

年龄组(岁)(1)	标准人口数 N_i (2)	甲　地		乙　地	
		实际发病率 p_{i1} (3)	预期发病数 $N_i p_{i1}$ (4)=(2)×(3)	实际发病率 p_{i2} (5)	预期发病数 $N_i p_{i2}$ (6)=(2)×(5)
1 ~	15 454	132. 12	2042	101. 53	1569
5 ~	24 895	39. 03	972	8. 94	223
10 ~ 12	25 558	8. 03	205	4. 45	114
合计	65 907	—	3219	—	1906

甲地标化后的发病率：

$$p_1' = \frac{\sum N_i p_{i1}}{N} = \frac{3219}{65\ 907} \times 1000‰ = 48.84‰$$

乙地标化后的发病率：

$$p_2' = \frac{\sum N_i p_{i2}}{N} = \frac{1906}{65\ 907} \times 1000‰ = 28.92‰$$

（2）根据选定的标准人口构成作为共同标准，其计算结果见表3-6。

表3-6　甲、乙两地儿童传染病发病率‰的标化(以标准人口构成为共同标准)

年龄组(岁)(1)	标准人口构成 N_i/N (2)	甲　地		乙　地	
		实际发病率 p_{i1} (3)	预期发病数 $(N_i/N)P_{i1}$ (4)=(2)×(3)	实际发病率 p_{i2} (5)	分配发病数 $(N_i/N)p_{i2}$ (6)=(2)×(5)
1 ~	0.2345	132. 12	30. 98	101. 53	23. 81
5 ~	0.3777	39. 03	14. 74	8. 94	3. 38
10 ~ 12	0.3878	8. 03	3. 11	4. 45	1. 73
合计	1. 0000	28. 54	48. 84	35. 08	28. 92

经标化后，甲地儿童传染病发病率高于乙地，这与各年龄组分别比较的结论一致，消除了两地年龄构成不同对合计率的影响。

三、应用标准化法的注意事项

1. 标准化的目的是要使对比组资料之间更具可比性。标准化法适用于某因素在要比较的两组内部构成不同，并有可能影响到两组合计率的可比性时。某因素作为混杂因素可以是年龄、性别、职业、病人的病情、病型等。比较的率可以是发病率、患病率、阳性率、死亡率、治愈率等。标准化法可以消除混杂因素的影响。但应注意的是标准化只能解决不同人群内部构成不同对总率的影响，并不能解决所有可比性问题。

2. 标准化率只代表相互比较的率的相对水平，并不能反映当时当地的实际水平。

3. 选用不同的标准，所算得的标准化率也不同，但比较资料间的相对水平不变，即不论选用何种标准，高者总是高，低者总是低。标化率仅限于选用同一标准进行标化的组间比较。

4. 若各层率的大小交叉出现时，不宜采用标准化处理。如低年龄别死亡率，甲人群高于乙人群，而高年龄组死亡率，则为乙人群高于甲人群，此时可以比较年龄别死亡率，即应用分层分析等方法平衡混杂因素年龄的影响。

5. 样本标准化率是样本统计指标,由于抽样误差的存在,两样本标化率的比较也应作假设检验。

第三节 医学工作中常用的相对数指标

一、死亡统计指标

死亡统计指标主要用于研究人群死亡水平、死亡原因及其变化规律。常用的有死亡率、死因构成等。

(一)死亡率

死亡率(mortality rate)是指在一定期间(一般为一年)内,某人群死亡总人数与该人群同期平均人口数之比。死亡率是衡量人群死亡危险的指标,可以反映一个国家或地区经济、文化和卫生水平。常用于探讨疾病病因和评价疾病防制措施的效果。其计算公式为:

$$死亡率=\frac{某年某人群死亡总人数}{同年该人群平均人口数}\times K \tag{3-6}$$

式中比例基数 K 常用 1000‰、10 000/万、100 000/10 万。

分母中平均人口数可以用该年 7 月 1 日零时或年初与年末人口数之和除以 2 来计算。

死于原有原因未经调整的死亡率称为粗死亡率(crude death rate,CDR),按不同人群特征及病种分别计算的死亡率称死亡专率(specific death rate)。

粗死亡率是指某地某年人群中未经调整的死于所有原因的死亡率,表示每 1000 人口中死于所有原因的人数。通常老年人和婴儿死亡率较高,男性死亡率高于女性,因此,不同地区死亡率进行比较时,应注意不同人群的内部构成不同,不能直接进行比较,需进行标准化分析,或直接比较年龄别性别死亡率。

死亡专率是按疾病的种类、人群的年龄、性别、职业、民族、种族等分别计算的死亡率。计算死亡专率时,注意分母和分子要一致。例如计算某地 35~40 岁女性乳腺癌的死亡率,分子为该地该年 35~40 岁女性人口中因乳腺癌死亡的总人数,分母为该地该年 35~40 岁的女性人口数,而不能用全人口数。

常用的死亡专率主要有年龄别死亡率、死因别死亡率、婴儿死亡率、新生儿死亡率、孕产妇死亡率等。

1. **年龄别死亡率(age-specific death rate,ASDR)** 是指某年某地某年龄别人口中死亡数与同年龄组平均人口数的比值。是按年龄分组计算的死亡率,表示该年龄组每 1000 人口中死于所有原因的人数。年龄别死亡率消除了人口的年龄构成不同对死亡水平的影响,故不同地区同一年龄组的死亡率可以直接进行比较。计算公式为:

$$年龄别死亡率=\frac{某年某地某年龄组死亡人数}{同年该年龄组平均人口数}\times 1000‰ \tag{3-7}$$

2. **死因别死亡率(cause-specific death rate,CSDR)** 指因某种原因(疾病)所致的死亡率,是分析死因的重要指标,反映各类病伤死亡对居民生命的危害程度。计算公式为:

$$死因别死亡率=\frac{某年内某种原因死亡人数}{同年平均人口数}\times 100 000/10 万 \tag{3-8}$$

3. **婴儿死亡率(infant mortality rate,IMR)** 指某年不满一岁的婴儿死亡数与全年活产数的比值,表示每 1000 名活产婴儿中死亡人数。婴儿死亡率是反映社会卫生状况、婴儿保健工作以及人群健康状况的重要指标之一,也是死亡统计指标中较敏感的指标。婴儿死亡率不受年龄的影响,可以直接进行比较。其计算公式为:

$$婴儿死亡率 = \frac{某年不满 1 岁婴儿死亡数}{同年活产总数} \times 1000‰ \tag{3-9}$$

4. 新生儿死亡率(neonatal mortality rate,*NMR*)　是指某地某年内出生活产儿中不满 28 天的死亡人数与全年活产数的比值。新生儿死亡率是反映妇幼卫生工作质量的重要指标。其计算公式为:

$$新生儿死亡率 = \frac{某年出生 28 天内的死亡数}{同年活产总数} \times 1000‰ \tag{3-10}$$

5. 孕产妇死亡率(maternal mortality rate)　是指某地某年孕产妇死亡人数与同年活产数的比值。孕产妇死亡人数指妇女从妊娠开始到分娩后 42 天内,因各种原因死亡人数(除外意外事故)。孕产妇死亡率不仅用于评价妇女保健工作质量,也间接反映一个国家的卫生文化水平。其计算公式为:

$$孕产妇死亡率 = \frac{某年孕产妇死亡人数}{同年活产总数} \times 100\ 000/10 万 \tag{3-11}$$

（二）死因构成与死因顺位

1. 死因构成(proportion of dying of a specific cause)　也称相对死亡比,是指死于某死因者占全部死亡人数的百分比。计算公式为:

$$某种死因的构成比 = \frac{某种病因死亡的人数}{总死亡人数} \times 100\% \tag{3-12}$$

2. 死因顺位(Cause of death)　是按各死因构成比从大到小排序的位次,用于说明各死亡原因的相对重要性。

例 3-10　2012 我国城市和农村前十位主要疾病的死亡率、每种疾病在所有病因中的构成比以及死因顺位情况见表 3-7。

表 3-7　2012 年我国前十位主要疾病死亡率及死亡原因构成

疾病名称	城市			农村		
	死亡率 (1/10 万)	构成比 (%)	死因 顺位	死亡率 (1/10 万)	构成比 (%)	死因 顺位
恶性肿瘤	164.51	26.81	1	151.47	22.96	1
心脏病	131.64	21.45	2	119.50	18.11	3
脑血管病	120.33	19.61	3	135.95	20.61	2
呼吸系统疾病	75.59	12.32	4	103.90	15.75	4
损伤和中毒	34.79	5.67	5	58.86	8.92	5
内分泌、营养和代谢疾病	17.32	2.82	6	10.66	1.62	7
消化系统疾病	15.25	2.48	7	16.79	2.54	6
神经系统疾病	8.86	1.12	8	6.26	0.95	10
泌尿、生殖系统疾病	6.30	1.03	9	6.62	1.00	9
传染病	6.07	0.99	10	7.77	1.18	8
十种死因合计	—	94.30	—	—	93.64	—

资料来源:2013 年中国卫生统计提要

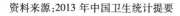

例3-11　某市户籍人口婴儿死亡率与孕产妇死亡率见表3-8。

表3-8　某市户籍人口婴儿死亡率与孕产妇死亡率

年份	婴儿死亡率(‰)	孕产妇死亡率(1/10万)
2001	5.71	8.95
2002	5.01	9.99
2003	5.52	11.99
2004	3.78	10.79
2005	3.78	1.40
2006	4.01	8.31
2007	3.00	6.68
2008	2.96	6.91
2009	2.89	7.08
2010	3.12	5.30
2011	2.92	1.04
2012	2.72	4.27
2013	2.81	7.74

资料来源:2013年上海市卫生数据

表3-7资料显示城市和农村的前十位疾病死亡率和死因构成比有所不同,但不论城市还是农村,前十位死亡原因都是一致的,疾病顺位除第2,3位,第7,8不同外,其他疾病顺位均相同,均表现为恶性肿瘤居首位。从表3-7也可以看出,恶性肿瘤、心脏病和脑血管病死亡率、死因构成居于前三位,说明其对人类健康危害较大,比重高,应该作为目前医学研究和防治的重点。

表3-8则反映了某市户籍人口婴儿死亡率与孕产妇死亡率。

二、疾病统计指标

疾病统计(morbidity statistics)是对居民进行健康统计的重要内容之一,它从数量上研究疾病在人群中的发生、发展及变化规律,为探索病因、疾病防制及其效果评价提供依据。常用指标有发病率、罹患率、患病率、病死率、治愈率、生存率等指标。

（一）发病率

1. 定义　发病率(incidence rate)表示在一定期间内(通常为一年)特定人群中某病新病例发生的频率。计算公式为:

$$发病率 = \frac{一定期间内某人群中某病新病例数}{同期暴露人口数} \times K \qquad (3-13)$$

$K = 100\%, 1000‰, 10\,000/万, 或\ 100\,000/10万……$

2. 分子与分母的确定

（1）分子的确定:在计算发病率时,分子为一定期间内新发生的某病病例数,病例的确认需公认的客观标准。新发病例的确定有赖于该病的发病时间。对于急性病如流行性感冒、急性心肌梗死、脑卒中等疾病的发病时间很容易确定。但是对于发病时间不易确定的慢性病,一般以首次确诊时间为发病时间,如高血压、冠心病和肿瘤等疾病。如果在观察时期内同一个人多次发生同种疾病,则应按多个新发病例计算。

（2）分母的确定:分母为暴露人口数,也称危险人群,必须是观察期间观察范围内可能发生所观察疾病的人群,而不应包括不可能发病者,如正在患病、已感染了传染病或因接种疫苗而获得免疫力者。但在实际工作中暴露人口数不易获得,分母多用同期平均人口数。

可以按照不同人群、时间、地区的特征计算发病专率(specific incidence rate),但要注意分子和分母应来自同一总体。如麻疹发病率、女性乳腺癌发病率等。不同人群、地区的发病率资料比较时由于年龄、性别等因素构成不同,不能直接进行比较,应采用标化发病率或发病专率进行比较。

3. 应用　发病率可用于描述疾病的分布,探讨发病因素,提出病因假说,评价防制措施的效果。

（二）罹患率

罹患率(attack rate)与发病率同样是衡量人群新病例发生频率的指标。通常是指短时间和小范围内的发病率。观察时间单位可以是月、旬、周、日,或一个疾病流行或暴发期,因此在使用时较发病率灵活,其优点是可以根据暴露程度精确测量发病概率。适用于局部地区疾病的暴发,如食物中毒、职业中毒及传染病暴发和流行。

（三）患病率

1. 定义　患病率(prevalence rate)又称现患率或流行率,是指在特定时间内,特定人群中某种疾病的病例数(新、旧病例数)所占比例。计算公式为:

$$患病率=\frac{某观察期间某人群中现患某病新旧病例数}{同期平均人口数}\times K \tag{3-14}$$

2. 患病率与发病率和病程的关系　患病率的影响因素较多,其中受发病率和病程的影响较大,当某地某病的发病率和病程在相当长的时间内保持稳定时,患病率等于发病率和病程的乘积。

3. 应用　患病率用以表示病程较长的疾病(慢性病)在某一时点(或时期)存在状况的频率指标,可用于研究这些疾病的流行因素、防治效果和为卫生行政部门在卫生资源配置时提供有价值的信息。

（四）病死率

1. 定义　病死率(fatality rate)是表示一定时期内患某病的全部病人中因该病而死亡的频率。计算公式为:

$$病死率=\frac{某时期内因某病死亡人数}{同期该病的患病人数}\times100\% \tag{3-15}$$

2. 病死率与发病率和病程的关系　当某种疾病的发病与病程处于比较稳定状态时,则病死率为死亡率与发病率之比。

3. 应用　病死率反映疾病的严重程度,也反映医疗水平和诊断能力的高低。在比较不同医院疾病的病死率时,应注意是否有可比性,如疾病严重程度、医疗设备条件等。

（五）治愈率

1. 定义　治愈率(cure rate)是指接受治疗的病人中治愈的频率。其计算公式为:

$$治愈率=\frac{治愈病人数}{接受治疗病人数}\times100\% \tag{3-16}$$

2. 应用　治愈率主要用于疾病治疗效果的评价。

（六）生存率

1. 定义 生存率(survival rate)又称存活率,通常指患某种疾病的人或接受某种治疗措施的病人中,随访满 n 年后,尚存活的病人数所占的比例。计算公式为:

$$n \text{ 年生存率} = \frac{\text{随访满 } n \text{ 年尚存活的病例数}}{\text{随访满 } n \text{ 年病例数}} \times 100\% \qquad (3-17)$$

2. 应用 生存率反映了疾病对生命的危害程度,常用于某些慢性病如恶性肿瘤、心、脑血管病等的远期疗效评价或预后研究。研究存活率需有相应的随访制度,确定随访开始和终止时间。一般以确诊日期、出院日期或手术日期作为开始时间,终止时间通常为 1 年、3 年、5 年、10年,此时计算的生存率称为 1 年、3 年、5 年或 10 年生存率。在随访中应注意尽量减少"失访"病例,以免影响生存率的计算。

例 3-12 某市常住人口甲乙类传染病发病与死亡情况见表3-9。

表3-9 某市常住人口甲乙类传染病发病与死亡情况

年份	发病数	死亡数	发病率(1/10 万)	死亡率(1/10 万)	病死率(%)
2009	57 612	262	339.89	1.54	0.45
2010	47 208	237	268.99	1.35	0.5
2011	44 474	235	226.76	1.20	0.53
2012	35 215	184	174.45	0.91	0.52
2013	32 254	233	155.87	1.13	0.72

资料来源:北京市公共卫生信息中心

医学检验工作中常用的统计指标有:①阳性率(positive rate),阳性率是指阳性人数在接受检验的人群中所占的比例;②感染率(Infection rate)指某个时间内接受检验的人群中某病感染者所占的比例。感染者或感染状态可通过检出某病的病原体的方法来发现,也可用血清学或其他方法证明。根据感染率所反映时段的不同,可将感染率分为以下两种:现状感染率:其性质类似于患病率,所指特定时间内的感染率。新发感染率:其性质类似于发病率,所指某病新感染出现的频率。感染率主要用于反映传染病和寄生虫病的感染情况、流行态势和防制效果的评价;③抗体阳转率(seroconversion rate)指接种疫苗人群中抗体阳转人数的比例等。

 学习小结

1. 分类变量资料的统计描述方法包括计算相对数和必要时计算标准化率。常用的相对数指标包括:率、构成比和相对比。用率的大小反映某现象发生的频率和强度;用构成比说明事物中的某部分在全体中的比例大小;用相对比表明甲事物大小是乙事物大小的多少倍或几分之几。

2. 相对数计算比较容易,也容易发生错误,常见的错误有:把构成比大小当成事物发生的强度或频率来解释;计算率的分母较小;用多个率的算术平均值作为平均率;比较总体率时未注意可比性,抽样资料比较未进行统计推断。

3. 进行总率的比较时,影响率高低的某因素内部构成不同,需进行率的标准化处理,其步骤包括确定方法、选择标准和计算标准化率。

4. 医学工作中常用的统计指标包括死亡统计指标如死亡率、死因构成等;疾病统计指标如发病率、患病率、病死率等。应注意医学检验工作中常用的统计指标的正确运用。

（陶太珍）

复 习 题

一、最佳选择题

1. 计算麻疹疫苗接种后血清抗体检查的阳转率,分子是(　　)
   A. 麻疹易感人数　　　　　　　　B. 麻疹患病人数
   C. 麻疹疫苗接种后抗体阳转人数　　D. 麻疹疫苗接种人数
   E. 麻疹治愈人数

2. 某病患者 400 人,其中男性 360 人,女性 40 人,分别占 90% 与 10% ,则结论为(　　)
   A. 男性易患该病　　　　　　　　B. 女性易患该病
   C. 男、女性患该病概率相等　　　　D. 根据该资料可以计算出男、女性的患病率
   E. 尚不能得出结论

3. 一种新的治疗方法不能治愈病人,但能延长病人寿命,则会发生的情况是(　　)
   A. 该病患病率增加　　　　　　　B. 该病患病率减少
   C. 该病发病率增加　　　　　　　D. 该病发病率减少
   E. 该病患病率和发病率均不变

4. 下列说法错误的是(　　)
   A. 计算相对数时要有足够数量的观察单位
   B. 不可混淆构成比和率
   C. 相对数的比较应注意可比性
   D. 内部构成不同的率相比,应进行率的标准化
   E. 分析大样本率时不必进行统计推断

5. 甲乙两地同一年的婴儿死亡率的比较(　　)
   A. 不必考虑人口年龄构成的影响　　B. 应作年龄标准化
   C. 应作假设检验　　　　　　　　D. 应进行参数估计
   E. 以上都不对

6. 计算标化死亡率的目的是(　　)
   A. 减少死亡率估计的抽样误差　　　B. 减少死亡率估计的系统误差
   C. 便于进行不同地区死亡率比较　　D. 便于进行不同时间死亡率比较
   E. 消除不同人群内部构成不同的影响

7. 收集某医院的资料,计算各种疾病所占的比例,该指标为(　　)
   A. 发病率　　　　　　　　B. 患病率　　　　　　　　C. 构成比
   D. 相对比　　　　　　　　E. 死因顺位

8. 婴儿死亡率作为一个地区居民健康状况重要指标的主要理由之一是(　　)
   A. 比较方便　　　　　　　B. 比较敏感　　　　　　　C. 抽样误差比较小
   D. 所获得的数据比较正确　　E. 数据较易获得

9. 下面指标中最能反映疾病严重程度的指标是(　　)
   A. 发病率　　　　　　　　B. 死亡率　　　　　　　　C. 治愈率
   D. 病死率　　　　　　　　E. 感染率

10. 一个地区某病死因顺位提前则说明(　　)
    A. 该病死亡数增多　　　　B. 该病死亡率增高　　　　C. 该病死因构成比增大
    D. 该病病死率增高　　　　E. 该病发病率增高

二、简答题

1. 应用相对数时应注意哪些问题?

2. 简述发病率与患病率的联系与区别。

3. 常用描述疾病的统计指标有哪些？简述各指标的名称和用途。

4. 统计某年甲乙两地 1～12 岁儿童传染病发病情况，甲地发病人数为 612 人，乙地发病人数为 1560 人。请回答：

（1）传染病发病严重程度是否为乙地高于甲地？

（2）怎样表示两地 1～12 岁儿童传染病发病强度？

（3）如何比较两地 1～12 岁儿童传染病发病强度？

5. 某年调查某市 15 岁以上居民的高血压患病率，结果见表 3-10，能否据此认为该年该市 15 岁以上居民的高血压患病率为男性高于女性，为什么？

表 3-10　某年某市 15 岁以上居民的高血压患病率

组别	患高血压人数	未患高血压人数	合计	患病率（%）
男	617	1228	1845	33.44
女	637	1647	2284	27.89
合计	1254	2875	4129	30.37

6. 某人在 1990 年对甲、乙两医院病死率调查获得以下资料，见表 3-11。该作者认为甲医院的病死率低于乙医院，你同意上述分析吗？说明理由。

表 3-11　甲乙两医院不同科室病死率比较

科别	甲医院			乙医院		
	病人数	死亡数	病死率（%）	病人数	死亡数	病死率（%）
内科	1600	99	6.0	600	24	4.0
外科	400	64	16.0	1600	192	12.0
其他科	1000	80	8.0	800	48	6.0
合计	3000	243	8.1	3000	264	8.8

三、综合应用题

1. 某年调查某市 18 岁以上居民的糖尿病患病情况，结果见表 3-12。

表 3-12　某年某市 18 岁以上居民的糖尿病受检人数与患病人数

年龄（岁）	患病人数	未患病人数	合计	病人构成比（%）	患病率（%）
18～	7	346	353		
45～	60	462	522		
60～	52	315	367		
合计	119	1123	1243		

（1）计算糖尿病病人不同年龄段构成比和患病率。

（2）有人认为 45～岁年龄组患病情况最严重，你同意吗，为什么？

2. 表 3-13 为一抽样研究资料，要求：

表3-13 某年某地各年龄组恶性肿瘤死亡情况

年龄(岁)(1)	人口数(2)	死亡总数(3)	其中恶性肿瘤死亡数(4)	恶性肿瘤死亡占总死亡的(%)(5)	恶性肿瘤死亡率(1/10万)(6)	年龄别死亡率(‰)(7)
0 ~	83 920		5	2.91		
20 ~		76		19.74		27.56
40 ~	29 765	205	45			
60 ~			36			
合计	180 252	825	101	12.24	56.03	

（1）填补空白数据；

（2）根据最后（5）（6）（7）三栏结果进行简要分析。

3. 试就表3-14资料分析比较甲、乙两医院乳腺癌手术后的5年生存率。

表3-14 甲、乙两医院乳腺癌手术后的5年生存率(%)

腋下淋巴结转移	甲医院			乙医院		
	病例数	生存数	生存率	病例数	生存数	生存率
无	45		77.77	300	215	71.67
有		450	68.38			50.60
合计	755	485	64.24	383	257	67.10

（1）填空。

（2）能否认为乙医院乳腺癌手术后的5年生存率高于甲医院？为什么？

（3）你认为应如何比较两医院腺癌手术后病人的5年生存率？

（4）请进行率的标化。

第四章

统计表与统计图

 学习目标

1. 掌握:正确绘制统计表;常用统计图的使用条件和绘制方法。
2. 熟悉:编制统计表的注意事项;绘制统计图的基本要求。
3. 了解:统计表和统计图的种类。

统计表(statistical table)和统计图(statistical graph)是科研论文中数据表达的主要工具,是对资料进行统计描述的重要方法。统计表用简明的表格形式,有条理地罗列数据和统计量,方便阅读、比较、分析和计算。统计图能够形象、直观地呈现统计结果,给读者留下深刻的印象。

第一节　统　计　表

把统计分析资料及其指标用表格列出,称为统计表。它可以替代冗长的文字叙述,使数据条理化、系统化,便于理解、分析和计算。在医学学术报告或论文中,常用统计表代替文字描述表达主要的研究结果,方便读者理解、比较和评价。

统计表主要由表序、标题、标目、表体和线条等组成,其基本格式如下:

表序　　　　标题			
横标目的总标目	**纵标目**	**合计**	顶线 标目线
横标目	表体(数字)		
合计			合计线 底线

一、制表的基本要求

编制统计表主要的要求是中心内容要突出,一张表一般只表达一个中心问题,不要把过多的内容集中到一张表中。具体要求如下:

1. **标题**　统计表要有一个简明扼要且高度概括表中内容的标题,一般包括研究的时间、地点和研究内容。标题应写在表顶线的上端中间的位置,必要时应注明资料的来源。如资料有两个以上的统计表时,应在表的左上方编出表序(如表1,表2……)。

2. **标目**　标目分为横标目和纵标目,用以说明表格内每行和每列内容或数字含义,注意标明指标的单位。

(1) **横标目**　横标目位于表左侧,是统计表所要叙述的主语,即描述的对象,它说明同一横行内容或数字的意义。

（2）纵标目　纵标目位于标目线的上方，是被描述事物的宾语，即描述的内容，一般是绝对数、相对数或统计指标。

横、纵标目的先后顺序，可按时间的先后、事物的重要性、数字的大小、地理分布等进行排列。

3. 线条　统计表中的线条不宜过多，应力求简洁，多采用三线表，即只保留顶线、标目线、底线，其余线条均省略。还可以在三线表的基础上加合计线，或用短横线将多重纵标目分开。注意制表时，表的左上角的斜线和两侧的边线一律不用，这样的表既美观又实用。

4. 数字　表内的数字一律用阿拉伯数字，同一指标个位数要上下对齐，小数点后的位数要一致，一般保留 1～2 位小数。无数字的空格用"—"表示，暂缺或未记录用"…"表示。表中数字区不应有其他文字出现，需要进行说明的应使用备注，以"＊"号或其他符号在表格内标出，备注内容写在表的底线下面。

二、统计表的种类

1. 简单表　只按一个特征或标志分组的统计表称为简单表。如表 4-1，表中列出不同性别病人急性心肌梗死的病死情况，只说明性别一个层次，属于简单表。

2. 复合表　按两个或两个以上特征或标志结合起来分组的统计表称复合表或组合表。如表 4-2，将性别和病情两个标志结合起来分组，可以分析不同性别和病情者急性心肌梗死的病死率。

表 4-1　某地某年不同性别急性心肌梗死病死率

性别	病人数	死亡人数	病死率（%）
男	699	60	8.58
女	778	48	6.17
合　计	1477	108	7.31

表 4-2　某地某年不同性别急性心肌梗死病死率与病情轻重的关系

性别	轻			中			重		
	病人数	死亡人数	病死率（%）	病人数	死亡人数	病死率（%）	病人数	死亡人数	病死率（%）
男	250	8	3.20	270	20	7.41	179	32	17.88
女	283	6	2.12	278	18	6.47	217	24	11.06
合计	533	14	2.63	548	38	6.93	396	56	14.14

三、编制统计表应注意的事项

统计表应简明扼要，重点突出。应用统计表是为了简单、明了的描述统计资料或表达分析结果，最好是一张表只表现一个中心内容。制表过程中最常见的现象就是受文章篇幅限制，作者意欲用尽可能少的表格表达复杂的问题，导致统计表格过于庞大，内容过多，条理不清，失去统计表的本意。

例 4-1　某研究人员欲研究不同方法治疗急性心肌梗死并发休克的结果，绘制表 4-3。指出表 4-3 的错误，并作出修改。

表4-3 两个治疗组对比(原表)

并发症	西药组			中西药结合组		
	例数	结果		例数	结果	
		良好	死亡		良好	死亡
休克	13	6	7	10	10	0

表4-3的主要目的在于表达用两种疗法治疗急性心肌梗死并发休克的疗效。缺点是:①标题太简单,不能概括统计表的内容;②主宾语安排不当,标目组合重复、混乱;③两种疗法组的数据未能紧密对应,不便于互相比较;④表格线条应用混乱。可修改如表4-4。

表4-4 急性心肌梗死并发休克患者的治疗效果比较(修改表)

组别	良好	死亡	合计
西药组	6	7	13
中西医结合组	10	0	10
合计	16	7	23

例4-2 某研究人员研究复方猪胆胶囊治疗老年性慢性气管炎的近期疗效,绘制表4-5。指出表4-5的缺陷,并作改进。

表4-5描述两型老年性慢性支气管炎患者的病情及疗效。缺点是:①标题过繁;②主谓语安排不当;③标目重复,层次太乱;④小计与合计意义不明确;⑤表的左上方不必要的斜线和表中的不必要的线条。可修改为表4-6。

表4-5 复方猪胆胶囊对403例不同类型老年性慢性气管炎病例近期疗效观察(原表)

分度及疗效 \ 分型		单纯型慢性气管炎			喘息型慢性气管炎		
分度	度别	重	中	轻	重	中	轻
	例数	136	54	31	93	56	33
疗效	指标	治愈	显效	好转	无效	治愈	显效	好转	无效
	例数	60	98	51	12	23	83	65	11
	小计%	94.6%		4.4%		94.0%		6.0%	
	合计	94.3%							

表4-6 复方猪胆胶囊治疗老年性慢性气管炎的近期疗效(修改表)

类型	例数	病情			疗效				有效率(%)
		重	中	轻	治愈	显效	好转	无效	
单纯型	221	136	54	31	60	98	51	12	94.6
喘息型	182	93	56	33	23	83	65	11	94.0
合计	403	229	110	64	83	181	116	23	94.3

第二节 统 计 图

统计图是用点、线、面或立体图像表达统计资料中数量及其变化趋势,使统计资料更形象,可直观地反映出事物间的数量关系,让读者易于观察、分析,并留下具体深刻的印象。在学术报告和科研论文中科学合理地使用统计图,可以产生良好的视觉效果,使内容表达更形象,相互对比更直观。但统计图一般只提供概略的情况,不显示具体的数值。因此统计图一般不单独使用,常需要同时列出统计表一起进行资料的描述。统计图的种类繁多,使用过程中要根据资料类型和分析目的选择统计图。统计图通常由标题、标目、刻度、图例四部分组成。医学研究工作中常用的统计图有:条图、圆形图、百分直条图、线图、半对数线图、直方图、散点图、箱式图和统计地图等。

一、制图的基本要求

1. 根据资料性质和统计分析的目的,正确选择合适的图型(表4-7)。

表4-7　常用统计图及其应用

资料类型	常用图形	用　　途
间断型资料	条图	比较各个相互独立、无数量关系的多个组或多个类别的统计量
	箱式图	可比较各个相互独立的计量资料的样本统计量
	圆形图 百分直条图	表示各组成部分或各构成部分的情况,用于构成比的比较
连续型资料	线图	①表示数量随时间的变迁;②表示某种现象随另一种现象而变迁
	半对数线图	比较两个或几个率的变化速度
	直方图	表示变量的频数分布
	散点图	探索两变量有无相关关系
地域性资料	统计地图	表示某种事物的地理分布情况

2. **标题**　统计图应有标题,其要求与统计表相同,一般放在图下方正中。

3. **标目**　分为横标目和纵标目,分别表示横轴和纵轴所表达的意义,需标明度量衡单位。横标目一般表示主语,如疾病名称、发病时间、年龄组等;纵标目表示宾语,一般表示频数、比或率。

4. **刻度**　指纵轴和横轴的坐标尺度。横轴刻度数值自左向右,纵轴刻度数值自下而上,一般从零开始,由小到大,在某些情况下可根据具体情况确立起点的数值。纵横两轴长宽比例一般为5∶7为宜。

5. **图例**　若图中用不同颜色或线条代表不同事物,则需附图例加以说明。

二、常用统计图及其绘制方法

1. **条图(bar graph)**　又称直条图,它是以等宽直条的长短来表示各指标的数值,用来表示各相互独立指标之间的对比关系。直条图按分组有简单直条图(见图4-1)、复合直条图(见图4-2)两种。其绘制方法如下:

(1) 一般以横轴表示各独立指标,纵轴表示各项相应的指标数值,可以是绝对数、相对数和平均数。

(2) 纵轴尺度必须从0开始,中间不要折断,如必须折断,在折断处必须加以注明。

(3) 各直条宽度应当相等,直条间应有相等的间隙,其宽度一般为直条宽度的1/2~1。

(4) 各直条可按长短或习惯顺序排列。

(5) 如果直条的高度是均数,在其均数上下用"I"绘以标准差或标准误的范围,表示各均数的变异程度,这样更增加图的表现力。

（6）复式直条图是以组为单位,每组包括两个或多个直条,但最好不超过三条,同一组直条间不留间隙。

例如:图4-1为简单直条图,用于描述北京市居民2011年前四位死因的死亡率,图4-2为复合直条图,描述不同性别北京市居民2011年前四位死因的死亡率,既可以比较不同类型疾病死亡率,也可以比较同一类疾病不同性别之间的死亡率。

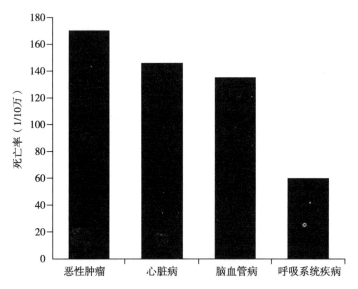

图4-1　北京市居民2011年前四位死因人群死亡率

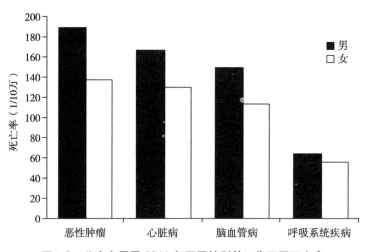

图4-2　北京市居民2011年不同性别前四位死因死亡率

2. 圆形图(pie graph)　也称为饼图。圆形图是以圆面积为100%,圆内各扇形面积为各部分所占的百分比,用来表示总体各组成部分的构成比,如图4-3。适用于间断性的构成比资料,绘制方法如下:

（1）以圆心角所夹的面积大小来表示数量,圆面积的百分之一相当于3.6°,将资料各部分所占的百分数乘以3.6°即得各部分应占的度数。

（2）圆内各部分按百分比的大小顺序或按事物自然顺序排列,一般以时钟12点或9点的位置作始点,顺时针方向排列。

（3）以不同的颜色或图案代表不同的部分,在图外适当位置加图例说明,也可以在图上简要注明文字和百分比。

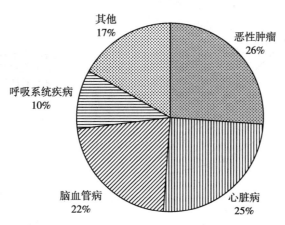

图 4-3　北京市居民 2011 年主要死因构成

（4）如果需要比较总体中各部分所占百分构成,可在同一水平线上绘几个直径相等的圆,并且各部分的排列次序也应一致,以便比较。

3. 百分直条图(percent bar graph)　亦称构成直条图,其作用和适用范围与圆形图相同。它只是以一等宽的直条长度或面积为 100%,直条内各段的长度或面积为相应部分所占的百分比(图 4-4)。绘制方法如下:

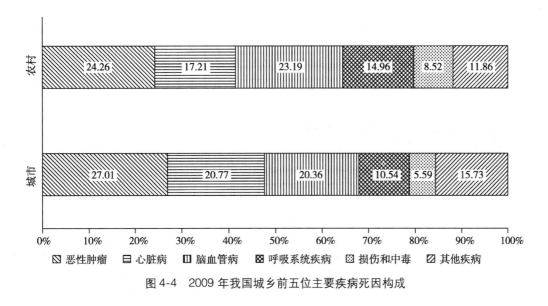

图 4-4　2009 年我国城乡前五位主要疾病死因构成

（1）先绘制一直条,长度和宽可任意选择,以全长为 100%。可在直条图旁画一与长条平行并等长的标尺,尺度为 0%～100%,以助说明。

（2）按各部分所占的百分比,从大到小或按资料的自然顺序把直条分成若干段。

（3）各段用简单文字、不同颜色或线条表示,并标出所占的百分比。

（4）若比较几个性质类似的百分构成时,可在同一基线上画几个相同长度、宽度的平行直条,但每一直条内各段的排列顺序应相同,各直条间留适当的空隙,一般为直条宽度的一半。

4. 线图(line graph)　它是用线段的上升、下降来说明某事物在时间上的发展变化的趋势,或某现象随另一现象变迁的情况,适用于分组标志为连续型变量的资料,如图 4-5。绘制方法如下:

（1）纵轴一般表示数量,如比、率、频率等,其尺度一般从零开始,也可不从零开始。横轴表示时间、年龄、其他数量或组段,应以同样的距离表示相等的时期或数量。

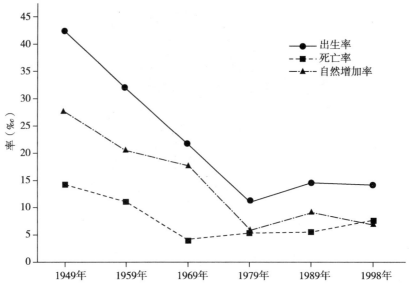

图 4-5　某市市区人口各年度出生率(‰)、死亡率(‰)、自然增加率(‰)

（2）横轴如果是组段,只需标明各组段起点。组段较细时,可隔适当距离标一数值,不必逐段标明。

（3）纵、横轴长度的比例一般约 5 : 7 为宜。同一图内线条不宜太多,一般不要超过 4 ~ 5 条。有两条或两条以上的线条时,要用不同颜色或线段加以区别,并用图例说明。

（4）绘图时,相邻两点用直线连接,切勿任意修改成光滑曲线。

（5）同一线图内,亦可表示两种指标的变化趋势。

5. 半对数线图(semi logarithmic line graph)　它是纵轴为对数尺度,横轴为算术尺度的线图。由于同样的增长速度在对数尺度上的距离是相等的,因此便于两事物或两种以上事物在发展速度上的对比。

表 4-8 给出了某地 1950 ~ 1966 年伤寒与结核病的死亡率(1/10 万)资料。将表 4-8 中的数据分别绘制成普通线图和半对数线图,得到图 4-6(a)和(b)。

表 4-8　某地 1950 ~ 1966 年伤寒与结核病的死亡率(1/10 万)

年份	伤寒死亡率	结核病死亡率	年份	伤寒死亡率	结核病死亡率
1950	31.3	174.5	1960	3.8	71.3
1952	22.4	157.1	1962	1.6	59.2
1954	18.0	142.0	1964	0.8	46.0
1956	9.2	127.2	1966	0.3	37.5
1958	5.0	97.7			

普通线图(a)显示结核病的死亡率下降幅度大于伤寒,这是对比前后死亡率绝对差得到的印象。结核病死亡率的绝对差为:174.5－37.5＝137,而伤寒死亡率的绝对差为:31.3－0.3＝31。如果要直观比较两种疾病死亡率的下降速率,需比较两种疾病死亡率的前后比值和对数差值,结核病死亡率死亡前后比值为 174.5/37.5 ＝ 4.65,对数差为 lg174.5－lg37.5 ＝ 0.67;伤寒死亡率的前后比值为 31.3/0.3 ＝ 104.33,lg31.3－lg0.3 ＝ 2.02,说明伤寒死亡率的下降速率高于结核病死亡率下降速率,这种关系用半对数线图 4-6(b)可以直观地显示。另外在同一图内绘制两种及以上指标时,其数量相差悬殊时,亦可绘制半对数线图。

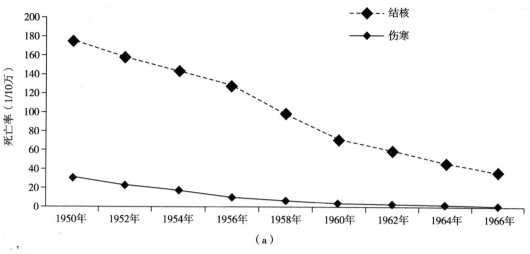

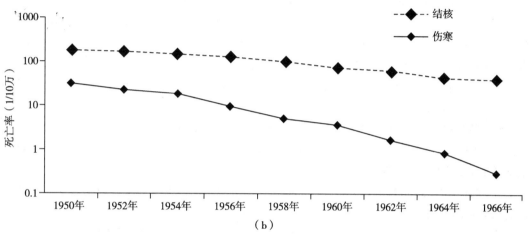

图 4-6　某地 1950～1966 年伤寒与结核病的死亡率变化情况
（a）普通线图　（b）半对数线图

6. 直方图（histogram）　直方图是以各矩形的面积表示各组段的频数,各矩形面积的总和为总频数,适用于表示连续型资料的频数分布。其绘制方法如下:

（1）横轴尺度表示被观察现象的组段,纵轴表示频数或频率,纵轴尺度应从零开始。

（2）各直条间不留空隙,可用直线分隔（图 2-1）或仅连接相邻两条直线顶端,但左右两端必须有垂线至横轴,使直方图成为密闭的图形（图 4-7）。

（3）当组距相等时,矩形的高度与频数呈正比例,故可直接按纵轴尺度绘出相应的矩面积。当组距不等时,矩形的高度与频数不呈正比例,要折合成等距后再绘图。

表 4-9　某市某年乙脑患者的年龄分布

年龄（岁）（1）	患者人数（2）	每岁患者人数（3）
0 ~	3	3.0
1 ~	3	3.0
2 ~	9	9.0
3 ~	11	11.0
4 ~	23	23.0
5 ~	22	22.0
6 ~	11	11.0

续表

年龄（岁）（1）	患者人数（2）	每岁患者人数（3）
7 ~	14	14.0
8 ~	8	8.0
9 ~	6	6.0
10 ~	36	3.6
20 ~	13	1.3
30 ~	11	1.1
40 ~	4	0.4
50 ~ 60	1	0.1
合计	175	—

如将表4-9资料绘制直方图，表中第（1）栏年龄组不等距，9岁以前每岁一组，10岁以后每10岁一组，因此要先计算各年龄组每岁患者数，见第（3）栏，再按第（1）和（3）栏资料绘图，得图4-7，反映了某市乙脑患者年龄分布的特点：高峰在10岁前，其中4～5岁患者人数最多。如果直接按表4-9第（1）和（2）栏资料作图得图4-8，则是错误的，错在横轴尺度不相等，没有按每岁患者人数取纵坐标，因此给人以错觉。

7. 散点图（scatter diagram）　散点图是用点的密集程度和趋势表示两现象间的相关关系。其绘制方法与线图类似，只是点与点之间不用线段连接（图4-9）。

8. 箱式图（box plot）　常用于反映几组数据的分布情况并进行直观比较分析，如图4-10。箱式图以"箱子"上端为P_{75}，下端为P_{25}，中间以横线示P_{50}（即中位数），最大值、最小值为"箱子"上下两个柄，用于数据直观比较分析。

9. 统计地图（statistical map）　统计地图是用点、线、颜色、形象或其他符号绘制于地图上，以表示某种事物的地理分布情况。

绘制方法：先给一张地图，然后把资料按等级数据或不同性质在地图的相应位置上分别用各种颜色表达出来，以清晰地反映出不同疾病在不同地域的发病数、发病率、死亡率等情况，有助于从生态学研究方面提出或建立病因假说。

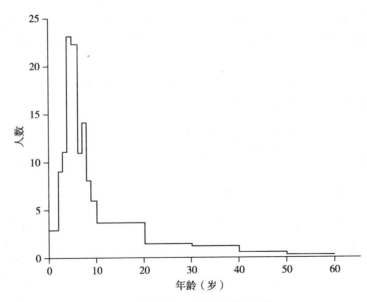

图4-7　某市某年乙脑患者的年龄分布

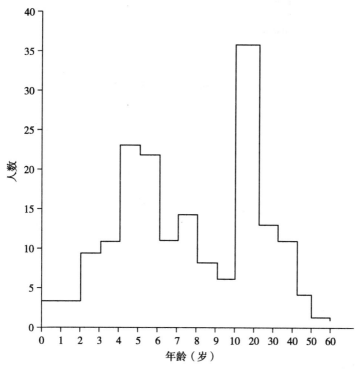

图 4-8 某市某年乙脑患者的年龄分布（错误图）

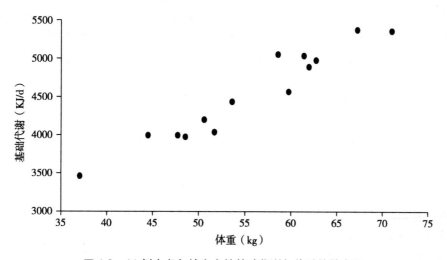

图 4-9 14 例中老年健康女性基础代谢与体重的散点图

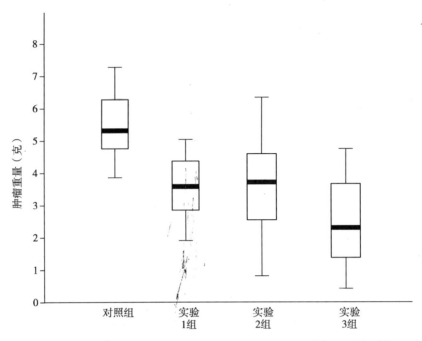

图4-10　抑肿瘤药不同剂量组与对照组用药后小白鼠肿瘤重量的比较

1. 统计图和统计表是统计描述的重要方法。统计表通常由标题、标目、线条、数字四部分组成，要求简明扼要，重点突出；应合理安排表达事物的主语和谓语，主语位于横标目，谓语列于纵标目；图表内数据要求准确无误。

2. 统计图通常由标题、标目、刻度、图例四部分组成，要根据资料性质和分析目的，正确选择合适的图型；每图应有标题，其要求与统计表相同，一般放在图形下方正中；纵横两轴应有标目并注明单位；若图中用不同颜色或线条代表不同事物，则须在图中加以说明。常用统计图有条图、圆形图、百分直条图、线图、半对数线图、直方图、散点图、箱式图和统计地图等。

（范　华）

复　习　题

一、最佳选择题

1. 描述某地区居民五种主要疾病患病率的差别，宜用(　　　)

　　A. 直方图　　　　B. 直条图　　　　C. 百分直条图　　　　D. 普通线图　　　　E. 箱式图

2. 某医院收集了近期门诊病人的病种构成情况资料，宜绘制(　　　)

　　A. 直方图　　　　B. 直条图　　　　C. 百分直条图　　　　D. 普通线图　　　　E. 箱式图

3. 描述某市近十年麻疹的病死率变化趋势，宜用(　　　)

　　A. 直方图　　　　B. 直条图　　　　C. 百分直条图　　　　D. 普通线图　　　　E. 箱式图

4. 比较三种不同疗法组治疗肺气肿一个疗程后肺活量的变化情况，宜用(　　　)

A. 线图　　　　B. 圆形图　　　　C. 直方图　　　　D. 百分直条图　　　　E. 箱式图

5. 欲比较两地20年来冠心病和恶性肿瘤死亡率的上升速度,最好选用(　　)

　　A. 直方图　　　B. 直条图　　　C. 百分直条图　　　D. 普通线图　　　E. 半对数线图

6. 调查某地6~18岁学生近视情况,需要描述近视学生的年龄分布,可用(　　)

　　A. 直方图　　　B. 直条图　　　C. 百分直条图　　　D. 普通线图　　　E. 半对数线图

7. 比较某地在两个年份几种传染病的发病率,可用(　　)

　　A. 直方图　　　B. 直条图　　　C. 百分直条图　　　D. 普通线图　　　E. 复式条图

8. 图示50名儿童体重与胸围的关系,宜绘制(　　)

　　A. 直方图　　　B. 散点图　　　C. 直条图　　　D. 圆形图　　　E. 箱式图

9. 关于统计表的制作,不正确的叙述(　　)

　　A. 统计表不用竖线和斜线分隔表、标目和数据

　　B. 统计表的标题放在表的上方

　　C. 统计表包含的内容越多越好

　　D. 统计表中的数字按小数点位对齐

　　E. 统计表一般用纵标目和横标目说明数字的意义和单位

10. 关于统计图的制作,正确的叙述(　　)

　　A. 线图中的线条越多越好　　　　　　B. 统计图的标题放在图的上方

　　C. 直条图的纵轴必须从零开始　　　　D. 直方图的组距不必相等

　　E. 以上都不对

二、简答题

1. 统计描述中,统计表与统计图的作用是什么?

2. 统计表的制作原则和要求是什么?

3. 统计图的制作原则和要求有哪些?

4. 常用的统计图有哪几种? 各适用于什么类型的资料?

5. 统计表与统计图有什么联系和区别?

三、综合应用题

1. 表4-10是一项有关胆固醇研究的资料,其目的是研究吃素食是否会降低胆固醇。表中列出的是24名受试的医院职工吃素食前(X_1)和吃素食后(X_2)一个月测定的血清胆固醇水平(mg/dL)。请绘制素食前后血清胆固醇的箱式图,比较均数的变化。

表4-10　吃素食前后血清胆固醇水平(mg/dL)

受试者编号	素食前(X_1)	素食后(X_2)	受试者编号	素食前(X_1)	素食后(X_2)
1	195	146	13	169	182
2	145	155	14	158	127
3	205	178	15	151	149
4	159	146	16	197	178
5	244	208	17	180	161
6	166	147	18	222	187
7	250	202	19	168	176
8	236	215	20	168	145
9	192	184	21	167	154
10	224	208	22	161	153
11	238	206	23	178	137
12	197	169	24	137	125

2. 表4-11列出的是1033名18～22岁男性青年的散光测试资料,请绘制散光程度的直方图。

表4-11　1033名18～22岁男性青年的散光程度的屈光度测定值

散光程度(屈光度)	频数
<0.2	458
0.2～	268
0.4～	151
0.6～	79
1.1～	44
2.1～	19
3.1～	9
4.1～	3
5.1～6.0	2

3. 表4-12列出的是亚洲几个国家的成人HIV感染率情况。试选择合适的统计图来描述这组数据。

表4-12　亚洲几个国家的成人HIV感染率情况

国家	成人感染率(%)
柬埔寨	2.40
泰国	2.23
缅甸	1.79
印度	0.82
中国	0.06

第五章

总体均数的区间估计和假设检验

医学研究的目的是研究总体,但在实际工作中由于种种原因,往往难以得到总体参数,通常是随机抽取总体中的一部分观察单位构成样本,用样本统计量(如样本均数 $\bar{X}$,样本率 p)来推断总体参数(如总体均数 μ,总体率 π),这种方法称为抽样研究(sampling study)。通过样本信息推断总体特征,此过程称为统计推断。统计推断包括总体参数估计和假设检验两个方面。

第一节 均数的抽样误差与标准误

一、标准误的意义及其计算

1. 均数的抽样误差 医学研究中常常从总体中随机抽取样本进行研究,目的是由样本的信息去推断总体。例如为了解某地正常成年女子的血清胆固醇的总体均数,在该地随机抽取了 101 人,测得其样本均数 $\bar{X}=4.06\text{mmol/L}$,此 $\bar{X}$ 可用来估计该地正常成年女子血清胆固醇总体均数,但通常情况下样本均数 $\bar{X}$ 不可能与总体均数 μ 正好相等,这种由个体变异产生的,随机抽样引起的样本均数(统计量)与总体均数(参数)间的差异称为均数的抽样误差。

2. 均数的标准误 假如从均数 $\mu=4.57$,标准差 $\sigma=0.50$ 的正态总体中作随机抽样,样本含量 n 为 10,重复 100 次,结果得到 100 个样本均数,这 100 个样本均数的均数为 4.577,与总体均数 4.57 接近,样本均数的标准差为 0.170。根据数理统计的中心极限定理,从正态总体 $N(\mu, \sigma^2)$ 中以固定样本含量 n 反复多次抽样,所得的 $\bar{X}$ 各不相同,若将这些 $\bar{X}$ 编成频数表,即可看出样本均数 $\bar{X}$ 以 μ 为中心呈正态分布。即使是从偏态分布总体抽样,只要 n 足够大(一般 $n \geqslant 100$),$\bar{X}$ 的分布也近似正态分布。样本均数 $\bar{X}$ 的总体均数为 μ,各 $\bar{X}$ 围绕 μ 的离散程度,可以用样本均数的标准差来描述。统计学中为了区别个体观察值之间变异的标准差与反映样本均数之间变异的标准差,将样本均数的标准差称为均数的标准误(standard error),用符号 $\sigma_{\bar{X}}$ 表示。其计算公式为:

$$\sigma_{\bar{X}} = \frac{\sigma}{\sqrt{n}} \tag{5-1}$$

由公式(5-1)可知,在样本含量一定的情况下,$\sigma_{\bar{X}}$ 的大小与 σ 成正比,与样本含量 n 的算术平方根成反比。实际工作中,总体标准差 σ 一般是未知的,常用样本标准差 S 来代替 σ,因此,均数标准误的估计值为:

$$S_{\bar{X}} = \frac{S}{\sqrt{n}} \tag{5-2}$$

实际工作中,公式(5-2)用得更多一些。均数标准误大表明抽样误差大;反之,均数标准误小,表明抽样误差小。抽样误差越小,表示样本均数与总体均数越接近,即用样本均数估计总体均数的可靠性越大;抽样误差越大,样本均数离总体均数就越远,用样本均数估计总体均数的可靠性就越小。

例5-1 某地随机抽取正常成年女子 101 人,得血清胆固醇均数 4.06mmol/L,标准差 0.659mmol/L,计算其标准误。由公式(5-2)得:

$$S_{\bar{X}} = \frac{S}{\sqrt{n}} = \frac{0.069}{\sqrt{101}} = 0.0656(\text{mmol/L})$$

二、均数标准误的应用

1. 反映抽样误差的大小,衡量样本均数的可靠性。均数标准误越小,说明样本均数间的离散程度越小,用样本均数估计总体均数越可靠;反之,均数标准误越大,说明样本均数间的离散程度越大,用样本均数估计总体均数的可靠性越小。

2. 进行总体均数的区间估计。

3. 用于均数的假设检验。

第二节　t 分布

一、t 分布的概念

如上一章所述,对正态变量 X 进行 z 变换 $z = \frac{(X-\mu)}{\sigma}$,可使一般的正态分布 (μ, σ^2) 变换为标准正态分布 $N(0,1)$。样本均数 $\bar{X}$ 的分布服从正态分布 $N(\mu, \sigma_{\bar{X}}^2)$,同理,对正态变量 $\bar{X}$ 进行 z 变换,即 $z = \frac{(\bar{X}-\mu)}{\sigma_{\bar{X}}}$,也可变换为标准正态分布 $N(0,1)$。由于实际工作中 $\sigma_{\bar{X}}$ 往往未知,用 $S_{\bar{X}}$ 作为 $\sigma_{\bar{X}}$ 的估计值。为了与 z 变换区别,称为 t 变换,即:

$$t = \frac{\bar{X}-\mu}{S_{\bar{X}}} = \frac{\bar{X}-\mu}{S/\sqrt{n}} \tag{5-3}$$

从一个正态总体中,抽取样本含量为 n 的许多样本,分别计算其 $\bar{X}$ 和 $S_{\bar{X}}$,然后再求出每一个 t 值,这样可有许多 t 值。这些 t 值有大有小,有正有负,其频数分布是一种连续性分布,称为 t 分布(t distribution)。t 分布于 1908 年由英国统计学家 W. S. Gosset 以 "Student"笔名发表,故又称 Student t 分布(Students' t distribution)。t 分布与自由度有关(自由度 $\nu = n-1$),每个自由度都对应一条分布曲线,见图5-1。t 分布主要用于总体均数的估计和 t 检验等。

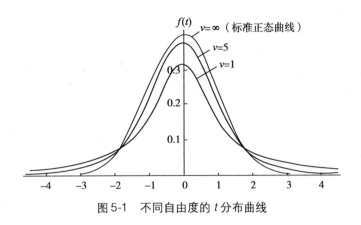

图 5-1 不同自由度的 t 分布曲线

二、t 分布曲线的特征

如图 5-1 所见,与标准正态分布曲线相比,t 分布的特征为:①以 0 为中心,左右对称的单峰分布;②t 分布曲线是一簇曲线,其形态与自由度 ν 的大小有关。自由度 ν 越小,则 t 值越分散,曲线越低平;自由度 ν 逐渐增大时,t 分布逐渐逼近 z 分布(标准正态分布),当 ν 趋近于 ∞ 时,t 分布即为 z 分布。

当自由度为 ν 的 t 分布曲线下双侧尾部合计面积为指定值 α 时,横轴上相应的 t 界值记为 $t_{\alpha/2,\nu}$;单侧尾部面积为指定值 α 时,则横轴上相应的 t 界值记为 $t_{\alpha,\nu}$。如当 $\nu=20$,双侧 $\alpha=0.05$ 时,记为 $t_{0.05/2,20}$;当 $\nu=22$,单侧 $\alpha=0.01$ 时,记为 $t_{0.01,22}$。为便于使用,统计学家编制了不同自由度 ν 对应的 t 界值表(附表 2)。由于 t 分布是以 0 为中心的对称分布,t 界值表中只列出正值,故查表时,不管 t 值正负,只用绝对值。从 t 值表可看出:①单侧 α 和双侧 2α 的 t 界值相同,即单侧 $t_{\alpha,\nu}=$ 双侧 $t_{2\alpha/2,\nu}$,如单侧 $t_{0.05,10}=$ 双侧 $t_{0.10/2,10}=1.812$;②对于相同的自由度 ν,α 值越小,$t_{\alpha,\nu}$ 值或 $t_{\alpha/2,\nu}$ 值越大,反之越小;③对于相同的 α 值,ν 越小,$t_{\alpha,\nu}$ 值或 $t_{\alpha/2,\nu}$ 值越大,反之越小。当 $\nu=\infty$ 时,t 值与 z 值相等,即 $t_{\alpha,\infty}=z_{\alpha}$,$t_{\alpha/2,\infty}=z_{\alpha/2}$,故查 z 界值即可查 $\nu=\infty$ 的 t 界值。

t 分布是 t 检验的理论基础。由公式(5-3)可知 $|t|$ 值与样本均数和总体均数之差成正比,与标准误成反比,在 t 分布中,$|t|$ 值越大,其两侧或单侧以外的面积所占曲线下总面积的百分比就越小,说明在抽样中获得此 $|t|$ 值以及更大 $|t|$ 值的机会就越小,这种机会的大小是用概率 P 来表示的,$|t|$ 值越大,则 P 值越小;反之,$|t|$ 值越小,P 值越大。根据上述 $t_{\alpha,\nu}$ 的意义,在同一自由度下,$|t|\geq t_{\alpha,\nu}$(或 $t_{\alpha/2}$),则 $P\leq\alpha$;反之,则 $|t|<t_{\alpha,\nu}$(或 $t_{\alpha/2}$),则 $P>\alpha$。

第三节 总体均数的区间估计

参数估计(parameter estimation)是指用样本统计量估计总体参数,是统计推断的一个重要内容。估计总体均数的方法有两种,即点值估计(point estimation)和区间估计(interval estimation)。点值估计就是用相应样本统计量直接作为其总体参数的估计值,如用均数 $\bar{X}$ 作为总体均数 μ 的估计值,用样本率 p 作为总体率 π 的估计值。其方法虽然简单,但是未考虑抽样误差的影响,无法评价参数估计的准确度,并不常用。

区间估计是按一定的概率($1-\alpha$)估计总体均数所在的范围,得到的范围称可信区间(confidence internal),亦称置信区间。$1-\alpha$ 称为可信度,常取 $1-\alpha$ 为 95% 和 99%,即总体均数的 95% 可信区间和 99% 可信区间。如没有特殊说明,一般取双侧 95% 可信区间。

总体均数 $1-\alpha$(如 95%)可信区间的含义是:总体均数 μ 被包含在该区间内的可能性是 $1-\alpha$(95%),没有被包含的可能性为 α(5%)。也可以理解为:从总体中做随机抽样,根据每个样本

57

可算得一个可信区间,如95%可信区间,意味着固定样本含量n作100次随机抽样,算得100个可信区间,平均有95个可信区间包含总体均数(估计正确),有5个可信区间不包含总体均数(估计错误),即犯错误的概率为5%。5%是小概率事件,对一次实验而言出现的可能性小,因此,在实际应用中,就认为总体均数在算得的可信区间内。可信区间的下限记为C_L,上限记为C_U。严格地讲,可信区间(C_L,C_U)是一个开区间,不包括C_L和C_U两个值。

一、总体均数可信区间的计算

1. 总体标准差σ已知 按正态分布的原理估计总体均数的可信区间。计算公式为:

$$95\%的可信区间 \quad (\bar{X}-1.96\sigma_{\bar{X}},\bar{X}+1.96\sigma_{\bar{X}}) \tag{5-4}$$

$$99\%的可信区间 \quad (\bar{X}-2.58\sigma_{\bar{X}},\bar{X}+2.58\sigma_{\bar{X}}) \tag{5-5}$$

2. 总体标准差σ未知但样本含量n较大($n \geq 100$) 按近似正态分布原理估计总体均数的可信区间。计算公式为:

$$95\%的可信区间 \quad (\bar{X}-1.96S_{\bar{X}},\bar{X}+1.96S_{\bar{X}}) \tag{5-6}$$

$$99\%的可信区间 \quad (\bar{X}-2.58S_{\bar{X}},\bar{X}+2.58S_{\bar{X}}) \tag{5-7}$$

例5-2 某市120名12岁健康男孩身高均数为143.07cm,标准误为0.52cm,试估计该市12岁健康男孩身高均数95%和99%的可信区间。

本例$n=120,\bar{X}=143.07,S_{\bar{X}}=0.52$,由于$n$较大,可按公式(5-6)计算可信区间。

95%的可信区间为143.07±1.96×0.52,即(142.05,144.09)。

99%的可信区间为143.07±2.58×0.52,即(141.73,144.41)。

即该市12岁健康男孩身高均数95%的可信区间为142.05~144.09(cm),99%的可信区间为141.73~144.41(cm)。

3. 总体标准差σ未知且样本含量n较小 按t分布的原理估计总体均数的可信区间。计算公式为:

$$95\%的可信区间 \quad (\bar{X}-t_{0.05/2,\nu}S_{\bar{X}},\bar{X}+t_{0.05/2,\nu}S_{\bar{X}}) \tag{5-8}$$

$$99\%的可信区间 \quad (\bar{X}-t_{0.01/2,\nu}S_{\bar{X}},\bar{X}+t_{0.01/2,\nu}S_{\bar{X}}) \tag{5-9}$$

例5-3 为了解某市18岁男生身高情况,从该地随机抽取18岁男生25名,测得其样本的身高均数$\bar{X}=166.95$cm,标准差$S=3.64$cm,求其总体均数的95%可信区间和99%可信区间。

本例$n=25,S=3.64$cm,按公式(5-2)算得样本均数的标准误为

$$S_{\bar{X}}=\frac{S}{\sqrt{n}}=\frac{3.64}{\sqrt{25}}=0.728(cm)$$

$\nu=n-1=25-1=24$,查附表2,t界值表,得双侧$t_{0.05,24}=2.064,t_{0.01,24}=2.797$,按公式(5-8)和公式(5-9)得:

95%可信区间为 166.95±2.064×0.728,即(165.45,168.45)

99%可信区间为 166.95±2.797×0.728,即(164.91,168.99)

故该地18岁男生身高总体均数95%可信区间为165.45~168.45cm,99%可信区间为164.91~168.99cm。

二、可信区间应用的注意事项

1. 从以上可信区间的计算可以看出,标准误越小,估计总体均数可信区间的范围也越窄,说明样本均数与总体均数越接近,对总体均数的估计也越精确;反之,标准误越大,估计总体均数可信区间的范围也越宽,说明样本均数距总体均数越远,对总体均数的估计也越差。

2. 可信区间具有两个要素:一是准确度,即可信区间包含 μ 的可信度($1-\alpha$)的大小,一般而言可信度越大,估计的准确度越高,反之越低。二是精密度,反映区间的长度,区间的长度越小,估计的精密度越好,反之越差。在样本量一定的情况下,二者是相互矛盾的,若考虑提高准确度,则区间变宽,精确度下降。95% 与 99% 可信区间相比较,前者估计的范围要窄些,估计的精度要高些,但估计错误的可能性有 5%;而后者的估计范围要宽些,估计的精度要差些,但估计错误的可能性只有 1%。在实际中不能笼统地认为 99% 的可信区间好于 95% 的可信区间,而要兼顾两个要素。在通常情况下,以 95% 的可信区间较为常用。在可信度固定的前提下,要提高精密度的唯一方法是扩大样本量。

3. 标准误和标准差虽然都是说明离散程度的指标,但两者所代表的意义、计算方法及应用范围是不一样的(见表5-1)。

表5-1　标准差和标准误的区别

标准差(S)	标准误($S_{\bar{X}}$)
1. 表示个体变量值的变异度大小,即原始变量值的离散程度。公式为:$S=\sqrt{\dfrac{\sum(X-\bar{X})^2}{n-1}}$	1. 表示样本均数抽样误差的大小,即样本均数的离散程度。公式为:$S_{\bar{X}}=\dfrac{S}{\sqrt{n}}$
2. 计算变量值的频数分布范围,如:$(\bar{X}\pm1.96S)$	2. 计算总体均数的可信区间,如:$(\bar{X}\pm1.96S_{\bar{X}})$
3. 可对某一个变量值是否在正常值范围内作出初步判断	3. 可对总体均数的大小作出初步的判断
4. 用于计算标准误	4. 用于进行假设检验

第四节　假设检验的意义和步骤

一、假设检验的原理和思想

假设检验(hypothesis test)是统计推断的另一个重要方面。样本统计量与总体参数之间的差别,或样本统计量之间的差别是由于抽样误差造成的,还是本质不同所引起的,用一种方法来进行检验判断,这种方法叫假设检验。现以例5-4说明其基本原理和思想。

例5-4　据大量调查得知,健康成年男子脉搏的均数为72 次/分钟,某医生在山区随机调查了 25 名健康成年男子,其脉搏均数为74.2 次/分钟,标准差为6.5 次/分钟,能否认为该山区成年男子的脉搏与一般健康成年男子的脉搏数不同?

本例中两均数不等的原因有两种:①由于个体之间存在差异,山区成年男子脉搏不同于一般,这种差别是抽样误差造成的;②由于环境条件的影响,山区成年男子的脉搏确实高于一般。如何回答例5-4 的问题? 统计上是通过假设检验,按小概率事件和反证法相结合的原理来回答这个问题。首先假设样本均数与总体均数之间的差别是由抽样误差引起的,然后推断由抽样误差导致出现这种情况的概率有多大。如果出现这种情况的概率不小,那就有可能出现,不能拒绝这种假设。如果推断由抽样误差导致出现这种情况的概率很小,由于小概率事件在一次抽样中是不可能发生的,因此只好拒绝这个假设,拒绝第一种可能,也就接受了第二种可能。

二、假设检验的步骤

假设检验的方法很多,但其检验的基本步骤是一致的。下面以本例说明假设检验的一般步骤。

1. 建立检验假设,确定检验水准　假设有两种:一是无效假设(null hypothesis),或称零假设,用 H_0 表示;二是备择假设(alternative hypothesis),用 H_1 表示。H_0 和 H_1 都是根据统计推断的目的提出的对总体特征的假设,是相互联系且对立的假设。假设检验主要是围绕H_0进行的,当H_0被拒绝时,则接受H_1。本例的无效假设H_0为山区成年男子的平均脉搏数μ与一般成年男子的平均脉搏数μ_0相等,简记为$H_0:\mu=\mu_0$;备择假设H_1为山区成年男子的平均脉搏数与一般成年男子的平均脉搏数不同,简记为$H_1:\mu\neq\mu_0$。

建立假设前,先要根据分析目的和专业知识明确单侧检验(one-side test)还是双侧检验(two-side test)。本例中山区成年男子的脉搏数高于或低于一般成年男子脉搏数两种可能性都存在,应当用双侧检验;如根据专业知识,认为山区成年男子的脉搏数不会低于一般,或研究者只关心山区是否高于一般,应当用单侧检验。单侧检验的H_1为$\mu>\mu_0$或$\mu<\mu_0$。一般认为双侧检验较为稳妥,故较常用。

检验水准用α表示,它是判断差异有无统计学意义的概率水准,实际工作中常取$\alpha=0.05$,但α取值并非一成不变,可根据不同研究目的给予不同设置。

2. 计算检验统计量　根据分析目的、设计类型和资料类型选用适当的检验方法,计算相应的统计量。如完全随机设计的样本均数的比较,选用t检验,样本含量较大时($n>100$),可用z检验。

3. 确定P值,作出推断结论　P值是指在零假设成立的条件下随机抽样,获得等于及大于(或小于)现有统计量的概率。用求得的样本统计量查相应的界值表,确定P值。根据P值与检验水准α比较,看其是否为小概率事件而得出结论:①若$P\leq\alpha$,表示在H_0成立的条件下,出现等于及大于(或小于)现有统计量的概率是小概率,按小概率事件原理,现有样本信息不支持H_0,因而拒绝H_0。因此,当$P\leq\alpha$时,按所取检验水准α,拒绝H_0,接受H_1,差异有统计学意义。如例5-4可认为两总体脉搏数不同。②若$P>\alpha$时,表示在H_0成立条件下,出现等于及大于(或小于)现有统计量的概率不是小概率,根据现有样本信息还不足以拒绝H_0。因此,当$P>\alpha$时,按所取检验水准α,不拒绝H_0,差异无统计学意义。

下结论要注意的是:$P\leq\alpha$,拒绝H_0,不能认为H_0肯定不成立,因为虽然在H_0成立的条件下出现等于及大于现有统计量的概率虽小,但仍有可能出现;同理,$P>\alpha$,不拒绝H_0,更不能认为H_0肯定成立。由此可见,假设检验的结论是具有概率性的,无论拒绝H_0或不拒绝H_0,都有可能发生错误,即Ⅰ型错误或Ⅱ型错误(见第五节)。

第五节　Ⅰ型错误和Ⅱ型错误

假设检验是根据反证法、小概率的思想作出的推断结论,无论是拒绝或不拒绝H_0,都有可能发生错误,即Ⅰ型错误和Ⅱ型错误。

Ⅰ型错误(第Ⅰ类错误):亦称假阳性错误,拒绝了实际上成立的H_0,这类"弃真"的错误称为Ⅰ型错误。即真实情况H_0是成立的,样本均数与总体均数的差别或两样本均数的差别确实是由抽样误差所引起,但经过统计推断以后拒绝H_0,这个推断当然是错误的,发生错误的概率就是Ⅰ型错误,其大小用α表示。

Ⅱ型错误(第Ⅱ类错误):亦称假阴性错误,不拒绝实际上不成立的H_0,这类"取伪"的错误称为Ⅱ型错误。即真实情况H_0是不成立的,样本均数总体均数的差别或两样本均数的差别不单纯是由抽样误差所引起,而是本质不同所造成的。但经过统计推断以后不拒绝H_0,这个推断当然也是错误的,发生错误的概率就是Ⅱ型错误。其概率大小用β表示。β值的大小在进行假设检验时一般并不知道。

α与β的关系:当样本量一定时,α愈小,则β愈大;反之,α愈大,则β愈小。要想同时减小α与β,只有增大样本含量(见图5-2)。

两型错误归纳如表5-2。

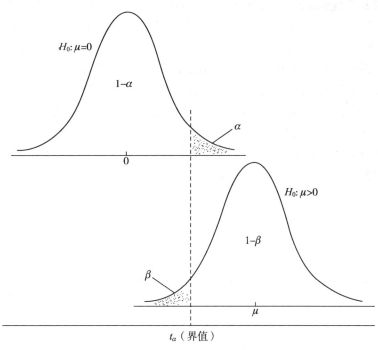

图 5-2　Ⅰ 型错误与 Ⅱ 型错误示意图(以单侧 t 检验为例)

表 5-2　假设检验中的两型错误

真实情况	拒绝 H_0	不拒绝 H_0
H_0 成立	Ⅰ 型错误(α)	推断正确($1-\alpha$)
H_0 不成立	推断正确($1-\beta$)	Ⅱ 型错误(β)

$1-\alpha$ 称为可信度,其意义是两总体确无差别,接受 H_0 的可信度大小。

$1-\beta$ 称为检验效能(power of test)或把握度,其意义是两总体确有差别,按 α 水准能发现它们有差别的能力。例如 $1-\beta=0.90$,若两总体确有差别,则理论上 100 次检验中,平均有 90 次能够得出有统计学意义的结论。$1-\beta$ 愈大,表示假设检验的效能愈高。

第六节　应用假设检验注意的问题

1. 要有严密的研究设计　这是假设检验的前提。组间应均衡,具有可比性,即除了对比的主要因素(如临床试验用药和对照药)外,其他可能影响结果的因素(如年龄、性别、病程、病情轻重等)在对比组间应相同或相近。

2. 选择检验方法必须符合资料的适用条件　应根据资料性质、设计类型、样本例数的多少,选用适当的检验方法。例如配对资料要用配对 t 检验,不能用成组比较的 t 检验,若用成组比较的 t 检验,可使统计效率降低并可能得出错误的结论。两个小样本均数比较用 t 检验时,要求样本来自正态总体,还要求样本所代表的正态总体方差相等。

3. 假设检验的单侧检验与双侧检验的选择　如何选择单侧或双侧检验,应事先根据专业知识和问题的要求,在研究设计时作出规定,而不能在计算出检验统计量后才确定。对同一份资料,单侧检验比双侧检验更易得到差别有统计学意义的结论。因此,在报告结论时,应列出检验方法、检验统计量的值、检验水准和 P 值的确切范围,还应注明采用的是单侧检验或双侧检验,然后结合专业知识作出结论。

4. 正确理解 P 值的意义　要正确理解假设检验的结论,如果规定检验水准是 0.05,即 $P \leqslant$ 0.05 时,拒绝 H_0,接受 H_1,习惯上称为"差异有统计学意义",它的含义是指当随机抽样,由样本信息计算检验统计量时,获得这样大或更大的统计量值的可能性很小,不应理解为所分析的指标间相差很大,或在医学上有明显的实用价值,差异大小的实际意义只能根据专业知识确定。当 $P > 0.05$ 时,不拒绝 H_0,习惯上也称"差异无统计学意义",不应理解为相差不大或一定相等。差异的统计学意义是统计结论,而差异的实际意义则是对应的专业结论。统计结论必须和专业结论有机结合,才能得出符合客观实际的最终结论。

5. 统计推断结论不能绝对化　因为统计结论具有概率性质,不管拒绝 H_0 或不拒绝 H_0,都有可能发生推断错误。如规定 $\alpha = 0.05$,当差异有统计学意义时,说明不拒绝 H_0 的可能性 $\leqslant 5\%$,故拒绝 H_0,接受 H_1。但这样的判断至多还要冒犯 5% 的假阳性错误的风险,故此判断不是绝对的。当 $P > 0.05$ 时,差异无统计学意义时,应考虑到各方面的因素,一方面可能的确无差异,另一方面也应考虑到可能是由于观察例数不够多,因此当遇到差异没明显表现出来时,可适当增加观察例数,做进一步的研究。

6. 可信区间与假设检验的区别与联系　假设检验用于推断总体均数间是否不同,而可信区间则用于估计总体均数所在的范围,假设检验及相关可信区间推断结论是等价的,但假设检验可以报告确切的 P 值,可信区间只能在预先确定的可信度水平上进行推断。假设检验能够说明差别有无统计学意义,可信区间能够说明差别有多大,提示差别是否具有实际意义,因此在报告假设检验结论的同时,最好提供相应的可信区间。

学习小结

1. 标准差是衡量个体变异大小的指标,而标准误是衡量抽样误差大小的指标,其实质是样本均数的标准差。

2. 统计推断的方法有参数估计和假设检验。参数估计的方法有点值估计和区间估计。区间估计准确度和精密度是矛盾的,一般计算 95% 的可信区间。假设检验的基本思想是反证法和小概率事件原理。

3. 假设检验的主要步骤:①建立检验假设,确定检验水准;②计算检验统计量;③确定 P 值,做出推断结论。假设检验的结论包括统计学结论和专业结论两部分。

4. 假设检验无论是拒绝还是不拒绝 H_0,都可能犯错误。"弃真"的错误称为 I 型错误,亦称假阳性错误,"取伪"的错误称为 II 型错误,亦称假阴性错误。

（丁　可）

复 习 题

一、最佳选择题

1. 统计推断的目的是(　　)

 A. 参数估计   B. 假设检验   C. 统计描述

 D. 用样本信息推断总体特征   E. 以上均不对

2. 当样本含量增大时,以下说法正确的是(　　)

 A. 标准差会变小   B. 标准误会变小   C. 标准误会变大

 D. 标准差会变大   E. 均数和标准差均不变

3. 关于 t 分布,错误的是(　　)

A. t 分布是单峰分布　　　　　　　　　　B. t 分布是一簇曲线

C. t 分布以 0 为中心,左右对称　　　　　D. 相同 ν 时, t 值越大, P 值越大

E. 当 $\nu \to \infty$ 时, t 界值 $\to z$ 界值

4. 以下哪项小,表示用该样本均数估计总体均数的可靠性大(　　　)

A. S　　　　　B. $S_{\bar{x}}$　　　　　C. R　　　　　D. CV　　　　　E. Q

5. $\bar{X} \pm 2.58 S_{\bar{x}}$ 表示(　　　)

A. 样本均数 95% 的可信区间　　　　　　B. 总体均数 95% 的可信区间

C. 样本均数 99% 的可信区间　　　　　　D. 总体均数 99% 的可信区间

E. 99% 的参考值范围

6. 进行假设检验的目的是(　　　)

A. 由样本统计量估计总体参数

B. 计算样本统计量

C. 确定发生该观察结果的概率

D. 判断样本统计量之间的差别是抽样误差造成还是本质不同引起

E. 以上都不对

7. 两样本均数比较时,以下检验水准中Ⅱ型错误最小的是(　　　)

A. $\alpha = 0.05$　　　B. $\alpha = 0.01$　　　C. $\alpha = 0.15$　　　D. $\alpha = 0.20$　　　E. $\alpha = 0.30$

8. 假设检验的基本思想包括(　　　)

A. 反证法　　　　　　　　B. 小概率事件　　　　　　　　C. 中心极限定理

D. A、B 均是　　　　　　　E. A、C 均是

9. 根据样本资料算得健康成人白细胞计数的 95% 可信区间为 $7.2 \times 10^9/L \sim 9.1 \times 10^9/L$,其含义是(　　　)

A. 估计总体中有 95% 的观察值在此范围内

B. 95% 的总体均数在该区间内

C. 样本中有 95% 的观察值在此范围内

D. 该区间包含样本均数的可能性为 95%

E. 该区间包含总体均数的可能性为 95%

10. 抽样研究中,适当增加样本含量可以(　　　)

A. 减小Ⅰ型错误　　　　　B. 减小Ⅱ型错误　　　　　C. 减小抽样误差

D. 提高检验效能　　　　　E. 以上都对

11. 其他条件不变,可信度 $1-\alpha$ 越大,则总体均数的可信区间(　　　)

A. 准确度越高,精确度越低　　　　　　　B. 准确度越低,精确度越高

C. 准确度和精确度都不变　　　　　　　　D. 准确度和精确度都升高

E. 以上都不对

12. 从正态总体中做随机抽样,样本含量固定, $\mu \pm 1.96\sigma_{\bar{x}}$ 包含样本均数的概率为

A. 95%　　　　　B. 97.5%　　　　　C. 99%　　　　　D. 99.5%　　　　　E. 不确定

二、简答题

1. 标准差与标准误有何区别和联系?

2. 为什么假设检验的结论不能绝对化?

3. 假设检验与区间估计有何联系?

三、综合应用题

1. 测量了某品牌牛奶制品的三聚氰胺含量,共 20 个样品,得到样品中三聚氰胺含量的均值为 3.4mg/kg,标准差为 0.6mg/kg,试估计该品牌牛奶制品中三聚氰胺含量的 95% 可信区间。

2. 某医生随机检测了某地 300 名健康成年男子的血清胆固醇含量，得 $\overline{X} = 4.0\text{mmol/L}, S = 0.6\text{mmol/L}$。

（1）本次研究的抽样误差是多少？

（2）试估计该地健康成年男子的血清胆固醇含量总体均数的 95% 的可信区间。

3. 任取 100 例中药丸，测得药丸重均数 $\overline{X} = 4g$，变异系数 $CV = 0.5$，试求总体均数 μ 的 95% 可信区间。

第六章

t 检验

学习目标

1. 掌握:t 检验的应用条件;各类型 t 检验的检验目的和步骤。
2. 熟悉:方差齐性检验目的和步骤。
3. 了解:方差不齐时的 t' 检验。

t 检验(t test)是小样本(如 $n<100$)数值变量资料比较均数时最常用的假设检验方法之一,它以第五章讨论的 t 分布为理论基础,因 t 分布别名为 student t 分布,故 t 检验又称 student t 检验。

t 检验的应用条件为:①样本来自的总体应符合正态分布或近似正态分布;②两样本均数比较时要求两样本的总体方差相等,即具有方差齐性。但在实际应用中,与上述条件略有偏离,只要其分布为单峰且近似对称分布,一般对结果影响不大,仍可进行 t 检验分析或者进行变量变换后比较。当样本含量较大时,比如 $n>100$ 时,自由度 ν 也较大,则 t 分布接近 z 分布,t 值近似等于 z 值,故将其称之为 z 检验或 u 检验,基于此点可以看出 z 检验是 t 检验的特例。

根据研究设计不同,可以将 t 检验分为样本均数与总体均数的比较、配对设计资料均数的比较以及两样本均数的比较三种类型。

第一节 样本均数与总体均数比较的 t 检验

样本均数与总体均数比较的 t 检验又称为单样本 t 检验(one sample t test)。样本均数与已知总体均数比较的目的是推断该样本是否来自已知总体均数 μ_0 所代表的总体,或者推断该样本均数所代表的未知总体均数 μ 与已知总体均数 μ_0 是否有差别。此时已知的总体均数 μ_0 一般为理论值、标准值或经大量观察所得的稳定值等。

单样本 t 检验的计算公式为:

$$t=\frac{|\overline{X}-\mu_0|}{S_{\overline{X}}}=\frac{|\overline{X}-\mu_0|}{S/\sqrt{n}},\nu=n-1 \tag{6-1}$$

例 6-1 现对例 5-4 资料进行 t 检验。

(1)建立检验假设,确定检验水准

$H_0:\mu=\mu_0=72$,即该山区健康成年男子脉搏均数与一般健康成年男子脉搏均数相同

$H_1:\mu\neq\mu_0$,即该山区健康成年男子脉搏均数与一般健康成年男子脉搏均数不同

双侧 $\alpha=0.05$

(2)计算 t 值:本例 $n=25$,$S=6.5$,$\overline{X}=74.2$,$\mu_0=72$,代入公式(6-1)

$$t=\frac{|\overline{X}-\mu_0|}{S_{\overline{X}}}=\frac{|\overline{X}-\mu_0|}{S/\sqrt{n}}=\frac{|74.2-72|}{6.5/\sqrt{25}}=1.692$$

（3）确定 P 值，作出推断结论：按 $\nu=25-1=24$ 查附表 2，t 界值表，得 $t_{0.10/2,24}=1.711$，现 $t<t_{0.10/2,24}$，故 $P>0.10$。按 $\alpha=0.05$ 的水准，不拒绝 H_0，差异无统计学意义。即根据本资料还不能认为该山区健康成年男子脉搏数与一般健康成年男子脉搏数不同。

当总体标准差 σ 已知或样本含量较大（$n\geq100$）时，可以选用单样本 z 检验，其检验过程大致与单样本 t 检验相同，因只需在 t 界值表中的最后一行（自由度 $\nu=\infty$ 栏）查找 z 界值，故比 t 检验方便，其检验统计量 z 值计算公式为：

$$z=\frac{|\overline{X}-\mu_0|}{\sigma_{\overline{X}}}=\frac{|\overline{X}-\mu_0|}{\sigma/\sqrt{n}} \qquad (\sigma\ 已知时) \qquad (6\text{-}2)$$

$$z=\frac{|\overline{X}-\mu_0|}{S_{\overline{X}}}=\frac{|\overline{X}-\mu_0|}{S/\sqrt{n}} \qquad (n\ 较大时) \qquad (6\text{-}3)$$

若 $z<z_{\alpha/2}$ 或 $z<z_{\alpha}$，则 $P>\alpha$，不拒绝 H_0。

若 $z\geq z_{\alpha/2}$ 或 $z\geq z_{\alpha}$，则 $P\leq\alpha$，拒绝 H_0，接受 H_1。

例 6-2 某托儿所三年来随机测得 47 名 21～24 月龄男婴的平均体重为 11kg。查得近期全国九城市城区大量调查的同龄男婴平均体重为 11.18kg，标准差为 1.23kg。问该托儿所男婴的体重发育状况与全国九城市男婴的同期水平有无不同？（全国九城市的调查结果可作为总体指标）

（1）建立检验假设，确定检验水准

$H_0:\mu=\mu_0$，即该托儿所男婴的体重发育状况与全国九城市男婴的同期水平相同

$H_1:\mu\neq\mu_0$，即该托儿所男婴的体重发育状况与全国九城市男婴的同期水平不同

$\alpha=0.05$

（2）计算 z 值：本例因总体标准差已知，故可用 z 检验。

本例 $n=47$，$\overline{X}=11$，$\mu_0=11.18$，$\sigma=1.23$，代入公式（6-12）得：

$$z=\frac{|11-11.18|}{1.23/\sqrt{47}}=1.003$$

（3）确定 P 值，作出推断结论：查 z 界值表（附表 2，t 界值表中 ν 为 ∞ 一行），得 $z_{0.20/2}=1.2816$，现 $z<z_{0.20/2}$，故 $P>0.20$。按 $\alpha=0.05$ 水准，不拒绝 H_0，差异无统计学意义。还不能认为该托儿所男婴的体重发育状况与全国九城市男婴的同期水平不同。

第二节 配对设计资料均数的 t 检验

配对设计（paired design）是把受试对象按某些特征相近的原则配成对子，再将每对的两个个体按随机化方法分配到实验组和对照组，或接受两种不同的处理，并观察比较结果的差异。在这里需要注意的是，受试对象配对的特征主要是指年龄、性别、体重、环境因素等可能对实验结果有影响的混杂因素，否则不能作为配对因素。在医学研究中，通过配对实验设计，严格控制了混杂因素对研究结果的影响，使组间均衡，可比性增强，节约样本含量，提高了统计检验效率。

配对设计主要包括以下几种情形：

（1）异体配对：两个同质受试对象分别接受两种处理。如为了解营养素含量不同的两种饲料对体重影响的动物实验中，我们将同种系、同性别、年龄和体重相近的大白兔配成若干对，每对大白兔随机分配接受不同的饲料喂养，一段时间后观察对比各对大白兔的体重增加情况。在临床实验中，常把同民族、同性别、年龄相近及病情相同的病人配成一对。

（2）自体配对：有一批生物标本，将同一份生物标本一分为二，随机用两种不同的检验方法（仪器）检测某一指标并进行比较。受试对象若干，对同一受试对象的不同部位随机接受两种处

理后,将所得观测值或某一指标的测量值进行自身对照比较。

在实际工作中,如果基于专业知识有充分的理由,认为受试对象接受处理前后观察条件没有变化,且时间先后对观测结果无影响,则同一受试对象接受某一种处理前、后的数据可视作自身配对,否则,需要设立一个平行对照组,保证可比性,以凸显处理对结果所起的作用。

配对 t 检验(paired t test)先求出各对子的差值 d 的均值 $\bar{d}$,若两种处理的效应无差别,理论上差值 d 的总体均数 μ_d 应为 0。所以这类资料的比较可看作是样本均数 $\bar{d}$ 与总体均数 0 的比较。配对 t 检验要求差值的总体分布为正态分布。t 检验的公式为:

$$t = \frac{|\bar{d} - \mu_d|}{S_{\bar{d}}} = \frac{|\bar{d} - 0|}{S_d / \sqrt{n}} = \frac{|\bar{d}|}{S_d / \sqrt{n}} \tag{6-4}$$

公式(6-4)中,$\bar{d}$ 为差数的均数,S_d 为差数的标准差,$S_{\bar{d}}$ 为差数均数的标准误。

例6-3 某医生研究饮食中维生素 E 缺乏与肝脏中维生素 A 含量的关系,将20只同种属的大白鼠,按性别相同,年龄、体重相近配成10对,并将每对中的两只大白鼠随机分到正常饲料组和维生素 E 缺乏组,两周后将大白鼠杀死,测得各大白鼠肝脏中维生素 A 的含量如表6-1。问两组大白鼠肝脏中维生素 A 含量是否有差别?

表6-1　不同饲料组大白鼠肝脏中维生素 A 含量(μmol/g)

大白鼠对号 (1)	正常饲料组 (2)	维生素 E 缺乏组 (3)	d (4)=(2)-(3)	d^2 (5)
1	3.72	2.57	1.15	1.3225
2	2.09	2.51	-0.42	0.1764
3	3.14	1.88	1.26	1.5876
4	4.14	3.35	0.79	0.6241
5	3.98	3.40	0.58	0.3364
6	3.93	2.83	1.10	1.2100
7	3.61	2.62	0.99	0.9801
8	3.19	1.83	1.36	1.8496
9	3.23	2.67	0.56	0.3136
10	3.85	3.05	0.80	0.6400
合计	—	—	8.17	9.0403

(1)建立检验假设,确定检验水准

$H_0 : \mu_d = 0$,即不同饲料组的大白鼠肝中维生素 A 含量无差别

$H_1 : \mu_d \neq 0$,即不同饲料组的大白鼠肝中维生素 A 含量有差别

$\alpha = 0.05$

(2)计算 t 值:本例 $n = 10$,$\Sigma d = 8.17$,$\Sigma d^2 = 9.0403$,则:

$$\bar{d} = \frac{\Sigma d}{n} = \frac{8.17}{10} = 0.817 \ (\mu mol/g)$$

$$S_d = \sqrt{\frac{\Sigma d^2 - (\Sigma d)^2 / n}{n - 1}} = \sqrt{\frac{9.0403 - 8.17^2 / 10}{10 - 1}} = 0.513 \ (\mu mol/g)$$

$$t = \frac{0.817}{0.513 / \sqrt{10}} = 5.036$$

（3）确定 P 值，作出推断结论：$\nu=n-1=10-1=9$，查附表 2，t 界值表，得 $t_{0.001/2,9}=4.781$，现 t $>t_{0.001/2,9}$，故 $P<0.001$。按 $\alpha=0.05$ 水准，拒绝 H_0，接受 H_1，差异有统计学意义。可认为不同饲料组的大白鼠肝脏中维生素 A 含量有差别，正常饲料组大白鼠肝脏中维生素 A 含量的较高。

第三节　两独立样本均数比较的 t 检验

两独立样本均数比较的 t 检验简称为成组 t 验，又称为独立样本 t 检验（independent samples t test），适用于完全随机设计两组定量资料的比较。两个独立样本可以是指以下两种情况：①在医学研究中，经常遇到把同质受试对象按随机化的方法分成两组，每组随机接受不同处理，通常情况下将这样的两组资料视作代表不同总体的两个样本。②在两个总体人群（如职业不同的人群）中分别随机抽取一定数量的研究对象，观察某项指标的大小并进行比较。以上情形均可用两样本均数比较的 t 检验来处理，比较的目的是推断它们各自所代表的未知总体均数 μ_1 和 μ_2 是否相等，前者用以推断两种处理效应是否不同，后者用以判定两个总体某种特征有无差别。两样本含量可以相等也可以不相等，实际应用时不作具体要求，但在总例数不变的前提下，两样本含量相等时统计检验效率高。

两独立样本均数比较的 t 检验应用条件：要求两样本来的总体分别符合正态分布，同时两总体方差齐同，即 $\sigma_1^2=\sigma_2^2$。

假定有两个符合正态分布的总体 $N(\mu_1,\sigma_1{}^2)$ 和 $N(\mu_2,\sigma_2{}^2)$，分别用随机抽样方法从总体中分别抽取样本含量为 n_1 和 n_2 的样本，则两个样本均数差值 $\overline{X}_1-\overline{X}_2$ 服从正态分布 $N(\mu_1-\mu_2,\sigma_{\overline{X}_1-\overline{X}_2}^2)$，则根据前章所述标准误定义，经数理统计可以证明：

$$\sigma_{\overline{X}_1-\overline{X}_2}=\sqrt{\sigma^2\left(\frac{1}{n_1}+\frac{1}{n_2}\right)} \tag{6-5}$$

式中 $\sigma_{\overline{X}_1-\overline{X}_2}$ 为两样本均数差值的标准误理论值，其估计值为：

$$S_{\overline{X}_1-\overline{X}_2}=\sqrt{S_c{}^2\left(\frac{1}{n_1}+\frac{1}{n_2}\right)}=\sqrt{S_c{}^2\left(\frac{n_1+n_2}{n_1\times n_2}\right)} \tag{6-6}$$

式中 S_c^2 为两样本合并的方差，其计算公式为：

$$S_c^2=\frac{\sum X_1{}^2-(\sum X_1)^2/n_1+\sum X_2{}^2-(\sum X_2)^2/n_2}{n_1+n_2-2} \tag{6-7}$$

若已计算出两样本标准差 S_1 和 S_2，则可用公式（6-8）计算 S_c^2。

$$S_c{}^2=\frac{(n_1-1)S_1{}^2+(n_2-1)S_2{}^2}{n_1+n_2-2} \tag{6-8}$$

若 $n_1=n_2$，并已计算出 S_1 和 S_2 时，可用公式（6-9）直接求出 $S_{\overline{X}_1-\overline{X}_2}$。

$$S_{\overline{X}_1-\overline{X}_2}=\sqrt{S_{\overline{X}_1}^2+S_{\overline{X}_2}^2}=\sqrt{\frac{S_1^2}{n_1}+\frac{S_2^2}{n_2}} \tag{6-9}$$

在 $H_0:\mu_1=\mu_2$，即 $\mu_1-\mu_2=0$ 的条件下，t 值的计算公式为：

$$t=\frac{|\overline{X}_1-\overline{X}_2|}{S_{\overline{X}_1-\overline{X}_2}}\quad \nu=n_1+n_2-2 \tag{6-10}$$

例 6-4　随机抽取 14 名慢性支气管炎病人与 11 名健康人并测得各自尿中 17-酮类固醇（μmol/24h）排出量如下。试比较两组人的尿中 17-酮类固醇的排出量有无不同？

病人 X_1：10.05　18.75　18.99　15.94　13.96　17.67　20.51　17.22　14.69　15.10 9.42　8.21　7.24　24.60

健康人 X_2:17.95　30.46　10.88　22.38　12.89　23.01　13.89　19.40　15.83　26.72　17.29

（1）建立检验假设,确定检验水准

$H_0:\mu_1=\mu_2$,即病人与健康人的尿中17-酮类固醇的排出量相同

$H_1:\mu_1\neq\mu_2$,即病人与健康人的尿中17-酮类固醇的排出量不同

$\alpha=0.05$

（2）计算 t 值:本例 $n_1=14$,$\sum X_1=212.35$,$\sum X_1^2=3549.0919$

$n_2=11$,$\sum X_2=210.70$,$\sum X_2^2=4397.6486$

$\overline{X}_1=\sum X_1/n_1=212.35/14=15.17(\mu mol/24h)$

$\overline{X}_2=\sum X_2/n_2=210.70/11=19.15(\mu mol/24h)$

代入公式(6-7)得:

$$S_c^2=\frac{3549.0919-(212.35)^2/14+4397.6486-(210.70)^2/11}{14+11-2}=29.999$$

按公式(6-6)

$$S_{\overline{X}_1-\overline{X}_2}=\sqrt{29.999\left(\frac{14+11}{14\times11}\right)}=2.207$$

按公式(6-10)

$$t=\frac{|15.17-19.15|}{2.207}=1.804$$

（3）确定 P 值,作出推断结论:$\nu=14+11-2=23$,查附表2,t 界值表,得 $t_{0.05/2,23}=2.069$,现 $t<t_{0.05/2,23}$,故 $P>0.05$。按 $\alpha=0.05$ 水准,不拒绝 H_0,差异无统计学意义。尚不能认为慢性支气管炎病人与健康人的尿中17-酮类固醇的排出量不同。

当样本含量较大时,独立样本 t 检验计算出的统计量 t 值近似等于 z 值,即接近正态分布。因此在实际工作中当样本含量 $n_1\geq50$,$n_2\geq50$ 时,我们经常选用两样本均数比较的 z 检验。此时,检验统计量 z 值的计算公式如下:

$$z=\frac{|\overline{X}_1-\overline{X}_2|}{\sqrt{\dfrac{S_1^2}{n_1}+\dfrac{S_2^2}{n_2}}}\tag{6-11}$$

查找 z 界值和判定结论与单样本均数的 z 检验相同。

例6-5　某地对40～50岁年龄组的男、女不同性别的健康人群随机测定了 β 脂蛋白,其中男性193人,均数为3.97g/L,标准差为1.04g/L,女性128人,均数为3.58g/L,标准差为0.90g/L。问该人群男、女之间 β 脂蛋白有无差别?

（1）建立假设,确定检验水准

$H_0:\mu_1=\mu_2$,即该地40～50岁人群的 β 脂蛋白男、女之间无差别

$H_1:\mu_1\neq\mu_2$,即该地40～50岁人群的 β 脂蛋白男、女之间有差别

$\alpha=0.05$

（2）计算 z 值:本例 $n_1=193$,$\overline{X}_1=3.97$,$S_1=1.04$,$n_2=128$,$\overline{X}_2=3.58$,$S_2=0.90$。代入公式(6-11)。

$$z=\frac{|\overline{X}_1-\overline{X}_2|}{\sqrt{\dfrac{S_1^2}{n_1}+\dfrac{S_2^2}{n_2}}}=\frac{3.97-3.58}{\sqrt{\dfrac{1.04^2}{193}+\dfrac{0.90^2}{128}}}=3.57$$

（3）确定 P 值,作出推断结论:查附表2,t 界值表($\nu=\infty$),得 $z_{0.001/2}=3.29$,现 $z>z_{0.001/2}$,故 P

<0.001。按 $\alpha = 0.05$ 水准,拒绝 H_0,接受 H_1,差异有统计学意义。故可认为该地 40～50 岁健康人群男、女之间 β 脂蛋白有差别,男性 β 脂蛋白含量高于女性。

第四节　两独立样本几何均数比较的 t 检验

两独立样本几何均数比较的目的是推断两独立样本几何均数所代表的未知总体几何均数有无差别,适用于用几何均数表示其平均水平的资料:①等比级数资料,如血清抗体滴度或效价;②对数正态分布资料,如某些传染病的潜伏期,人体血铅含量等。此种情况下,不宜直接进行两样本几何均数的比较,应先把观察值 X 进行对数变换(即 $\lg X = x$),使新变量 x 近似正态分布,将 x 替换 X 代入两样本均数比较 t 检验相应的计算公式即可。

例6-6　将 20 名犬咬伤病人(无狂犬疫苗免疫史)随机分为两组,分别注射精制疫苗和纯化 Vero 细胞狂犬疫苗(PVRV),6 周后测定两组狂犬病毒抗体滴度的倒数(即稀释度)结果如下。问两种狂犬疫苗的平均抗体滴度有无差别?

精制疫苗(10 人):100,200,200,400,800,800,1600,1600,3200,3200

PVRV(10 人):100,100,100,200,200,200,200,400,800,600

(1) 建立检验假设,确定检验水准

$H_0: \mu_{\lg X_1} = \mu_{\lg X_2}$,即两组抗体滴度对数值的总体均数相等

$H_1: \mu_{\lg X_1} \neq \mu_{\lg X_2}$,即两组抗体滴度对数值的总体均数不等

$\alpha = 0.05$

(2) 计算 t 值:将两组数据分别取对数,记为 x_1, x_2。

x_1:2.000,2.301,2.301,2.602,2.903,2.903,3.204,3.204,3.505,3.505

x_2:2.000,2.000,2.000,2.301,2.301,2.301,2.301,2.602,2.903,3.204

用变换后的数据计算 $\bar{x}_1, s_1, \bar{x}_2, s_2$:

$\bar{x}_1 = 2.8428, s_1 = 0.5271, \bar{x}_2 = 2.3913, s_2 = 0.4026, n_1 = 10, n_2 = 10$,代入公式(6-9)得:

$$S_{\bar{X}_1 - \bar{X}_2} = \sqrt{\frac{S_1^2}{n_1} + \frac{S_2^2}{n_2}} = \sqrt{\frac{0.5271^2}{10} + \frac{0.4026^2}{10}} = 0.2097$$

按公式(6-10)得:$t = \dfrac{2.8418 - 2.3913}{0.2097} = 2.153$

(3) 确定 P 值,作出推断结论:$\nu = 10 + 10 - 2 = 18$,查附表 2,t 界值表,得 $t_{0.05/2,18} = 2.011$,现 $t > t_{0.05/2,18}$,故 $P < 0.05$。按 $\alpha = 0.05$ 水准,拒绝 H_0,接受 H_1,差异有统计学意义。可认为两种疫苗平均抗体滴度不同,精制疫苗高于 PVRV。

第五节　两独立样本方差齐性检验与 t' 检验

一、两独立样本方差齐性检验

综合前述 t 检验的应用条件可知,在进行 t 检验时,均要求各样本数据服从正态分布或近似正态分布;两独立样本均数比较的 t 检验,除要求两组资料应服从正态分布外,还要求两样本资料所对应总体的方差相等,即方差齐性(homogeneity of variance)。因此,在讲解例题过程中,通常假定所得样本数据服从正态分布。但实际工作中,在使用 t 检验方法之前,应对样本数据的分布进行正态性检验(normality test),若是两独立样本均数比较的 t 检验,还要对两总体方差是否相等进行检验,即方差齐性检验。当两样本含量均大于 50 时,可以忽略方差齐性的要求。正态性检验方法较多,常见的有图示法、假设检验法、矩法,具体内容请查阅相关参考书籍。在这里

仅讨论方差齐性检验。

方差齐性检验的应用条件是两样本均来自正态分布的总体。

两独立样本方差齐性检验原理:两样本方差 S_1^2 和 S_2^2 分别是两总体方差 σ_1^2 和 σ_2^2 的无偏估计,假定两总体方差相等,即 $\sigma_1^2 = \sigma_2^2$,由于存在抽样误差的原因,两样本方差 S_1^2 和 S_2^2 很少会相等,但相差不会很大,当两样本方差相差较大时,需作方差齐性检验,求得的 P 值小于预先设定的检验水准 α,则有理由认为两总体方差不相等。

方差齐性检验常用 F 检验,其计算公式为:

$$F = \frac{S_1^2(较大)}{S_2^2(较小)} \quad \nu_1 = n_1 - 1, \nu_2 = n_2 - 1 \tag{6-12}$$

式中 S_1^2 为较大的样本方差,S_2^2 为较小的样本方差,分子的自由度为 ν_1,分母的自由度为 ν_2,相应的样本例数分别为 n_1 和 n_2。F 值是两个样本方差之比,若仅是抽样误差的影响,它一般不会离 1 太远,F 分布就是反映此概率的分布。求得 F 值后,查附表 3,F 界值表(方差齐性检验用),根据 ν_1 和 ν_2,得 $F_{0.05/2,(\nu_1, \nu_2)}$ 如 $F \geq F_{0.05/2,(\nu_1, \nu_2)}$,则 $P \leq 0.05$,拒绝 H_0,可认为总体方差不齐;如 $F < F_{0.05/2,(\nu_1, \nu_2)}$,则 $P > 0.05$,不拒绝 H_0,可认为总体方差齐。

例 6-7 为了探讨血清 SIL-2R 含量对白血病的诊断意义,随机抽取白血病患者 13 人和正常对照 11 人,测得血清 SIL-2R 含量(pmol/L)如下。试检验两样本的总体方差是否相等。

白血病组:630. 21,602. 13,589. 27,638. 17,592. 30,690. 11,869. 23,723. 33,653. 26,523. 17,516. 33,613. 37,638. 39

对照组:179. 21,180. 22,183. 30,160. 17,187. 23,185. 26,165. 31,185. 21,178. 33,191. 36,181. 32

(1) 建立检验假设,确定检验水准

$H_0: \sigma_1^2 = \sigma_2^2$,即两组总体方差相等

$H_1: \sigma_1^2 \neq \sigma_2^2$,两组总体方差不等

$\alpha = 0.05$

(2) 计算 F 值:对以上数据分别进行计算,可得 $S_1 = 90.41$,$S_2 = 9.28$,按公式(6-12)得:

$$F = \frac{S_1^2(较大)}{S_2^2(较小)} = \frac{90.41^2}{9.28^2} = 94.92$$

$$\nu_1 = n_1 - 1 = 13 - 1 = 12 \quad \nu_2 = n_2 - 1 = 11 - 1 = 10$$

(3) 确定 P 值,作出推断结论:查附表 3,F 界值表(方差齐性检验用),得 $F_{0.05/2,(12,10)} = 3.62$,本例 $F > F_{0.05/2,(12,10)}$,则 $P < 0.05$,按 $\alpha = 0.05$ 水准,拒绝 H_0,接受 H_1,差异有统计学意义。可以认为两组总体方差不等。

二、t' 检验

服从正态分布的两小样本均数比较不能满足方差齐性的要求,若仍进行 t 检验,会增大 Ⅰ 类错误的概率。此时应选用以下方法进行处理:①t' 检验;②适当的变量变换,达到方差齐性要求;③非参数检验,如秩和检验。在上述三种处理方法中,建议首选 t' 检验,原因在于:①变量变换虽然没有改变各组数据间的关系,只是改变资料的分布形式,但变换后的分析结果的解释不太直观和方便;②非参数检验只保留观察值的大小次序关系,却丢弃了其具体的数值信息。

t' 检验又称为近似 t 检验,包括三种方法,分别是 Cochran & Cox 近似法、Satterthwaite 近似法和 Welch 近似法,其中第一种方法是对临界值校正,后两种方法是对自由度进行校正。这里仅介绍第一种方法,即 Cochran & Cox 近似法。

Cochran & Cox 近似法 t' 检验及校正临界值 t'_α 的公式为:

$$t' = \frac{|\overline{X}_1 - \overline{X}_2|}{\sqrt{\dfrac{S_1^2}{n_1} + \dfrac{S_2^2}{n_2}}} \tag{6-13}$$

$$t'_\alpha = \frac{S_{\overline{X}_1}^2 \cdot t_{\alpha/2, \nu_1} + S_{\overline{X}_2}^2 \cdot t_{\alpha/2, \nu_2}}{S_{\overline{X}_1}^2 + S_{\overline{X}_2}^2} \quad \nu_1 = n_1 - 1, \nu_2 = n_2 - 1 \tag{6-14}$$

当确定检验水准 α 后,公式(6-14)中的 $t_{\alpha/2, \nu_1}$ 和 $t_{\alpha/2, \nu_2}$ 即可分别按 ν_1 和 ν_2 由附表2, t 界值表查得。有了 t' 及校正界值 t'_α 就可得出 P 值,做出推断结论。

例6-8　根据例6-5结果可知,该资料未满足成组 t 检验方差齐性的应用条件,应进行 t' 检验,比较两组血清 SIL-2R 含量(pmol/L)是否不同。

(1) 建立检验假设,确定检验水准

$H_0: \mu_1 = \mu_2$,即两组血清 SIL-2R 含量相同

$H_1: \mu_1 \neq \mu_2$,即两组血清 SIL-2R 含量不同

$\alpha = 0.05$

(2) 计算 t' 值及 t'_α 值:由公式(6-13)得:

$$t' = \frac{|\overline{X}_1 - \overline{X}_2|}{\sqrt{\dfrac{S_1^2}{n_1} + \dfrac{S_2^2}{n_2}}} = \frac{636.87 - 179.72}{\sqrt{\dfrac{90.41^2}{13} + \dfrac{9.28^2}{11}}} = 18.119$$

$\nu_1 = 13 - 1 = 12, \nu_2 = 11 - 1 = 10$,查附表2, t 界值表,得 $t_{0.05/2, 12} = 2.179, t_{0.05/2, 10} = 2.228$。

$S_{\overline{X}_1}^2 = \dfrac{90.41^2}{13} = 628.767 \quad S_{\overline{X}_2}^2 = \dfrac{9.28^2}{11} = 7.829$,将结果代入公式(6-14)得:

$$t'_{0.05} = \frac{S_{\overline{X}_1}^2 \cdot t_{0.05/2, 12} + S_{\overline{X}_2}^2 \cdot t_{0.05/2, 10}}{S_{\overline{X}_1}^2 + S_{\overline{X}_2}^2} = \frac{628.767 \times 2.179 + 7.829 \times 2.228}{628.767 + 7.829} = 2.180$$

(3) 确定 P 值,作出推断结论:本例 $t' > t'_{0.05}$,则 $P < 0.05$,按 $\alpha = 0.05$ 水准,拒绝 H_0,接受 H_1,差异有统计学意义,可以认为两组血清 SIL-2R 含量不同,白血病组血清 SIL-2R 含量高于对照组。

由公式(6-14)可以看出,当 $\nu_1 = \nu_2 = \nu$ 时, $t_\alpha' = t_{\alpha/2, \nu}$,可按 $\nu = n - 1$ 直接查附表2得出 t_α' 值,而避免繁杂的计算。

 学习小结

1. 由于存在抽样误差,两个来自 $\mu_1 = \mu_2$ 总体的随机样本,其样本均数往往不同。因此实际工作中,当两样本均数不等时,应用假设检验对总体均数是否相等进行统计推断, t 检验是计量资料两均数比较最常用的检验方法之一。

t 检验包括单样本 t 检验、配对 t 检验、成组 t 检验三种类型,在实际工作中应当根据资料设计类型、研究目的等选择具体的 t 检验方法。

2. 在应用具体的 t 检验方法时,应首先检查下列应用条件是否得到满足:①单样本 t 检验要求样本来自正态分布总体;②配对 t 检验要求研究变量每对测量值的差值 d 服从正态分布或近似正态分布;③成组 t 检验要求两组资料相应的总体服从正态分布或近似正态分布且方差齐。当不满足这些条件时,可采用变量变换或非参数检验。服从正态分布的两小样本均数比较时,如果两总体方差 $\sigma_1^2 \neq \sigma_2^2$,亦可选用 t' 检验。

各类型 t 检验用途及计算公式见表6-2。

表6-2　t检验用途及计算公式

用途	计算公式
单样本 t 检验:$\bar{X}$ 与 μ_0 比较	$t=\dfrac{|\bar{X}-\mu_0|}{S/\sqrt{n}}, v=n-1$
配对 t 检验:$\bar{d}$ 与 $\mu_d=0$ 比较	$t=\dfrac{|\bar{d}-0|}{S_d/\sqrt{n}}, v=n-1$
成组 t 检验:$\bar{X}_1$ 与 $\bar{X}_2$ 比较	$t=\dfrac{|\bar{X}_1-\bar{X}_2|}{S_{\bar{X}_1-\bar{X}_2}}, v=n_1+n_2-2$

（杨　亮）

复　习　题

一、最佳选择题

1. 两样本均数比较时,其无效假设是(　　　)

　　A. 两个总体均数不同　　　　　　　　B. 两个样本均数不同

　　C. 两个总体均数相同　　　　　　　　D. 两个样本均数相同

　　E. 以上均不对

2. 两样本均数比较时,其备择假设是(　　　)

　　A. 两个总体均数不同　　　　　　　　B. 两个样本均数不同

　　C. 两个总体均数相同　　　　　　　　D. 两个样本均数相同

　　E. 以上均不对

3. 两样本均数比较,分别确定以下检验水准,其中第二类错误最小的是(　　　)

　　A. $\alpha=0.05$　　　B. $\alpha=0.01$　　　C. $\alpha=0.15$　　　D. $\alpha=0.20$　　　E. $\alpha=0.30$

4. 两样本均数比较的 t 检验,差别有统计学意义时,P 值越小,说明(　　　)

　　A. 两样本均数的差别越大　　　　　　B. 两总体均数的差别越大

　　C. 两总体均数的差别越小　　　　　　D. 两样本均数的差别越小

　　E. 越有理由认为两总体均数不同

5. 若 $|t|\geq t_{\alpha/2,v}$,可以认为在检验水准 $\alpha=0.05$ 下(　　　)

　　A. 两个总体均数不同　　　　　　　　B. 两个样本均数不同

　　C. 两个总体均数相同　　　　　　　　D. 两个样本均数相同

　　E. 样本均数与总体均数相同

6. 两个独立随机样本,样本含量分别为 n_1 与 n_2,进行独立样本 t 检验时的自由度为(　　　)

　　A. $v=n_1+n_2$　　　　　　B. $v=n_1+n_2-1$　　　　　　C. $v=n_1+n_2+1$

　　D. $v=n_1+n_2+2$　　　　　E. $v=n_1+n_2-2$

7. 在进行配对资料的 t 检验时,要求差值(　　　)

　　A. 服从正态分布　　　　　　B. 服从正偏态分布　　　　　　C. 服从负偏态分布

　　D. 服从其他分布　　　　　　E. 对分布类型无要求

8. 两小样本均数比较的 t 检验除要求资料符合正态分布外,还要满足(　　　)

　　A. 两总体均数相同　　　　　　B. 两总体均数不同　　　　　　C. 两总体方差相同

　　D. 两总体方差不同　　　　　　E. 以上都不是

9. 符合正态分布的两小样本均数比较的 t 检验,若两总体方差不同,则用(　　　)

A. t′检验　　　　　　　　B. 秩和检验　　　　　　　　C. 变量变换

D. ABC　　　　　　　　　E. 以上都不是

10. 经大量调查得知：一般健康成年男子的红细胞均数为 μ_0，高原地区健康成年男子红细胞数不低于 μ_0，现有一位医生在某高原地区随机抽取并调查 36 名健康成年男子的红细胞数，与 μ_0 进行 t 检验后，$P < 0.05$，因此按照 $\alpha = 0.05$ 的检验水准，其结论是（　　　）

A. 该高原地区健康成年男子的红细胞数高于一般健康成年男子水平

B. 该高原地区健康成年男子的红细胞数等于一般健康成年男子水平

C. 还不能认为该高原地区健康成年男子的红细胞数高于一般健康成年男子水平

D. 还不能认为该高原地区健康成年男子的红细胞数等于一般健康成年男子水平

E. 以上都不是

二、简答题

1. t 检验的应用条件是什么？

2. 在 t 检验中，当 $P < 0.05$ 时，则拒绝 H_0，其理论依据是什么？

3. 两样本均数比较时，$P < 0.05$ 与 $P < 0.01$ 在意义上有何差别？

三、综合应用题

1. 已知成年健康男子血红蛋白的均数为 140g/L，某医生随机抽取 25 名成年男性铅作业工人并测量其血红蛋白含量，算得其均数为 130.86g/L，标准差为 25.65g/L。能否据此认为成年男性铅作业工人的血红蛋白含量低于成年健康男性？

2. 某医生随机抽取一批研究对象并采集其头发，用 A、B 两种方法测定其中金属锰的含量（mg/L），结果见表 6-3，能否据此认为两种方法所测头发金属锰的含量有差别？

表 6-3　A、B 两种方法测定头发中金属锰的含量（mg/L）

样品号	1	2	3	4	5	6	7	8
A 法	2.3	3.4	7.1	4.0	5.5	8.1	1.1	1.8
B 法	2.8	4.0	8.0	4.9	5.4	8.9	1.3	2.1

3. 某研究人员随机抽取 13 名健康人与 12 名 Ⅲ 度肺水肿病人，并采集痰液测定 α_1 抗胰蛋白酶含量（g/L），结果如表 6-4，问健康人与 Ⅲ 度肺水肿病人痰中 α_1 抗胰蛋白酶的含量是否不同？

表 6-4　健康人与 Ⅲ 度肺水肿病人痰中 α_1 抗胰蛋白酶含量（g/L）

健康人	Ⅲ 度肺水肿病人
2.6	3.5
2.3	3.4
4.0	3.8
4.2	5.3
2.7	3.7
1.9	6.6
1.7	4.6
0.8	3.0
1.8	4.7

续表

健康人	Ⅲ度肺水肿病人
1.4	5.5
1.6	4.0
1.6	3.4
1.6	—

4. 选甲型流感病毒血凝抑制抗体滴度(倒数)小于5者22人,随机分为人数相等的两组,并随机应用气雾法和鼻腔喷雾法接种甲型流感病毒活疫苗,接种6周后采血,分别测定血凝抑制抗体滴度,结果见表6-5。问:两法免疫的效果有无差别?

表6-5　气雾法和鼻腔喷雾法接种甲型流感病毒活疫苗血凝抑制抗体滴度

气雾组(X_1)	20	30	25	10	15	25	30	40	10	15	30
鼻腔喷雾组(X_2)	50	30	35	60	70	30	20	25	70	35	25

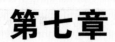

第七章

方 差 分 析

 学习目标

1. 掌握:方差分析的基本思想和应用条件;完全随机设计资料的方差分析;随机区组设计资料的方差分析。
2. 熟悉:多个样本均数间的两两比较方法:SNK-q 检验;Dunnett-t 检验。
3. 了解:多个样本方差齐性检验;变量变换。

方差分析(analysis of variance,ANOVA)是英国著名统计学家 R. A. Fisher 在 20 世纪 20 年代提出的一种统计学分析方法,为纪念 Fisher,又称 F 检验,用途很广,适用于多个样本均数间的比较。

第一节 方差分析的基本思想和应用条件

一、方差分析的基本思想

方差即标准差的平方,是描述变异的一种指标。方差分析的基本思想就是根据变异的来源把全部观察值之间的变异(即总变异),按研究目的和设计类型分成两个或多个组成部分,除随机误差外,其余每个部分的变异可以由某个因素的作用(或某几个因素的交互作用)加以解释,如组间变异 $SS_{组间}$ 可由处理因素的作用加以解释。通过不同变异来源的均方与误差均方比值大小的比较,借助 F 分布做出统计推断,从而判断各研究因素对观察指标有无影响。下面结合例 7-1 具体说明方差分析的基本思想。

例 7-1 某研究者为研究一种降脂新药物的临床疗效,按统一纳入标准选择了某地年龄相同、体重接近的 36 例高脂血症患者,随机分为 3 组,每组 12 例,分别为对照组、低剂量降脂药物组和高剂量降脂药物组,服用一个月后,测定血清总胆固醇(mmol/L),结果见表 7-1,试分析三组患者的血清总胆固醇有无差别?

表 7-1 三种不同处理水平患者的血清总胆固醇(mmol/L)

	对照组	低剂量药物组	高剂量药物组	合计
	7.16	7.03	4.68	
	6.65	5.83	5.92	
	6.98	7.28	4.74	
	5.78	5.12	6.16	
	6.44	7.51	5.99	
X_{ij}	6.77	7.74	6.07	

	对照组	低剂量药物组	高剂量药物组	合计
	7.65	6.19	5.29	
	5.91	7.15	4.70	
	6.79	7.18	5.05	
	6.31	5.53	6.01	
	8.05	6.79	5.67	
	7.04	6.76	4.65	
n_i	12	12	12	36(N)
$\sum_j X_{ij}$	81.53	80.11	64.93	226.57($\sum X$)
$\bar{X}_i$	6.79	6.68	5.41	6.29($\bar{X}$)
$\sum_j X_{ij}^2$	558.658	542.304	355.555	1456.517($\sum X^2$)

表7-1分为上下两半部分,上半部分为原始数据,每个原始数据可用 X_{ij} 表示,下标 i 表示处理组号, $i=1,2,3,\cdots,k$,本例 $k=3$,下标 j 表示各组内观察单位序号, $j=1,2,3,\cdots,n_i$。下半部分为上半部分原始数据的合计数,分别为:

n_i 表示第 i 组的观察值个数。

$\sum_j X_{ij}$ 表示第 i 组内从 $j=1$ 到 $j=n_i$ 的各个观察值之和。

$\bar{X}_i$ 表示第 i 组观察值的均数。

$\sum_j X_{ij}^2$ 表示第 i 组内从 $j=1$ 到 $j=n_i$ 的各个观察值平方之和。

N 表示全部观察值个数之和,即总频数。

$\sum X$ 表示全部观察值之和。

$\bar{X}$ 表示全部观察值的均数,即总均数。

$\sum X^2$ 表示全部观察值平方和。

（一）变异分解

表7-1中,36个数据 X_{ij} 之间的差异可以分为以下三种变异:

1. 总变异 36例患者接受不同处理一个月后测定的血清总胆固醇 X_{ij} 大小不同,即 X_{ij} 与总均数 $\bar{X}$ 不同,这种变异称为总变异（total variation）。总变异用总离均差平方和表示,即各测量值 X_{ij} 与总均数 $\bar{X}$ 差值的平方和,记为 $SS_{总}$。总变异 $SS_{总}$ 反映了所有测量值之间总的变异情况,计算公式为:

$$SS_{总} = \sum_i \sum_j (X_{ij} - \bar{X})^2 = \sum_i \sum_j X_{ij}^2 - C = \sum X^2 - C, v_{总} = N-1 \tag{7-1}$$

式中 $C = \dfrac{(\sum X)^2}{N}$, N 为总观察例数。

2. 组间变异 三组患者（$k=3$）接受的处理水平不同,各组的样本均数 $\bar{X}_i$ 也各不相同,即 $\bar{X}_i$ 与总均数 $\bar{X}$ 大小不同,这种变异称为组间变异（variation between groups）。其大小可用各组样本均数 $\bar{X}_i$ 与总均数 $\bar{X}$ 的离均差平方和表示,记为 $SS_{组间}$。该变异既包含了各处理组不同处理水平的影响,同时也包括了随机误差。计算公式为:

$$SS_{组间} = \sum_i n_i (\bar{X}_i - \bar{X})^2 = \sum_i \frac{\left(\sum_j X_{ij}\right)^2}{n_i} - C, \quad v_{组间} = k-1 \tag{7-2}$$

式中 n_i 为各处理组样本例数，k 为处理组数。

3. 组内变异 同一处理组内虽然受试对象接受的处理相同，但患者的血清总胆固醇 X_{ij} 大小仍各不相同，即每组观察值 X_{ij} 与本组的样本均数 $\bar{X}_i$ 的不同，这种变异称为组内变异（variation within groups）。组内变异可用组内各测量值 X_{ij} 与所在组的均数 $\bar{X}_i$ 的离均差平方和表示，记为 $SS_{组内}$。该变异仅反映了随机误差，又称误差变异。计算公式为：

$$SS_{组内} = \sum_i \sum_j (X_{ij} - \bar{X}_i)^2 = \sum_i (n_i - 1) S_i^2, \quad v_{组内} = N-k \tag{7-3}$$

总离均差平方和可以分解为组间离均差平方和及组内离均差平方和，即

$$SS_{总} = SS_{组间} + SS_{组内} \tag{7-4}$$

相应的总自由度也分解为组间自由度和组内自由度，即：

$$v_{总} = v_{组间} + v_{组内} \tag{7-5}$$

（二）变异比较与分析

由于组间变异和组内变异均与自由度有关，所以不能直接比较离均差平方和。将各部分的离均差平方和除以各自的自由度，其比值称为均方差，简称均方（mean square，MS）。组间均方和组内均方的计算公式分别为：

$$MS_{组间} = \frac{SS_{组间}}{v_{组间}} \tag{7-6}$$

$$MS_{组内} = \frac{SS_{组内}}{v_{组内}} \tag{7-7}$$

如果本例三种不同处理水平的效应相同，即各样本所代表的总体均数相等（$H_0: \mu_1 = \mu_2 = \mu_3$），则组间变异和组内变异一样，只反映随机误差作用大小。组间均方与组内均方的比值称为 F 统计量，即：

$$F = \frac{MS_{组间}}{MS_{组内}}, \quad v_1 = v_{组间}, \quad v_2 = v_{组内} \tag{7-8}$$

此时，$MS_{组间}$ 接近 $MS_{组内}$，F 值接近 1，就没有理由拒绝 H_0；反之，如果三种不同处理水平的效应不全相同，即各样本所代表的总体均数不全相同，则 $MS_{组间} > MS_{组内}$，$F > 1$。也就是说，F 值越大，P 值越小，越有理由拒绝 H_0。但 F 值要大到多少才有统计学意义？数理统计的理论证明，当 H_0 成立时，F 统计量服从 F 分布，F 分布有两个自由度，v_1 为组间自由度，v_2 为组内自由度，记为 $F_{\alpha(v_1, v_2)}$。由 F 界值表（附表4），可查出按所取的检验水准 α，供方差分析用的单侧 F 界值，作为判断统计量 F 大小的标准。如 $F \geq F_{0.05(v_1, v_2)}$ 时，则 $P \leq 0.05$，拒绝 H_0，接受 H_1，说明各样本来自不全相同的总体，即认为各样本的总体均数不全相同。相反，如 $F < F_{0.05(v_1, v_2)}$ 时，则 $P > 0.05$，不拒绝 H_0，尚不能认为各样本的总体均数不全相同的结论。

二、方差分析的应用条件

多个样本均数比较的方差分析数据应满足如下两个条件：

1. 各样本是互相独立的随机样本，且服从正态分布。一般情况下，如果样本含量较大，虽然总体分布偏离正态，中心极限定理保证了样本均数的抽样分布仍然服从或近似服从正态分布，此时方差分析也是适用的。但是如果总体极度地偏离正态时，则须作变量变换，以改善其正态性。

2. 各样本的总体方差相等，即具有方差齐性（homogeneity of variance）。只有当各样本的总体方差相等时，才能有效地分析各对比组均数之间的差异。一般情况下，只要各组样本含量相等或相近，即使方差不齐，方差分析仍然适用。

对于非正态分布或方差不齐的资料可进行变量变换变为正态或接近正态后再进行方差分析，或者采用秩和检验进行分析。

第二节　多个样本方差齐性检验和变量变换

一、多个样本方差齐性检验

在方差分析之前，需要进行多个样本方差齐性检验。这里介绍常用的多个样本方差齐性检验方法，即 Bartlett χ^2 检验。

Bartlett χ^2 检验的基本思想是将各组的样本方差之和除以方差个数得合并方差，假如各组总体方差相等，那么，各组样本方差与合并方差相差不会很大，其统计量 χ^2 值也不会很大，即出现大的 χ^2 值的可能性很小，反之，如果各组总体方差不相等，就会出现大的 χ^2 值，因而有理由拒绝原假设。其统计量 χ^2 值的计算公式如下：

$$\chi^2 = \frac{\sum_i \left[(n_i - 1) \ln \frac{S_C^2}{S_i^2} \right]}{1 + \frac{\sum_i (n_i - 1)^{-1} - (N - k)^{-1}}{3(k - 1)}} \qquad v = k-1 \qquad (7\text{-}9)$$

式中 S_i^2 是各比较组的方差，S_C^2 为合并方差（即误差的均方 $MS_{组内}$ 或 $MS_{误差}$），k 是参加比较的组数，n_i 为各组的样本含量，N 为总观测例数。

例7-2　对例7-1中三组资料做方差齐性检验。

（1）建立检验假设，确定检验水准

H_0：三个总体方差相等，即 $\sigma_1^2 = \sigma_2^2 = \sigma_3^2$

H_1：三个总体方差不全相等

$\alpha = 0.05$

（2）计算检验统计量 χ^2 值：在例7-1中，$k=3$，$n_1 = n_2 = n_3 = 12$，各比较组的标准差分别为：$S_1 = 0.656$，$S_2 = 0.826$，$S_3 = 0.620$，$S_C^2 = MS_{误差} = 0.499$，代入公式（7-9）得：

$$\chi^2 = \frac{11 \times \ln \frac{0.499}{0.656^2} + 11 \times \ln \frac{0.499}{0.826^2} + 11 \times \ln \frac{0.499}{0.620^2}}{1 + \frac{3 \times (11^{-1} - 33^{-1})}{3 \times 2}} = \frac{1.507}{1.030} = 1.4631$$

$$v = 3 - 1 = 2$$

（3）确定 P 值，作出推断结论：以 $\alpha = 0.05$ 水准，$v = 3-1 = 2$，查附表8，χ^2 界值表，得 $\chi^2_{0.05,2} = 5.99$，现 $\chi^2 < \chi^2_{0.05,2}$，故 $P > 0.05$，不拒绝 H_0，尚不能认为三个总体方差不具有齐性。

注意：Bartlett χ^2 检验要求资料具有正态性。

二、变 量 变 换

对于明显偏离正态性或方差齐性条件的资料，常采用变量变换（data transformations）或改用秩变换的非参数统计（nonparametric statistics）方法。变量变换是将原始数据作某种函数转换，如转换为对数值。变量变换虽然改变了资料分布的形式，但不改变各组资料间的关系。变量变换的目的是：①使资料转为正态分布；②使各组达到方差齐性；③曲线直线化。以满足 t 检验或方差分析的应用条件。常用的变量变换有对数变换（logarithmic transformation）、平方根变换（square root transformation）、倒数变换（reciprocal transformation）、平方根反正弦变换（arcsine square root transformation)等,应根据资料性质选择适当的变量变换方法。几种常用的变量变换及其用途见表7-2。

表7-2 常用变量变换方法及其应用

变换方法	新的分析数据	计算公式	有小值或零值	应用
对数变换	对数值	$y=\lg X$	$y=\lg(X+k)$	①使服从对数分布资料正态化;②使数据达到方差齐性;③使曲线直线化
平方根变换	平方根值	$y=\sqrt{X}$	$y=\sqrt{X+0.5}$	①使服从 Poisson 分布的资料正态化;②使各样本方差与均数呈正相关的资料达到方差齐
倒数变换	倒数值	$y=1/X$		常用于两端波动较大的资料
平方根反正弦变换	平方根反正弦值	$y=\sin^{-1}\sqrt{p}$	$y=\sin^{-1}\sqrt{1/4n}$	适合率或百分比资料。使有较多过大或过小百分率资料接近正态

第三节 完全随机设计资料的方差分析

完全随机设计(completely randomized design)是采用完全随机化的分组方法,将同质的受试对象分配到各处理组分别接受不同的处理,比较各组均数之间的差别有无统计学意义,推断处理因素的效应。完全随机设计只考察一个处理因素,是单因素多水平的实验设计方法,又称为单因素方差分析(one-way ANOVA)。

上述例7-1资料就属于完全随机设计资料:研究者为研究一种新降脂药物的临床疗效,采用完全随机的分组方法将按照统一纳入标准选择的某地年龄相同、体重接近的36例高脂血症患者随机分为3组,每组12例分别接受不同处理(对照组、低剂量降脂药物组和高剂量降脂药物组),一个月后,比较三组患者的血清总胆固醇有无差别,推断该降脂新药的效应。

一、变异分解

完全随机设计方差分析的总变异可分为组间变异和组内变异两部分。总变异、组间变异和组内变异的离均差平方和 SS、自由度 v、均方 MS 和 F 值计算公式见表7-3。表中校正数 $C=(\sum X)^2/N$。

表7-3 完全随机设计资料的方差分析表

变异来源	SS	v	MS	F
总变异	$\sum X^2 - C$	$N-1$		
组间变异	$\sum_i \dfrac{\left(\sum_j X_{ij}\right)^2}{n_i} - C$	$k-1$	$\dfrac{SS_{组间}}{k-1}$	$\dfrac{MS_{组间}}{MS_{组内}}$
组内变异	$SS_总 - SS_{组间}$	$N-k$	$\dfrac{SS_{组内}}{N-k}$	

二、方差分析基本步骤

结合例7-1说明完全随机设计资料方差分析的基本步骤:

(1)建立检验假设,确定检验水准

H_0:三组患者的血清总胆固醇的总体均数相等,即 $\mu_1 = \mu_2 = \mu_3$

H_1:三组患者的血清总胆固醇的总体均数不等或不全相等

$\alpha = 0.05$

(2) 计算检验统计量 F 值:据表7-3计算统计量 F 值

$$C = \frac{(\sum X)^2}{N} = \frac{226.57^2}{36} = 1425.943$$

$$SS_{总} = \sum X^2 - C = 1456.517 - 1425.943 = 30.574$$

$$v_{总} = 36 - 1 = 35$$

$$SS_{组间} = \sum_i \frac{(\sum X_i)^2}{n_i} - C = \frac{81.53^2}{12} + \frac{80.11^2}{12} + \frac{64.93^2}{12} - 1425.943 = 14.111$$

$$v_{组间} = 3 - 1 = 2$$

$$MS_{组间} = \frac{SS_{组间}}{v_{组间}} = \frac{14.111}{2} = 7.056$$

$$SS_{组内} = SS_{总} - SS_{组间} = 30.574 - 14.111 = 14.463$$

$$v_{组内} = v_{总} - v_{组间} = 35 - 2 = 33$$

$$MS_{组内} = \frac{SS_{组内}}{v_{组内}} = \frac{14.463}{33} = 0.499$$

$$F = \frac{MS_{组间}}{MS_{组内}} = \frac{14.463}{0.499} = 14.144$$

将计算结果列成表7-4方差分析表。

表7-4　例7-1的方差分析结果

变异来源	SS	v	MS	F	P
总变异	30.574	35			
组间变异	14.111	2	7.056	14.144	<0.01
组内变异	16.463	33	0.499		

(3) 确定 P 值,作出推断结论:以 $v_1 = 2$, $v_2 = 33$,查附表4,F 界值表(方差分析用),附表4中 v_2 无33,在保守的情况下取 $v_2 = 32$,$F_{0.01,(2,32)} = 5.34$,$F > 5.34$,得 $P < 0.01$。

结论:按 $\alpha = 0.05$ 水准,拒绝 H_0,接受 H_1,差异有统计学意义,可认为不同处理方法对患者的血清总胆固醇有影响。

注意:方差分析的结果拒绝 H_0,接受 H_1,不能说明各组总体均数两两均有差别。如果要分析哪两组间有差别,可进行多个均数间的两两比较(详见本章第五节)。当 $k = 2$ 时,完全随机设计方差分析结果与两样本均数比较的 t 检验等价,有 $t = \sqrt{F}$。

第四节　随机区组设计资料的方差分析

随机区组设计(randomized block design)又称配伍组设计,即先将受试对象按自然属性(如动物的窝别、体重,病人的年龄、性别、病情等影响结果的非处理因素)相同或相近的原则配成区组(配伍组),再分别将各个区组中的受试对象随机分配到各处理组或对照组。随机区组设计是配对设计的扩展。此设计既要考察处理因素的作用,还要考察区组的作用,统计分析处理因素和区组因素各个水平组间均数有无统计学意义,因而又称为双因素方差分析(two-way ANOVA)。

在随机区组设计中,每个区组内的 k 个受试对象具有较好的同质性,与完全随机设计相比减少了误差,因而提高了统计检验效率。由于随机区组的这一特点,通常将区组因素作为一种试图控制的非处理因素,也可以看作是第二个处理因素。

例7-3　为了解不同饲料对肝脏的影响,将24只大白鼠按窝别、体重分成8个配伍组,每个配伍组的3只大白鼠随机分配到3个处理组,分别用三种不同的饲料喂养60天后,测定其肝重占体重的比值(%),结果见表7-5,试比较三种不同饲料喂养后肝重占体重的比值有无差异?

表7-5　三种饲料喂养的大白鼠肝重占体重比值(%)

区组	饲料 A	饲料 B	饲料 C	k	$\sum X_j$
1	2.62	2.82	3.92	3	9.36
2	2.23	2.77	3.32	3	8.32
3	2.36	2.76	3.04	3	8.16
4	2.41	2.82	3.45	3	8.68
5	2.33	2.73	2.98	3	8.04
6	2.57	2.51	3.00	3	8.08
7	2.39	2.43	3.41	3	8.23
8	2.33	2.87	3.56	3	8.76
b	8	8	8	24	(N)
$\sum X_i$	19.24	21.71	26.68	67.63	$(\sum X)$
$\bar{X}_i$	2.405	2.714	3.335	2.818	$(\bar{X})$
$\sum X_i^2$	46.3898	59.0901	89.7150	195.1949	$(\sum X^2)$

本例的研究因素有两个,即处理因素(三种不同的饲料)和区组因素(大白鼠)。将第 $j(j=1,2,\cdots,b)$ 区组的受试对象随机分配接受处理因素第 $i(i=1,2,\cdots,k)$ 水平的处理,总例数 $N=b\times k$,b 为区组数,k 为处理组数。本例 $b=8$,$k=3$,$N=b\times k=8\times3=24$。

一、变异分解

随机区组设计方差分析的总变异分为处理组变异、区组变异和误差三部分,即:

$$SS_\text{总}=SS_\text{处理}+SS_\text{区组}+SS_\text{误差} \tag{7-10}$$

$$v_\text{总}=v_\text{处理}+v_\text{区组}+v_\text{误差} \tag{7-11}$$

总变异、处理组变异、区组变异和误差的离均差平方和 SS、自由度 v、均方 MS 和 F 计算公式见表7-6。

表7-6　随机区组设计资料的方差分析表

变异来源	SS	v	MS	F
总变异	$\sum X^2-C$	$N-1$		
处理组	$\sum_i \dfrac{(\sum X_i)^2}{b}-C$	$k-1$	$\dfrac{SS_\text{处理}}{k-1}$	$\dfrac{MS_\text{处理}}{MS_\text{误差}}$
区　组	$\sum_j \dfrac{(\sum X_j)^2}{k}-C$	$b-1$	$\dfrac{SS_\text{区组}}{b-1}$	$\dfrac{MS_\text{区组}}{MS_\text{误差}}$
误　差	$SS_\text{总}-SS_\text{处理}-SS_\text{区组}$	$(k-1)(b-1)$	$\dfrac{SS_\text{误差}}{(k-1)(b-1)}$	

二、方差分析基本步骤

以例7-3说明随机区组设计方差分析的步骤。

（1）建立检验假设,确定检验水准

处理组:

H_0:三种饲料喂养的大白鼠肝重占体重比值相等,即$\mu_1=\mu_2=\mu_3$

H_1:三种饲料喂养的大白鼠肝重占体重比值不全相等

区组:

H_0:八个区组的大白鼠肝重占体重比值相等

H_1:八个区组的大白鼠肝重占体重比值不全相等

$\alpha=0.05$

（2）计算检验统计量F值:据表7-6计算统计量F值

$b=8,k=3,N=b\times k=8\times3=24$

$C=(\sum X)^2/N=67.63^2/24=190.576$

$SS_{总}=\sum X^2-C=195.195-190.576=4.619$

$v_{总}=24-1=23$

$SS_{处理}=\sum_i \dfrac{(\sum X_i)^2}{b}-C=\dfrac{19.24^2+21.71^2+26.68^2}{8}-190.576=3.590$

$v_{处理}=3-1=2$

$MS_{处理}=\dfrac{SS_{处理}}{v_{处理}}=\dfrac{3.590}{2}=1.795$

$SS_{区组}=\sum_j \dfrac{(\sum X_j)^2}{k}-C=\dfrac{9.36^2+8.32^2+\cdots+8.32^2+8.76^2}{3}-190.576=0.477$

$v_{区组}=8-1=7$

$MS_{区组}=\dfrac{SS_{区组}}{v_{区组}}=\dfrac{0.477}{7}=0.068$

$SS_{误差}=SS_{总}-SS_{处理}-SS_{区组}=4.619-3.590-0.477=0.552$

$v_{误差}=(k-1)(b-1)=(3-1)(8-1)=14$

$MS_{误差}=\dfrac{SS_{误差}}{v_{误差}}=\dfrac{0.552}{14}=0.039$

计算结果列入表7-7。

表7-7 例7-3资料的方差分析表

变异来源	SS	v	MS	F	P
总变异	4.619	23			
处理组	3.590	2	1.795	45.502	<0.01
区 组	0.477	7	0.068	1.728	>0.05
误 差	0.552	14	0.039		

（3）确定P值,作出推断结论:分别以求F值时分子的自由度$v_{处理}$和$v_{区组}$、分母的自由度$v_{误差}$查附表4,F界值表(方差分析用),得出处理效应的P值和区组效应的P值。

本例,对于处理组,$F_{0.01(2,14)}=6.51$,现$F_{处理}>F_{0.01(2,14)}$,则$P<0.01$,按$\alpha=0.05$水准,拒绝H_0,接受H_1,差异有统计学意义,可认为A、B、C三种饲料的效果不全相同。

对于区组，$F_{0.05(7,14)}=2.19$，现 $F_{区组}<F_{0.05(7,14)}$，则 $P>0.05$，按 $\alpha=0.05$ 水准，不拒绝 H_0，差异无统计学意义，尚不能认为八个区组的总体均数有差异。

注意：方差分析的结果拒绝 H_0，接受 H_1，不能说明各组总体均数间两两均有差别。如果要分析哪两组间有差别，可进行多个均数间的两两比较（详见本章第五节）。当 $k=2$ 时，随机区组设计方差分析处理组分析结果与配对设计资料的 t 检验等价，有 $t=\sqrt{F}$。

随机区组设计确定区组因素应是对研究结果有影响的非处理因素。区组的选择原则是区组间差别越大越好，区组内差别越小越好，这样利于区组控制非处理因素的影响，并在方差分析时将区组间的变异从组内变异中分解出来。因此，当区组间差别有统计意义时，这种设计的误差比完全随机设计小，试验效率得以提高。

第五节 多个样本均数间的两两比较

当方差分析的结果拒绝 H_0，接受 H_1 时，只说明各处理组总体均数不全相等，还不能说明各组总体均数间两两均有差别，如例 7-1 和例 7-3。如果要分析具体哪些组均数间有差别，可进一步作多个均数间的两两比较。由于涉及的对比组数大于 2，若仍用两样本均数比较的 t 检验对资料进行两两比较，将会增大出现第 I 类错误（把本无差别的两个总体均数判为有差别）的概率。例如，有 4 个样本均数，每两个均数间作 1 次 t 检验，则需进行 6 次 t 检验，若按照 $\alpha=0.05$ 的检验水准，每次检验判断正确（不犯第 I 类错误）的概率为 $(1-0.05)=0.95$，全部判断正确的概率为每次判断正确的概率之积，即 $(0.95)^6=0.735$，则出现 I 类错误的概率为 $1-0.735=0.265$，为 0.05 的 5.3 倍，远远大于 0.05。因此，多个样本均数间的两两比较不能使用 t 检验。

多个样本均数间的两两比较的方法很多，本节介绍 SNK-q 检验和 Dunnett-t 检验。

一、SNK-q 检验

（一）基本概念

SNK-q 检验，又称 q 检验，其中 SNK 为 Students-Newman-Keuls 三个人姓氏的缩写，适用于多个样本均数两两之间全面比较的探索性研究。检验统计量为 q，自由度为方差分析误差自由度，查 q 界值表。其检验统计量为 q 的计算公式为：

$$q=\frac{|\bar{X}_A-\bar{X}_B|}{S_{\bar{X}_A-\bar{X}_B}}, \quad \nu=\nu_{误差} \tag{7-12}$$

式中 $\bar{X}_A$、$\bar{X}_B$ 为任意两个对比组的样本均数，$S_{\bar{X}_A-\bar{X}_B}$ 是样本均数差值的标准误，其计算公式为：

$$S_{\bar{X}_A-\bar{X}_B}=\sqrt{\frac{MS_{误差}}{2}\left(\frac{1}{n_A}+\frac{1}{n_B}\right)} \tag{7-13}$$

式中 $MS_{误差}$ 为方差分析中算得的 $MS_{组内}$ 或误差均方 $MS_{误差}$，n_A、n_B 分别为两个对比组的样本例数。

如比较组样本例数相同均为 n_i，公式（7-13）可以换为公式（7-14）。

$$S_{\bar{X}_A-\bar{X}_B}=\sqrt{\frac{MS_{误差}}{n_i}} \tag{7-14}$$

（二）分析步骤

例 7-4 对例 7-1 资料三组总体均数进行两两比较。

（1）建立检验假设，确定检验水准

H_0：任两对比组的总体均数相等，即 $\mu_A=\mu_B$

H_1：任两对比组的总体均数不等，即 $\mu_A\neq\mu_B$

$\alpha = 0.05$

（2）计算检验统计量：首先将三个样本均数由大到小排列，并编组次（表7-8）。

表7-8　三个样本均数及组次

组别	对照组	低剂量药物组	高剂量药物组
$\overline{X}_i$	6.79	6.68	5.41
组次	1	2	3

然后列出两两比较 q 检验计算表（表7-9）。

表7-9　三个样本均数间两两比较的 q 检验

比较组 A 与 B (1)	两均数之差 $\overline{X}_A - \overline{X}_B$ (2)	标准误 $S_{\overline{X}_A - \overline{X}_B}$ (3)	q 值 $(4) = \dfrac{(2)}{(3)}$	组数 a (5)	q 界值		P (8)
					0.05 (6)	0.01 (7)	
1 与 2	0.11	0.204	0.539	2	2.89	3.89	>0.05
1 与 3	1.38	0.204	6.765	3	3.49	4.45	<0.01
2 与 3	1.27	0.204	6.225	2	2.89	3.89	<0.01

表中第（1）栏为 A、B 两个对比组。

第（2）栏为两个比较组的均数差值。

第（3）栏为两均数之差的标准误，本例 $MS_{误差} = MS_{组内} = 0.499$，$v_{误差} = 33$，由于各组例数相等即 $n_i = 12$，则 $S_{\overline{X}_A - \overline{X}_B} = \sqrt{\dfrac{MS_{误差}}{n_i}} = \sqrt{\dfrac{0.499}{12}} = 0.204$。

第（4）栏为 q 值。

第（5）栏 a 为对比组内包含的组数。

第（6）栏为 q 界值（以组数 a 和 $v_{误差} = 33$ 查附表5，q 界值表得到）。

第（7）栏为将第（4）栏算得的 q 值与相应 q 界值进行比较得各组的 P 值。

（3）确定 P 值，作出推断结论：按 $\alpha = 0.05$ 水准，1 与 3 比较组以及 2 与 3 比较组拒绝 H_0，接受 H_1，说明对照组与高剂量降脂药物组的血清总胆固醇有差别，低剂量降脂药物组与高剂量降脂药物组的血清总胆固醇有差别，而 1 与 2 比较组不拒绝 H_0，尚不能认为对照组与低剂量降脂药物组的血清总胆固醇有差别。

二、Dunnett-t 检验

（一）基本概念

Dunnett-t 检验适用于 $k-1$ 个处理组与一个对照组均数差别的两两比较。检验统计量为 t_D，自由度为方差分析表中误差自由度，查 Dunnett-t 界值表。其检验统计量 t_D 的计算公式为：

$$t_D = \frac{\overline{X}_T - \overline{X}_C}{S_{\overline{X}_T - \overline{X}_C}}, \quad v = v_{误差} \tag{7-15}$$

$$S_{\overline{X}_T - \overline{X}_C} = \sqrt{MS_{误差}\left(\frac{1}{n_T} + \frac{1}{n_C}\right)} \tag{7-16}$$

式中，$\overline{X}_T$、n_T 为处理组的样本均数和样本例数，$\overline{X}_C$、n_C 为对照组的样本均数和样本例数，$S_{\overline{X}_T - \overline{X}_C}$ 为两比较组均数差值的标准误，$MS_{误差}$ 为方差分析中算得的误差均方，计算出 t_D 值后，根据误差自

由度 $\nu_{\text{误差}}$、处理组数 $T=k-1$（不包括对照组）以及检验水准 α 查附表6（Dunnett-t 界值表），确定 P 值，作出结论。

（二）分析步骤

例7-5 对例7-1资料，问低剂量降脂药物组和高剂量降脂药物组与对照组比较，其血清总胆固醇总体均数是否不同？

（1）建立检验假设，确定检验水准

H_0：任一处理组与对照组的总体均数相等，即 $\mu_T = \mu_C$

H_1：任一处理组与对照组的总体均数不等，即 $\mu_T \neq \mu_C$

$\alpha = 0.05$

（2）计算检验统计量：本例 $MS_{\text{误差}} = MS_{\text{组内}} = 0.499$，各组样本例数相等，$n_1 = n_2 = n_3 = 12$。

$$S_{\overline{X}_T - \overline{X}_C} = \sqrt{MS_{\text{误差}}\left(\frac{1}{n_T} + \frac{1}{n_C}\right)} = \sqrt{0.499\left(\frac{1}{12} + \frac{1}{12}\right)} = 0.288$$

根据公式（7-15）、公式（7-16）和例7-1的结果，列出表7-10的计算表。

表7-10 例7-1资料的 Dunnett-t 检验计算表

对比组 T 与 C (1)	两均数之差 $\overline{X}_T - \overline{X}_C$ (2)	差值标准误 $S_{\overline{X}_T - \overline{X}_C}$ (3)	t_D (4)=(2)/(3)	t_D 临界值 0.05 (5)	t_D 临界值 0.01 (6)	P (7)
T_1 与 C	−0.11	0.288	−0.382	2.32	3.01	>0.05
T_2 与 C	−1.38	0.288	−4.792	2.32	3.01	<0.01

（3）确定 P 值，作出推断结论：将表7-10中第（4）栏 t_D 取绝对值，并以 $\nu_{\text{误差}} = 33$ 和处理组数 $T = k-1 = 2$（不含对照组）查附表6（Dunnett-t 界值表）得 P 值，列于表中。按 $\alpha = 0.05$ 水准，低剂量降脂药物组与对照组相比，不拒绝 H_0，差别无统计学意义，尚不能认为低剂量降脂药物组与对照组的血清总胆固醇有差别；高剂量降脂药物组与对照组相比，拒绝 H_0，差别有统计学意义，说明高剂量降脂药物组与对照组的血清总胆固醇有差别，高剂量降脂药物能降低血清胆固醇。

 学习小结

1. 方差分析的基本思想是把全部观察值之间的变异（即总变异），按研究目的和设计类型至少分解成两个部分，其离均差平方和及其自由度也分解成相应几个部分。每一部分均有一定的意义，其中至少有一部分表示处理组间均数的变异可由处理因素的作用加以解释，另一部分表示误差。各部分离均差平方和除以自由度得均方，组间均方与误差均方之比为 F 值。F 值近于1，表示差别无统计学意义；F 值远大于1，表示各组之间的差别有统计学意义，其界点可查 F 界值表。

方差分析的用途很广，适用于多个样本均数间的比较。当方差分析的结果拒绝 H_0，接受 H_1 时，只说明各组总体均数不全相等，还不能说明两两均有差别，必要时可进一步作多个均数间的两两比较。

方差分析的应用条件包括：各样本是互相独立的随机样本，均服从正态分布，且具有方差齐性。对于非正态分布或方差不齐的资料可进行变量变换方法变为正态或接近正态后再进行方差分析，或者采用秩和检验。

2. 在方差分析之前,需要进行多个样本方差齐性检验,常用 Bartlett χ^2 检验。对于明显偏离正态性或方差齐性条件的资料,常采用变量变换或改用秩变换的非参数统计方法。变量变换的目的是:①使资料转为正态分布;②使各组达到方差齐性。应根据资料性质选择适当的变量变换方法。

3. 完全随机设计方差分析是将受试对象随机地分配到各个处理组。设计因素只考虑一个处理因素,又称单因素方差分析。目的是比较各组均数之间的差别是否由处理因素造成。该设计将总变异分为组间变异和组内变异两部分,其中组间变异主要是由于处理因素和随机误差造成,而组内变异仅是由于随机误差造成。

4. 随机区组设计方差分析是先将受试对象按自然属性相同或相近的原则配成区组(配伍组),再分别将各个区组中的受试对象随机分配到各处理组或对照组。设计中有两个因素,一个是处理因素,另一个是按自然属性形成的区组因素,因此又称双因素方差分析。配伍组选择的原则是配伍组间差别越大越好,配伍组内差别越小越好。因为每个区组内的 k 个受试对象具有较好的同质性,与完全随机设计相比减少了误差,提高了统计检验效率。

该设计将总变异分为处理组间变异、区组间变异和误差三部分,分别分析处理组间和区组间均数之间的差异是否有统计学意义。

5. 多个样本均数间两两比较的方法很多,若任两组均数间均作两两比较可选用 SNK-q 检验进行,其检验统计量为 q 值,以组数 a 和 $v_{误差}$ 查附表 5,得到 q 界值,并与之比较;若只需了解 $k-1$ 个处理组与一个对照组均数的差别有无统计学意义宜选用 Dunnett-t 检验进行,其检验统计量为 t_D,自由度为方差分析表中误差自由度,查 Dunnett-t 界值表。

6. 方差分析过程流程(图 7-1)可概括如下:

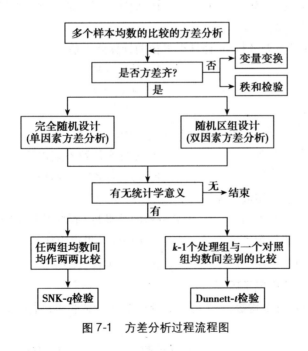

图 7-1 方差分析过程流程图

(朱秀敏)

复习题

一、最佳选择题

1. 完全随机设计的方差分析中,必然有( )
   - A. $SS_{组间} > SS_{组内}$
   - B. $MS_{总} = MS_{组间} + MS_{组内}$
   - C. $SS_{总} = SS_{组间} + SS_{组内}$
   - D. $MS_{组间} < MS_{组内}$
   - E. $v_{组间} > v_{组内}$

2. 完全随机设计资料的变异分解过程中,以下哪项描述不正确( )
   - A. $SS_{总} = SS_{组间} + SS_{组内}$
   - B. $MS_{总} = MS_{组间} + MS_{组内}$
   - C. $v_{总} = v_{组间} + v_{组内}$
   - D. $MS_{组间} = SS_{组间} / v_{组间}$
   - E. $MS_{误差} = MS_{组内}$

3. 完全随机设计的方差分析中,以下哪项描述正确( )
   - A. $MS_{组内} > MS_{误差}$
   - B. $MS_{组间} < MS_{误差}$
   - C. $MS_{组间} = MS_{误差}$
   - D. $MS_{组内} = MS_{误差}$
   - E. $MS_{组间} < MS_{组内}$

4. 五个样本均数比较的完全随机设计方差分析的实例中,当拒绝 H_0 时,则 H_1 为( )
   - A. 五个总体均数各不相等
   - B. 至多有三个总体均数不等
   - C. 至少有三个总体均数不等
   - D. 至少有两个总体均数不等
   - E. 以上说法都不对

5. 随机区组设计资料的方差分析将总变异分为( )
   - A. 组间变异、组内变异两部分
   - B. 处理、区组、误差三部分
   - C. 标准差、标准误两部分
   - D. 抽样、系统、随机测量三部分
   - E. 以上说法都不对

6. 随机区组设计的方差分析中,处理组 F 值的计算公式是( )
   - A. $MS_{区组} / MS_{处理}$
   - B. $MS_{处理} / MS_{区组}$
   - C. $MS_{处理} / MS_{误差}$
   - D. $MS_{区组} / MS_{误差}$
   - E. $MS_{误差} / MS_{处理}$

7. 方差分析中,当 $F > F_{0.05, v}$,$P < 0.05$ 时,结论应为( )
   - A. 各样本均数全相等
   - B. 各样本均数不全相等
   - C. 各总体均数全相等
   - D. 各总体均数全不相等
   - E. 至少有两个总体均数不等

8. 当组数等于 2 时,对于同一资料,方差分析的结果与 t 检验结果相比( )
   - A. 方差分析结果更为准确
   - B. t 检验结果更为准确
   - C. 完全等价,且 $t = \sqrt{F}$
   - D. 完全等价,且 $F = \sqrt{t}$
   - E. 两者结果可能出现矛盾

9. 完全随机设计的五个均数,一个对照组分别和四个试验组进行比较,可以选择的检验方法是( )
   - A. z 检验
   - B. t 检验
   - C. Dunnett-t 检验
   - D. SNK-q 检验
   - E. Levene 检验

10. 服从 Poisson 分布的资料转换成正态分布时适用的方法是( )
    - A. 平方根反正弦转换
    - B. 平方根转换
    - C. 倒数转换
    - D. 三角函数转换
    - E. 对数转换

二、简答题

1. 方差分析的基本思想及其应用条件各是什么？

2. 完全随机设计方差分析中 $SS_{总}$、$SS_{组间}$、$SS_{组内}$ 各表示什么含义？

3. 随机区组设计的检验效能为什么比完全随机设计高？

4. 为什么当方差分析的结果为拒绝 H_0，接受 H_1 时，对多个样本均数间的两两比较不能用 t 检验？

三、综合应用题

1. 某人欲研究年龄与血脂水平的关系，随机抽取不同年龄组男性各 10 名受试对象，检测他们的总胆固醇含量（mmol/L），其结果见表 7-11，试比较青年组、中年组与老年组的总胆固醇含量有无差异。

表 7-11 三组人群的总胆固醇含量（mmol/L）

青年组	中年组	老年组
5.20	5.24	5.18
4.85	5.12	5.26
4.92	4.88	5.23
4.90	5.11	5.20
4.92	4.98	5.32
4.75	5.13	5.24
5.16	5.15	5.20
4.88	4.97	4.99
5.06	5.16	5.16
5.16	5.22	5.12

2. 为研究某药物的抑癌作用，使一批小白鼠致癌后，按完全随机设计的方法随机分为四组，A、B、C 三个试验组和一个对照组，A、B、C 三个试验组分别注射 0.5ml、1.0ml 和 1.5ml 30% 的注射液，对照组不用药。经一定时间后，测定四组小白鼠的肿瘤重量（g），测定结果见表 7-12。问：不同剂量药物注射液的抑癌作用有无差别？

表 7-12 不同剂量组小白鼠的肿瘤重量（g）测定结果

对照组	试验组		
	A	B	C
4.5	1.3	2.3	2.1
4.5	2.3	1.8	1.2
4.2	2.4	2.1	1.3
4.4	1.1	4.5	2.5
3.7	4.0	3.6	3.1
5.6	3.7	1.3	3.2
7.0	2.8	3.2	0.6
4.1	1.9	2.1	1.4
5.0	2.6	2.6	1.3
3.6	3.0	0.4	3.3

3. 为研究三种饲料对小白鼠体重增加的影响,将 8 窝小白鼠,每窝 3 只,随机安排喂养甲、乙、丙三种饲料。4 周后观察小白鼠体重增加情况,结果见表 7-13。问:①不同饲料组之间小白鼠的体重增加是否不同? ②不同窝别之间小白鼠的体重增加是否不同?

表 7-13　不同剂量组小白鼠的体重重量(g)

窝别	甲饲料	乙饲料	丙饲料
1	42	40	46
2	54	55	60
3	62	66	75
4	40	45	39
5	51	57	66
6	70	68	80
7	41	46	37
8	71	68	80

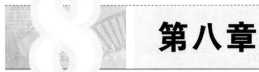

第八章

总体率的区间估计和假设检验

 学习目标

1. 掌握:率的标准误的计算方法,总体率的区间估计方法,样本率与总体率比较的 z 检验、两样本率比较的 z 检验、独立四格表资料的 χ^2 检验、配对四格表资料的 χ^2 检验,行×列表资料的 χ^2 检验。

2. 熟悉:率的抽样误差的概念,样本率与总体率比较和两样本率比较的 z 检验的适用条件,独立四格表与配对四格表资料的连续性校正条件。

3. 了解: χ^2 检验的基本思想,行×列表 χ^2 检验的注意事项。

第一节 率的抽样误差与总体率的区间估计

一、率的抽样误差

(一) 率的抽样误差的概念

前已述及,数值变量资料的抽样研究中,样本均数与总体均数之间存在抽样误差。同样,分类变量资料的抽样研究中,在同一总体中按一定的样本含量 n 抽样,所得的样本率 p 与总体率 π 或样本率之间也存在着差异,这种差异称为率的抽样误差。

例如已知某地新生儿染色体异常率为1%(即 $\pi=1\%$),今在该地随机抽取新生儿 400 人,发生染色体异常者 2 人,异常率为 0.5%(即 $p=0.5\%$),可以看出样本率与总体率存在差异。再抽取 400 名新生儿检查,其染色体异常率也不可能恰为 1%。这种样本率与总体率之间的差异即为率的抽样误差。

(二) 率的抽样误差的估计

率的抽样误差的大小是用率的标准误 σ_p 来估计的。其计算公式为:

$$\sigma_p = \sqrt{\frac{\pi(1-\pi)}{n}} \tag{8-1}$$

式中 π 为总体率,n 为样本含量。由于实际工作中总体率 π 往往未知,通常用样本率 p 来估计总体率 π,则上述公式可写成:

$$S_p = \sqrt{\frac{p(1-p)}{n}} \tag{8-2}$$

例 8-1 为了解某药物的疗效,对某地 100 名患者的治疗效果进行调查,结果 90 人有效,有效率为 90%,试估计其抽样误差大小,即计算有效率的标准误。

91

本例:$n=100$,$p=0.90$,按公式(8-2)得:

$$S_p = \sqrt{\frac{p(1-p)}{n}} = \sqrt{\frac{0.90 \times (1-0.90)}{100}} = 0.03 = 3\%$$

率的标准误越小,表示率的抽样误差越小,用样本率估计总体率的可靠性就越大;反之,率的标准误越大,用样本率估计总体率的可靠性就越小。

二、总体率的区间估计

总体率的区间估计就是按照一定的概率估计总体率 π 可能存在的范围。可根据样本含量 n 和样本率 p 的大小选用查表法或正态近似法估计其总体率 π 的 $(1-\alpha)$ 可信区间。

（一）查表法

当样本含量较小时,比如 $n \leqslant 50$,特别是当样本率 p 非常接近 0 或 1 时。可以样本含量 n 为行,样本阳性结局观察例数 X 为列,查附表 7 百分率的可信区间,得到总体率的可信区间。

例 8-2　某疾病预防控制中心学校卫生科在某小学抽查 6 年级学生 50 名,其中患近视眼的学生 20 名,试估计该小学 6 年级学生近视眼患病率的 95% 可信区间。

本例样本含量 $n=50$,可用查表法。在 $n=50$,$X=20$ 的纵横交叉处可得到该校近视眼患病率 95% 可信区间值为(26%,55%）。

应当注意的是,附表 7 中 X 的值只列出了 $X \leqslant \frac{n}{2}$ 部分,当 $X > \frac{n}{2}$ 时,应以 $n-X$ 代替 X 值查表,然后用 100 减去查得的数值,即为所求总体率可信区间。

例 8-3　实验用大白鼠 10 只,注射某一剂量药物后有 8 只死亡。问该剂量药物引起大白鼠死亡率的 95% 可信区间为多少?

本例 $n=10$,$X > \frac{n}{2}$,故以 $X=10-8=2$ 查附表 7,得 3~56,再以 $100-3=97$,$100-56=44$,即该剂量药物引起大白鼠死亡率的 95% 可信区间为(44%,97%）。

（二）正态近似法

当 n 足够大,且 np 和 $n(1-p)$ 均大于 5 时,p 的抽样分布近似正态分布,可用公式(8-3)来估计总体率的双侧 $(1-\alpha)$ 可信区间:

$$(p - z_{\alpha/2} \times S_p, \; p + z_{\alpha/2} \times S_p) \tag{8-3}$$

式中 p 为样本率,S_p 为样本率的标准误,$z_{\alpha/2}$ 是在可信度为 $1-\alpha$ 时,标准正态分布双侧概率为 α 的界值,如 $z_{0.05/2} = 1.96$。

例 8-4　2013 年某医院用某种仪器检查已确诊的乳腺癌患者 120 名,检出乳腺癌患者 94 例,检出率为 78.3%,试估计该仪器乳腺癌总体检出率的 95% 可信区间。

本例 n 比较大,且 $np=94$ 和 $n(1-p)=26$ 均大于 5,可用式(8-3)近似估计总体检出率的双侧 95% 可信区间:

下限:

$$p - z_{\alpha/2} \times S_p = p - z_{0.05/2} \times \sqrt{\frac{p(1-p)}{n}} = 0.783 - 1.96 \times \sqrt{\frac{0.783 \times 0.217}{120}} = 0.709$$

上限:

$$p + z_{\alpha/2} \times S_p = p + z_{0.05/2} \times \sqrt{\frac{p(1-p)}{n}} = 0.783 + 1.96 \times \sqrt{\frac{0.783 \times 0.217}{120}} = 0.857$$

即该仪器乳腺癌总体检出率的 95% 可信区间为(70.9%,85.7%）。

一般情况下,总体率 π 的95%可信区间的含义可以这样理解:如果重复100次抽样,每次抽样的样本含量均为 n,每个样本均按公式(8-3)构建总体率 π 的可信区间,则在此100个可信区间中,平均有95个可信区间包含总体率 π,5个可信区间不包含总体率 π。

第二节 率的 z 检验

一、样本率与总体率比较的 z 检验

（一）z检验的适用条件与计算公式

医学研究中常常涉及样本率与总体率之间的比较,当样本含量足够大时可以利用正态近似法进行检验(z 检验)。根据二项分布的理论,当 n 足够大,且 $n\pi$ 和 $n(1-\pi)$ 均大于5时,近似有 $X \sim N(n\pi, n\pi(1-\pi))$、$p \sim N(\pi, \pi(1-\pi)/n)$,这里 $p = \dfrac{X}{n}$。

对于检验假设 $H_0 : \pi = \pi_0$ 成立时,检验统计量 z 可按公式(8-4)计算,

$$z = \frac{X - n\pi_0}{\sqrt{n\pi_0(1-\pi_0)}} \tag{8-4}$$

式中 π_0 为已知总体率,X 为样本阳性观察例数,是绝对数。公式(8-4)中 X 也可以用相对数表示,

$$z = \frac{p - \pi_0}{\sqrt{\dfrac{\pi_0(1-\pi_0)}{n}}} \tag{8-5}$$

如果根据样本算得的 z 值较大,有理由拒绝 H_0。当 n 不太大时,公式(8-4)、公式(8-5)需作如下连续性校正:

$$z = \frac{|X - n\pi_0| - 0.5}{\sqrt{n\pi_0(1-\pi_0)}} \tag{8-6}$$

或

$$z = \frac{|p - \pi_0| - \dfrac{0.5}{n}}{\sqrt{\dfrac{\pi_0(1-\pi_0)}{n}}} \tag{8-7}$$

（二）z检验的检验步骤

例8-5 已知治疗声带白斑的有效率一般为80%,某医院统计前来就医的声带白斑患者60例,其中45例治疗有效。试问该医院声带白斑治疗有效率是否与一般有效率不同?

本例 $n\pi_0$ 和 $n(1-\pi_0)$ 均大于5,可以采用 z 检验。检验步骤如下:

（1）建立检验假设,确定检验水准

$H_0 : \pi = \pi_0$,该医院声带白斑治疗有效率与一般有效率相同

$H_0 : \pi \neq \pi_0$,该医院声带白斑治疗有效率与一般有效率不同

$\alpha = 0.05$

（2）计算检验统计量 z 值:按公式(8-6)

$$z = \frac{|X - n\pi_0| - 0.5}{\sqrt{n\pi_0(1-\pi_0)}} = \frac{|45 - 60 \times 0.8| - 0.5}{\sqrt{60 \times 0.8 \times 0.2}} = 0.8069$$

也可先计算出样本有效率 p,然后按公式(8-7)

$$z = \frac{|p - \pi_0| - \frac{0.5}{n}}{\sqrt{\frac{\pi_0(1-\pi_0)}{n}}} = \frac{|0.75 - 0.80| - \frac{0.5}{60}}{\sqrt{\frac{0.80 \times 0.20}{60}}} = 0.8069$$

二者结果完全一致,实际工作中可以根据所研究资料的具体信息,选择不同的统计量 z 的计算公式。

(3) 确定 P 值,作出推断结论:按 $\nu = \infty$ 查附表 2(t 界值表),得 $z_{0.40/2} = 0.8416$,现 $z < z_{0.40/2}$,则 $P > 0.40$,按 $\alpha = 0.05$ 水准不拒绝 H_0,差异无统计学意义。尚不能认为该医院对声带白斑治疗的有效率与一般不同。

二、两独立样本率比较的 z 检验

(一) z 检验的适用条件与计算公式

两独立样本率的比较,根据二项分布近似正态分布的原理,当 $n_1 p_1$、$n_1(1-p_1)$、$n_2 p_2$、$n_2(1-p_2)$ 均大于 5(即两样本的阳性人数和阴性人数均大于 5)时,对于假设 $H_0: \pi_1 = \pi_2$ 成立时,检验统计量 z 可按公式(8-8)或公式(8-9)计算。

$$z = \frac{|p_1 - p_2|}{\sqrt{p_c(1-p_c)\left(\frac{1}{n_1} + \frac{1}{n_2}\right)}} \tag{8-8}$$

或

$$z = \frac{|p_1 - p_2| - 0.5\left(\frac{1}{n_1} + \frac{1}{n_2}\right)}{\sqrt{p_c(1-p_c)\left(\frac{1}{n_1} + \frac{1}{n_2}\right)}} \tag{8-9}$$

这里 n_1、n_2 分别为两个样本的样本含量,p_1、p_2 分别为两个样本的阳性率,公式(8-9)中 $0.5\left(\frac{1}{n_1} + \frac{1}{n_2}\right)$ 为连续性校正项,p_c 为两个样本合并的阳性率,可按公式(8-10)计算。

$$p_c = \frac{X_1 + X_2}{n_1 + n_2} = \frac{n_1 p_1 + n_2 p_2}{n_1 + n_2} \tag{8-10}$$

式中 X_1、X_2 分别为两个样本的阳性例数。已知 H_0 成立时,$z \sim N(0,1)$,如果根据样本计算得到的 z 值较大,有理由拒绝 H_0。

(二) z 检验的检验步骤

例 8-6　某研究将 $22 \sim 33$ 岁单胎初孕妇女具有妊娠高危因素者 123 人随机分为两组。甲组 63 人从孕 28 周起到分娩止,每日服用含钙胶囊;乙组 60 人同期口服安慰剂。结果甲组出现妊娠高血压疾病 6 例,乙组出现妊娠高血压疾病 14 例。试问:补钙对妊娠高血压疾病是否具有预防作用?

本例两组观察对象出现妊娠高血压疾病和未出现妊娠高血压疾病例数均大于 5,可以采用 z 检验。检验步骤如下:

(1) 建立检验假设,确定检验水准

$H_0: \pi_1 = \pi_2$,两组妊娠高血压疾病的总体发生率相同

$H_1: \pi_1 \neq \pi_2$,两组妊娠高血压疾病的总体发生率不同

$\alpha = 0.05$

(2) 计算检验统计量 z 值

本例样本含量 $n_1 = 63$、$n_2 = 60$ 均不太大。按公式(8-9)

$$p_1 = 6/63 = 0.0952 = 9.52\% , \quad p_2 = 14/60 = 0.2333 = 23.33\%$$

$$p_c = \frac{x_1 + x_2}{n_1 + n_2} = \frac{6 + 14}{63 + 60} = 0.1626 = 16.26\%$$

$$z = \frac{|p_1 - p_2| - 0.5\left(\frac{1}{n_1} + \frac{1}{n_2}\right)}{\sqrt{p_c(1 - p_c)\left(\frac{1}{n_1} + \frac{1}{n_2}\right)}} = \frac{|0.2333 - 0.0952| - 0.5 \times \left(\frac{1}{63} + \frac{1}{60}\right)}{\sqrt{0.1626 \times 0.8374\left(\frac{1}{63} + \frac{1}{60}\right)}} = 2.70$$

（3）确定 P 值，作出推断结论：按 $\nu = \infty$ 查附表 2（t 界值表），得 $z_{0.01/2} = 2.576$，现 $z > z_{0.01/2}$，故 $P < 0.01$，按 $\alpha = 0.05$ 水准拒绝 H_0，接受 H_1，差异有统计学意义。可以认为补钙对妊娠高血压疾病有预防作用。

第三节　χ^2 检验

χ^2 检验（chi square test）也称卡方检验，是英国统计学家 K. Pearson 于 1900 年提出的一种用途较广的假设检验方法，常用于定性资料的统计推断。实际工作常用于检验两个或多个样本率及构成比之间的差别有无统计学意义，两种属性或特征之间是否有关系以及拟合优度检验（goodness of fit test）等。本节主要介绍独立四格表资料的 χ^2 检验，配对四格表资料的 χ^2 检验，以及行×列表的 χ^2 检验。

一、χ^2 检验的基本思想

例 8-7　某医师为比较中药和西药治疗轻中度抑郁症的疗效，随机抽取 75 例轻中度抑郁症患者分成中药组和西药组，结果中药组治疗 40 例，有效 32 例，西药组治疗 35 例，有效 23 例，结果见表 8-1。试分析中西药治疗轻中度抑郁症的疗效是否有差别？

表 8-1　中西药治疗轻中度抑郁症有效率的比较

处理组	有效	无效	合计	有效率（%）
中药组	32（a）	8（b）	40（$a+b$）	80.0
西药组	23（c）	12（d）	35（$c+d$）	65.7
合计	55（$a+c$）	20（$b+d$）	75（n）	73.3

由表 8-1 可见，a、b、c、d 为 4 个基本数据，其余数据均可由这 4 个数据计算出来的，这样的数据形式常称为 2×2 列联表（2×2 contingency table），亦称四格表（fourfold table）。

例 8-7 的检验假设 $H_0: \pi_1 = \pi_2$，即两种治疗方法的总体有效率相同，两样本有效率的差别仅由于抽样误差所致。可以用两样本合计的有效率 73.3% 作为总体有效率的点估计，即 $H_0: \pi_1 = \pi_2 = 73.3\%$。在此假设成立的基础上，可以推断每个格子的期望频数，称为理论频数（theoretical frequency），用符号 T 来表示；样本观察到的频数称为实际频数（actual frequency），用符号 A 表示。若 H_0 成立，则中药组理论有效人数应为 $40 \times 73.3\% = 29.3$（人），西药组理论有效人数应为 $35 \times 73.3\% = 25.7$（人），按此算得两组的理论无效人数分别为 10.7 人和 9.3 人。

实际计算中，理论频数 T 可用公式（8-11）来计算：

$$T_{RC} = \frac{n_R n_C}{n} \tag{8-11}$$

式中 T_{RC} 表示第 R 行第 C 列格子的理论频数，n_R 为该格子相应行的合计数，n_C 为该格子相应列的合计数，n 为总例数。

例如表 8-1 第一行第一列格子的理论频数为：

$$T_{11} = \frac{40 \times 55}{75} = 29.3$$

又因为四格表的每行和每列都只有两个格子,而每行和每列的合计数都是固定的,所以求出其中任意一格子的理论频数后,其余格子的理论频数可以用减法求出,如:

$$T_{12} = 40 - 29.3 = 10.7$$

$$T_{21} = 55 - 29.3 = 25.7$$

$$T_{22} = 35 - 25.7 = 9.3$$

利用实际频数 A 与相应的理论频数 T,得到 χ^2 统计量为:

$$\chi^2 = \sum \frac{(A_i - T_i)^2}{T_i} \tag{8-12}$$

可以看出公式(8-12) χ^2 值的大小,反映了实际频数与理论频数的吻合程度,吻合程度高, χ^2 值就小;反之, χ^2 值就大。

由公式(8-12)还可看出, χ^2 值的大小除取决于 $A-T$ 的差值外,还与基本数据的格子数有关,故 χ^2 值一般随着格子数的增多而加大,严格地说是与自由度有关。四格表及行×列表的自由度,是指在表中周边合计数不变的前提下,基本数据可以自由变动的格子数。如表8-1中基本数据有四个,其中任一格子数据发生变化,其余三个格子数据由于受周边合计数的限制,只能随之相应变动,故其自由度为1;若基本数据大于4个,则自由度也必大于1。自由度 ν 可由公式(8-13)求得。

$$\nu = (行数-1)(列数-1) \tag{8-13}$$

χ^2 检验的基本思想是:如果检验假设成立,则两种疗法的有效率的差异仅是抽样误差引起的,相差不会太大,由此而计算出来的理论频数(T)与实际频数(A)也不会相差很大,即 χ^2 值不会相差很大;如果两样本率相差过大,即实际频数与理论频数相差较大, χ^2 值也会相差较大,相应的 P 值也就越小。因此,按照公式(8-12)计算出 χ^2 之后,根据自由度 ν 查附表8, χ^2 界值表,如 $\chi^2 \geqslant \chi^2_{\alpha, \nu}$,则 $P \leqslant \alpha$,根据小概率原理,就有理由怀疑 H_0 的真实性,因而拒绝 H_0,从而作出接受 H_1 的统计推断;如果 $\chi^2 < \chi^2_{\alpha, \nu}$,则 $P > \alpha$,则没有理由拒绝 H_0。

二、独立四格表资料的 χ^2 检验

独立四格表资料亦称2×2列联表资料,其 χ^2 检验主要用于两个样本率(或构成比)的假设检验,属于随机分组设计,而且是随机分为2组的设计。

(一)独立四格表 χ^2 检验基本公式

例8-8 对例8-7资料进行 χ^2 检验。将所给资料按表8-1格式列成表8-2。

表8-2 中西药治疗轻中度抑郁症有效率的比较

处理组	有效	无效	合计
中药组	32(29.3)	8(10.7)	40
西药组	23(25.7)	12(9.3)	35
合计	55	20	75

检验步骤如下:

(1)建立检验假设,确定检验水准

$H_0: \pi_1 = \pi_2$,即中药组和西药组的有效率相同

$H_1:\pi_1\neq\pi_2$，即中药组和西药组的有效率不同

$\alpha=0.05$

（2）计算检验统计量 χ^2 值：首先根据公式（8-11）计算出各格子的理论频数，填在表 8-2 中，用括号标出。按公式（8-12）

$$\chi^2=\sum\frac{(A-T)^2}{T}=\frac{(32-29.3)^2}{29.3}+\frac{(8-10.7)^2}{10.7}+\frac{(23-25.7)^2}{25.7}+\frac{(12-9.3)^2}{9.3}=1.948$$

（3）确定 P 值，作出推断结论：按 $\nu=(2-1)\times(2-1)=1$，查附表 8，χ^2 界值表，得 $\chi^2_{0.10,1}=2.71$，现 $\chi^2<\chi^2_{0.10,1}$，故 $P>0.10$，在 $\alpha=0.05$ 水准上，不拒绝 H_0，差异无统计学意义，尚不能认为中西药治疗轻中度抑郁症的有效率不同。

（二）独立四格表 χ^2 检验的专用公式

对于四格表资料，还可直接用专用公式（8-14）计算 χ^2 值，省去求理论数的过程，以简化运算。

$$\chi^2=\frac{(ad-bc)^2n}{(a+b)(c+d)(a+c)(b+d)}\tag{8-14}$$

按公式（8-14）计算表 8-1 数据：

$$\chi^2=\frac{(ad-bc)^2n}{(a+b)(c+d)(a+c)(b+d)}=\frac{(32\times12-8\times23)^2\times75}{40\times35\times55\times20}=1.948$$

两个公式计算结果完全相同。可以证明，对于四格表资料，公式（8-12）与公式（8-14）是完全等价的。

（三）独立四格表资料的 χ^2 值校正公式

χ^2 界值表是根据连续性分布的理论计算出来的，χ^2 的基本公式只是一种近似。在 n 较大（$n>40$），各个格子的理论数均大于 5 时，这种近似较好。如果自由度为 1 的四格表资料理论频数 T 较小，或总例数 n 较小时，计算得 χ^2 值偏离 χ^2 界值表较远，所得概率偏低，易出现假阳性错误，需要根据以下情况作不同的处理。

1. 任一格的 $1\leqslant T<5$，且 $n\geqslant40$ 时，需计算校正 χ^2 值。

2. 任一格的 $T<1$ 或 $n<40$ 时，用 Fisher 确切概率计算法（具体方法查阅有关统计学书籍）。

公式（8-12）的校正公式为：

$$\chi^2=\sum\frac{(|A-T|-0.5)^2}{T}\tag{8-15}$$

公式（8-14）的校正公式为：

$$\chi^2=\frac{(|ad-bc|-n/2)^2n}{(a+b)(c+d)(a+c)(b+d)}\tag{8-16}$$

这种校正称为连续性校正。

例 8-9　某医师用甲、乙两疗法治疗小儿单纯性消化不良，治疗结果如表 8-3，问：两种疗法的治愈率是否相等？

表 8-3　甲、乙两疗法治疗小儿单纯性消化不良的治愈率比较

疗法	治愈数	未愈数	合计	治愈率（%）
甲	26（28.8）	7（4.2）	33	78.79
乙	36（33.2）	2（4.8）	38	94.74
合计	62	9	71	87.32

（1）建立检验假设,确定检验水准

$H_0:\pi_1=\pi_2$,即甲、乙两疗法的总体治愈率相等

$H_1:\pi_1\neq\pi_2$,即甲、乙两疗法的总体治愈率不等

$\alpha=0.05$

（2）计算检验统计量 χ^2 值:本例有两个格子的 $1<T<5$,且 $n>40$,故对 χ^2 值作校正,按公式（8-16）计算得

$$\chi^2=\frac{(|26\times2-7\times36|-71/2)^2\times71}{33\times38\times62\times9}=2.75$$

（3）确定 P 值,作出推断结论:本例 $v=(2-1)(2-1)=1$,查附表8,χ^2 界值表,得 $\chi^2_{0.05,1}=3.84$,现 $\chi^2<\chi^2_{0.05,1}$,则 $P>0.05$。在 $\alpha=0.05$ 的水准上,不拒绝 H_0,差异无统计学意义。尚不能认为甲、乙两疗法对小儿单纯性消化不良的治愈率不同。

本例若对 χ^2 值不校正,$\chi^2=4.06$,得 $P<0.05$,结论正好相反。

三、配对四格表资料的 χ^2 检验

分类变量资料和数值变量资料一样,有时也通过配对的方法进行试验,如每一对实验对象分别给予不同的处理,或同一实验对象,先后给予不同的处理。只是数值变量资料的配对实验结果是数值变量,而分类变量资料的配对实验结果是分类变量。配对分类变量资料差异性的假设检验,采用配对四格表的 χ^2 检验。

例8-10　有28份白喉病人的咽拭子标本,把每份标本分别接种在甲、乙两种白喉杆菌培养基上,观察两种白喉杆菌生长情况,"+"号表示生长,"-"号表示不生长,结果如表8-4。问:两种白喉杆菌培养基的阳性率有无差别?

表8-4　甲、乙两种白喉杆菌培养基的培养结果

甲　种	乙　种		合　计
	+	-	
+	11(a)	9(b)	20
-	1(c)	7(d)	8
合　计	12	16	28(n)

表8-4中结果有四种情况:两种培养基均生长的对子数为(a),两种培养基均不生长的对子数为(d),这是结果的相同部分;甲培养基生长而乙培养基不生长的对子数为(b),乙培养基生长而甲培养基不生长的对子数为(c),这是结果不同的部分。表8-4和表8-3的区别仅在于设计上,表8-3是两个独立样本,行合计是事先固定的;而表8-4的两份样本"互不独立",行合计是事先不确定的。

观察结果甲培养基的阳性培养率为 $\frac{20}{28}=71.4\%$,乙培养基的阳性培养率为 $\frac{12}{28}=42.9\%$,比较总体阳性培养率是否相同不能用前面所述独立四格表 χ^2 检验方法,原因是前面的方法要求"两组样本相互独立",而现在我们所遇到的实质上是一组样本,即使分成了两份,也是"两份互不独立的样本",需要用配对四格表资料的 χ^2 检验方法进行检验。

若 H_0 成立,白喉杆菌生长状况不一致的两个各自理论频数都应该是 $\frac{b+c}{2}$。由公式8-12 χ^2 检验的基本公式

$$\chi^2=\frac{\left(b-\frac{b+c}{2}\right)^2}{\frac{b+c}{2}}+\frac{\left(c-\frac{b+c}{2}\right)^2}{\frac{b+c}{2}}$$

化简后即得到,配对四格表资料 χ^2 值的计算公式

$$\chi^2 = \frac{(b-c)^2}{b+c}, \quad v=1 \tag{8-17}$$

若 $b+c<40$,需按公式(8-18)计算校正 χ^2 值。

$$\chi^2 = \frac{(|b-c|-1)^2}{b+c}, \quad v=1 \tag{8-18}$$

由以上公式看出,分析两种培养基的阳性率有无差别,只考虑结果不同部分的差异。若两种培养基阳性率无差别,则总体的 $B=C$,但是由于抽样误差的影响,可能样本的 $b \neq c$,为此须进行假设检验。以上检验称为 McNemar 检验。

本例检验步骤如下:

(1) 建立检验假设,确定检验水准

H_0:总体 $B=C$,即两种白喉杆菌培养基的阳性率相同

H_1:总体 $B \neq C$,即两种白喉杆菌培养基的阳性率不同

$\alpha = 0.05$

(2) 计算检验统计量 χ^2 值:本例 $b=9$, $c=1$, $b+c<40$,故按公式(8-18)计算为

$$\chi^2 = \frac{(|9-1|-1)^2}{9+1} = 4.90$$

(3) 确定 P 值,作出推断结论:查附表 8, χ^2 界值表,得 $\chi^2_{0.05,1} = 3.84$,现 $\chi^2 > \chi^2_{0.05,1}$,故 $P < 0.05$。在 $\alpha = 0.05$ 的水准上,拒绝 H_0,接受 H_1,差异有统计学意义。可认为甲、乙两种白喉杆菌培养基的阳性率有差别,甲培养基培养效果优于乙培养基。

四、行×列表资料的 χ^2 检验

当行或列分组超过两组时,统称为行×列表,简记为 $R \times C$ 表。行×列表的 χ^2 检验主要用于解决多个独立样本率或多个独立样本构成比的比较以及有序分类资料的关联性检验。其 χ^2 检验除可用基本公式(8-12)外,还可用下面简捷公式,它省去计算理论频数的麻烦,简化运算。

$$\chi^2 = n\left(\sum \frac{A^2}{n_R n_C} - 1\right) \tag{8-19}$$

式中 n 为总例数, A 为每格子的实际频数, n_R、n_C 分别为与某格子实际频数(A)同行、同列的合计数。

(一)多个独立样本率比较的 χ^2 检验

例 8-11 某医院用三种方案治疗急性无黄疸型病毒肝炎 254 例,观察结果见表 8-5,问:三种疗法的有效率是否不同?

表 8-5　三种方案治疗急性无黄疸型病毒肝炎的疗效比较

组别	有效	无效	合计	有效率(%)
西药组	51	49	100	51.00
中药组	35	45	80	43.75
中西药结合组	59	15	74	79.73
合计	145	109	254	57.09

该资料是三个独立样本率的比较,行数 $R=3$,列数 $C=2$,称为 3×2 列联表。 χ^2 检验步骤如下:

（1）建立检验假设,确定检验水准

$H_0: \pi_1 = \pi_2 = \pi_3$,即三种治疗方案疗效相同

$H_1: \pi_1 、 \pi_2 、 \pi_3$,不同或不完全相同

$\alpha = 0.05$

（2）计算检验统计量 χ^2 值:根据公式(8-19)

$$\chi^2 = 245 \times \left(\frac{51^2}{100 \times 145} + \frac{49^2}{100 \times 109} + \frac{35^2}{80 \times 145} + \frac{45^2}{80 \times 109} + \frac{59^2}{74 \times 145} + \frac{15^2}{74 \times 109} - 1 \right)$$

$$= 22.81$$

（3）确定 P 值,作出推断结论:按 $\nu = (3-1)(2-1) = 2$,查附表8, χ^2 界值表,得 $\chi^2_{0.005,2} = 10.60$,现 $\chi^2 > \chi^2_{0.005,2}$,故 $P < 0.005$,按 $\alpha = 0.05$ 水准,拒绝 H_0,接受 H_1,差异有统计学意义。可以认为该医院用三种方案治疗急性无黄疸型病毒性肝炎的总体有效率不全相同。

（二）无序分类资料构成比比较的 χ^2 检验

例8-12 调查2009年某地城市和农村20至40岁已婚妇女避孕方法,结果如表8-6所示,试分析该地城市和农村已婚妇女避孕方法的总体构成是否不同。

表8-6 2009年某地城市和农村已婚妇女避孕方法比较

地区	节育器	服避孕药	避孕套	其他	合计
城市	153	33	165	40	391
农村	320	75	43	18	456
合计	473	108	208	58	847

该资料是独立两组四分类资料,统计分析的目的是分析该地城市和农村20至40岁已婚妇女避孕方法总体的内部构成有无差别。应采用行×列表资料的 χ^2 检验进行假设检验。检验步骤如下:

（1）建立检验假设,确定检验水准

H_0:城市和农村已婚妇女避孕方法总体的分布构成相同

H_1:城市和农村已婚妇女避孕方法总体的分布构成不同

$\alpha = 0.05$

（2）计算检验统计量 χ^2 值

$$\chi^2 = 847 \times \left(\frac{153^2}{391 \times 473} + \frac{33^2}{391 \times 108} + \frac{165^2}{391 \times 208} + \frac{40^2}{391 \times 58} \right.$$
$$\left. + \frac{320^2}{456 \times 473} + \frac{75^2}{456 \times 108} + \frac{43^2}{456 \times 208} + \frac{18^2}{456 \times 58} - 1 \right) = 154.176$$
$$\nu = (2-1)(4-1) = 3$$

（3）确定 P 值,作出推断结论:按 $\nu = (2-1) \times (4-1) = 3$,查附表8, χ^2 界值表,得 $\chi^2_{0.005,3} = 12.84$,现 $\chi^2 > \chi^2_{0.005,3}$,故 $P < 0.005$,按 $\alpha = 0.05$ 水准,拒绝 H_0,接受 H_1,差异有统计学意义。可以认为该地城市和农村20～40岁已婚妇女避孕方法总体分布构成不同。

（三）行×列表资料的 χ^2 检验的注意事项

1. χ^2 检验要求理论频数不宜太小,否则将导致分析的偏性。一般认为行×列表中不宜有1/5以上格子的理论频数小于5,或有一个理论频数小于1。一般认为,对理论频数太小的有三种处理方法:①最好增加样本含量以增大理论频数;②删去理论频数太小的行和列;③将理论频数较小的行或列与邻行或邻列合并以增大理论频数。但后两法可能会损失信息,实际应用较少,一般不推荐使用。当出现后两种情况时可考虑使用确切概率法,在统计软件中都有确切概率法

的计算结果。

2. 当多个独立样本率(或构成比)比较的 χ^2 检验,结论为拒绝检验假设,只能认为各总体率(或总体构成比)之间不全相等,但不能认为彼此间都不相等。若要比较彼此间的差别,可用下述行×列表的多重比较法进行两两比较。

3. 对于行×列表单向有序资料组间的比较,宜用第九章秩和检验,如作 χ^2 检验只说明各处理组的效应在构成比上有无差异,而不能说明组间整体效应的差异。

五、多个独立样本率间的两两比较

当多个独立样本率比较行×列表资料 χ^2 检验有统计学意义(拒绝 H_0)时,只能说明各组总体率之间总的来说有差别,并不能说明它们彼此之间都有差别。若要明确具体是哪两组间有差别,还需进一步做两两比较,亦称多重比较。若直接用四格表资料的 χ^2 检验进行两两比较,将会增加出现第一类错误的概率。因此,需要采用多个独立样本率两两比较的方法。

多个独立样本率间两两比较有 χ^2 分割法,Schffë 可信区间法和 Bonferroni 方法,应用这些方法能够保证假设检验中第一类错误的概率不变。这里仅介绍最简单的 Bonferroni 方法,其基本思想是根据重复检验的次数重新规定检验水准 α'。这种方法比较的组数不宜过多,通常有两种情况。

（一）多个实验组间的两两比较

分析目的为 k 个实验组间任何两个率均进行比较,检验水准为 α' 可用公式(8-20)估计

$$\alpha' = \frac{\alpha}{\dfrac{k(k-1)}{2}} \tag{8-20}$$

公式中 k 为需要比较率的组数。

例 8-13 对例 8-11 中表 8-5 的资料进行比较,推断是否任意两种疗法治疗急性无黄疸型病毒性肝炎的有效率均有差别?

即对三个实验组间进行两两比较,检验水准 α' 用公式(8-20)估计

$$\alpha' = \frac{0.05}{3 \times (3-1)/2} = 0.0167$$

（1）建立检验假设,确定检验水准

$H_0 : \pi_A = \pi_B$,即任意两对比组总体有效率相同

$H_1 : \pi_A \neq \pi_B$,即任意两对比组总体有效率不同

$\alpha' = 0.0167$

（2）计算检验统计量:将三个试验组间两两比较的四格表及用公式(8-12)分别计算任意两对比组的检验统计量 χ^2 值结果见表 8-7。

表 8-7 三种疗法治疗急性无黄疸型肝炎有效率的两两比较

对比组	有效	无效	合计	χ^2	P
西药组	51	49	100	0.94	>0.25
中药组	35	45	80		
合计	86	94	180		
中药组	35	45	80	20.93	<0.005
中西药结合组	59	15	74		
合计	94	60	154		

续表

对比组	有效	无效	合计	χ^2	P
西药组	51	49	100		
中西药结合组	59	15	74	15.10	<0.005
合计	110	64	174		

（3）确定 P 值,作出推断结论:按 $\alpha'=0.0167$ 检验水准,西药组与中药组相比,接受 H_0,两组间差别无统计学意义;中西药结合组与中药组、西药组相比,均拒绝 H_0,差别有统计学意义,说明中西药结合组治疗急性无黄疸型病毒性肝炎的疗效比单纯中药、单纯西药均好。

（二）实验组与同一个对照组的比较

分析目的为各实验组与同一对照组比较,而实验组间不需要比较。检验水准为 α' 可用式 (8-21) 估计

$$\alpha'=\frac{\alpha}{k-1} \tag{8-21}$$

例 8-14　仍对例 8-11 中表 8-5 的资料进行比较,以西药组为对照组,中药组与中西药结合组为实验组,分析实验组与对照组总体有效率有无差别?

各实验组与同一对照组比较,检验水准 α' 用式 (8-21) 估计

$$\alpha'=\frac{\alpha}{k-1}=\frac{0.05}{3-1}=0.025$$

（1）建立检验假设,确定检验水准

$H_0:\pi_T=\pi_c$,即各实验组与对照组总体有效率相同

$H_1:\pi_T\neq\pi_c$,即各实验组与对照组总体有效率不同

$\alpha'=0.0250$

（2）计算检验统计量:计算结果见表 8-7。

（3）确定 P 值,作出推断性结论:按 $\alpha'=0.025$ 检验水准,中药组与西药组相比,接受 H_0,两组间差别无统计学意义;中西药结合组与西药组相比,拒绝 H_0,接受 H_1,差别有统计学意义,说明中西药结合组治疗急性无黄疸型病毒性肝炎的疗效比单纯西药好。

 学习小结

1. 从同一总体中重复地随机抽取若干个样本,各样本率之间以及样本率与总体率之间的差异,叫做率的抽样误差。反映率的抽样误差大小的指标是率的标准误,若总体率为 π,率的标准误为 $\sigma_p=\sqrt{\dfrac{\pi(1-\pi)}{n}}$,样本估计值为 $S_p=\sqrt{\dfrac{p(1-p)}{n}}$。

2. 根据样本含量 n 和样本率 p 的大小,总体率的区间估计方法有两种。当样本含量较小时,比如 $n\leq50$,特别是当样本率 p 非常接近 0 或 1 时,用查表法。当 n 足够大,且 np 和 $n(1-p)$ 均大于 5 时,用正态近似法。

3. 当 n 足够大,且 $n\pi$ 和 $n(1-\pi)$ 均大于 5 时,样本率与总体率比较用 z 检验,当 n_1p_1、$n_1(1-p_1)$、n_2p_2、$n_2(1-p_2)$ 均大于 5（即两样本的阳性人数和阴性人数均大于 5）时,两样本率比较也用 z 检验。

4. χ^2 检验是一种以 χ^2 分布为基础,以 χ^2 值为检验统计量的计数资料的假设检验方法。χ^2 值反映实际频数和理论频数的符合程度。χ^2 检验基本公式: $\chi^2=\sum\dfrac{(A-T)^2}{T}$,自由度

$v=(R-1)(C-1)$。

  5. 独立四格表χ^2检验的注意事项：

  （1）当$n\geq40,T\geq5$时，用四格表χ^2检验的基本公式或专用公式计算χ^2值。

  （2）当$n\geq40,1\leq T<5$时，需要用校正公式计算χ^2值。

  （3）当$n<40$或$T<1$时，不宜计算χ^2值，需采用四格表的 Fisher 确切概率法计算概率。

  6. 对配对设计的四格表资料，若比较两种因素间有无差别，应采用配对χ^2检验，也称为 McNemar 检验。

  7. 一般认为行×列表中不宜有 1/5 以上格子的理论频数小于 5，或有一个理论频数小于 1。

  8. 进行多个独立样本率（或构成比）比较的χ^2检验，拒绝检验假设时，只能认为各总体率（或构成比）不全相同，而不能认为每两组之间都有差异。如果需要知道各组之间是否不同，需要进一步进行组间的两两比较。

（袁作雄）

复　习　题

一、最佳选择题

1. 两样本率分别为p_1和p_2，其样本含量分别为n_1和n_2，则合并率p_c为（ ）

  A. $p_c=p_1+p_2$ B. $p_c=\dfrac{(p_1+p_2)}{2}$ C. $p_c=\sqrt{p_1p_2}$

  D. $p_c=\dfrac{n_1p_1+n_2p_2}{n_1+n_2}$ E. $p_c=\dfrac{p_1+p_2}{n_1+n_2}$

2. 由样本估计总体率的 95% 可信区间的计算公式为（ ）

  A. $\pi\pm1.96S_p$ B. $\pi\pm1.96\sigma_p$ C. $\bar{X}\pm1.96S_p$

  D. $p\pm1.96S_p$ E. $p\pm t_{0.05,v}S_p$

3. 研究某种新药的降压效果，对 100 人进行试验，其有效率的 95% 可信区间为 86.2% ~ 92.6%，表示（ ）

  A. 样本有效率在 86.2% ~ 92.6% 之间的概率是 95%

  B. 有 95% 的把握认为有效率在此范围内波动

  C. 有 95% 的患者有效率在此范围

  D. 总体率估计的抽样误差有 95% 的可能在此范围

  E. 该区间包括总体有效率的可能性为 95%

4. 四格表资料理论频数的计算公式是（ ）

  A. $T_{RC}=\dfrac{n\times n_C}{n}$ B. $T_{RC}=\dfrac{n_R\times n_C}{n}$ C. $T_{RC}=\dfrac{n}{n_R\times n_C}$

  D. $T_{RC}=\dfrac{n\times n_R}{n_C}$ E. $T_{RC}=\dfrac{n}{n\times n_C}$

5. 独立四格表资料χ^2检验的连续性校正条件是（ ）

  A. $T<5$ B. $T<1$ 或 $n<40$ C. $T<1$ 且 $n<40$

  D. $T<5$ 或 $n<40$ E. $1\leq T<5$ 且 $n>40$

6. 利用χ^2检验不适合解决的实际问题是（ ）

A. 比较两种药物的有效率   B. 检验某种疾病与基因多态性的关系

C. 有序试验结果的药物疗效   D. 药物三种不同剂量显效率有无差别

E. 两组病情"轻、中、重"的构成比例

7. 欲比较两组资料阳性反应率,在样本量足够大的情况下,应采用( )

A. 独立四格表 χ^2 检验   B. 校正四格表 χ^2 检验

C. Fisher 确切概率法   D. 配对 χ^2 检验

E. 校正配对 χ^2 检验

8. 进行四组样本率比较的 χ^2 检验,如 $\chi^2 > \chi^2_{0.01,3}$,可认为( )

A. 四组样本率均不相同   B. 四组总体率均不相同

C. 四组样本率相差较大   D. 至少有两组样本率不相同

E. 至少有两组总体率不相同

9. 从甲、乙两文中,查到同类研究的两个率比较的 χ^2 检验,甲文 $\chi^2 > \chi^2_{0.01,1}$,乙文 $\chi^2 > \chi^2_{0.05,1}$,可认为( )

A. 两文结果有矛盾   B. 两文结果一致

C. 甲文结果更为可信   D. 乙文结果更为可信

E. 甲文说明总体的差异较大

10. 用触诊和 X 光片检查对 80 名妇女作乳癌检查,触诊有 30 名阳性,X 光片有 50 名阴性,两种方法均阳性者 10 名,两种方法检查均为阴性的人数是( )

A. 20   B. 30   C. 50   D. 40   E. 60

二、简答题

1. 如何理解率的抽样误差?

2. 率的标准误的统计学意义是什么?

3. 总体率的 95% 可信区间的估计方法有哪些?其统计学意义是什么?

4. 列联表资料的理论频数和自由度如何计算?

5. 独立四格表资料 χ^2 检验的适用条件和连续性校正条件各是什么?

6. 简述行×列表资料 χ^2 检验的注意事项。

三、综合应用题

1. 抽样调查了某校 200 名 10 岁儿童的牙齿,其中患龋齿 130 人,试估计该校儿童患龋齿率的 95% 的可信区间。

2. 某神经内科医师观察 291 例脑梗死病人,其中 102 例病人采用西医疗法,其他 189 例病人采用中西医结合疗法,观察一年后,单纯用西医疗法组的病人死亡 13 例,采用中西医结合疗法组的病人死亡 9 例,试分析两组病人的死亡率的差异是否有统计学意义?

3. 某医院研究中药治疗急性心肌梗死的疗效,临床观察结果见表 8-8。问:两种疗法患者的病死率是否不同?

表 8-8 两种药治疗急性心肌梗死的疗效

组别	存活	死亡	合计	病死率(%)
中药组	65	3	68	4.41
非中药组	12	2	14	14.29
合计	77	5	82	6.10

4. 某医院 147 例大肠杆菌标本分别在 A,B 两种培养基上培养,然后进行检验,结果见表 8-9。试分析两种培养基的检验效果是否不同?

表 8-9　A、B 两种培养基上培养大肠杆菌标本结果

A 培养基	B 培养基		合　计
	+	-	
+	59	36	95
-	15	37	52
合　计	74	73	147

5. 某医师观察三种降血脂药 A, B, C 的临床疗效,观察 3 个月后,按照患者的血脂下降程度分为有效与无效,结果见表 8-10。问:三种药物的降血脂效果是否不同?

表 8-10　三种药物降血脂的疗效

药物	有效	无效	合计
A	120	25	145
B	60	27	87
C	40	22	62
合　计	220	74	294

第九章

秩 和 检 验

学习目标

1. 掌握:配对设计差值的符号秩和检验;成组设计资料两样本比较的秩和检验;成组设计多样本比较的秩和检验步骤。

2. 熟悉:非参数统计基本概念和特点。

3. 了解:指标变量为有序分类变量假设检验应注意的问题。

第一节　非参数统计的概念

前面讲的 z 检验、t 检验和 F 检验是以抽样总体为正态分布以及方差齐性为条件,其统计推断的是两个或多个总体均数(总体参数)是否相等,这类统计方法称为参数统计(parametric statistics)。然而,在实际工作中所获得的资料并非都服从正态分布,有的资料总体分布类型未知;有的资料已知总体分布类型,但不服从正态分布;或者某些变量可能无法精确测量。解决这类问题就是要寻求一种不依赖总体分布的具体形式的统计方法,这类方法不对总体参数进行推断,故称非参数统计(nonparametric statistics)。它检验的是分布,而不是参数。不依赖于总体分布类型,不考虑总体参数,而对总体的分布或分布位置进行假设检验的方法称为非参数检验(nonparametric test)。这类检验方法又称为任意分布检验(distribution-free test)。通常情况下,非参数检验适用于以下类型的资料:

1. 有序分类变量资料。如疗效按治愈、显效、有效、无效分组的资料;临床化验结果按"-、±、+、++、+++、++++"分组的资料等。

2. 偏态分布资料。当观察值呈偏态或极度偏态分布,而又未经变量变换或虽经变换但仍未达到正态或近似正态分布。

3. 分布不明的资料。如新指标分布特征不明;小样本(如小于 50 例),但不趋向正态分布资料。

4. 各组方差明显不齐,且不易变换达到齐性。

5. 组内个别观察值偏离过大的资料。这里指随机的偏离,而不是"过失误差"。

6. 开口分组资料。数据分组某一端或两端无明确数值的资料,只给出一个下限或上限,而没有具体数值,如<0.01μg、≥60 岁等。

非参数检验的主要优点是不受总体分布的限制,适用范围广。但对适宜用参数统计检验的资料,若用非参数检验处理,常损失部分信息,降低统计检验效率,即出现第二类错误的概率 β 比参数检验大。因此,对于适合参数统计检验条件或经变量变换后适合于参数统计检验的资料,最好用参数检验。当资料不具备用参数检验的条件时,非参数检验便是很有效的分析方法。

非参数统计方法很多,本章主要介绍基于秩次的非参数检验,也称秩和检验(rank sum

test)。秩和检验具有使用灵活,易于对各种设计类型的资料进行假设检验,检验效率较高等特点。

第二节　配对设计资料的符号秩和检验

符号秩和检验(wilcoxon signed-rank test)是 Wilcoxon 于 1945 年提出的,亦称为差数秩和检验。可用于推断总体中位数是否等于某个特定值,还可用于配对样本差值的总体中位数是否为 0。

例9-1　某研究者欲研究保健食品对小鼠抗疲劳作用,将同种属的小鼠按性别和年龄相同、体重相近配成对子,共 10 对,并将每对中的两只小鼠随机分到保健食品两个不同的剂量组,到一定时期将小鼠杀死,测得其肝糖原含量(mg/100g),结果如表 9-1。问:不同剂量组的小鼠肝糖原含量有无差别?

表9-1　不同剂量组小鼠肝糖原含量(mg/100g)

小鼠对子号 (1)	中剂量组 (2)	高剂量组 (3)	差值 (4)=(3)-(2)	秩次 (5)
1	620	958	338	10
2	866	838	−28	−5
3	641	789	148	8
4	813	815	2	1.5
5	739	783	44	6
6	899	911	12	3
7	760	758	−2	−1.5
8	695	871	176	9
9	750	862	112	7
10	793	805	12	4
			$T_+ = 48.5, T_- = 6.5$	

对表 9-1 中第(4)栏差值进行正态性检验,$W=0.843$,$P=0.048$,因此,不满足样本来自正态分布的条件,该资料宜用配对资料符号秩和检验。

检验步骤如下:

1. 建立检验假设,确定检验水准

H_0:差值的总体中位数 $M_d = 0$

H_1:差值的总体中位数 $M_d \neq 0$

$\alpha = 0.05$

2. 计算检验统计量 T 值

(1) 求差值:计算每对观察值的差值,见表 9-1 第(4)栏。

(2) 编秩次:按差值的绝对值从小到大编秩次,即 1、2、3、…、n,并按差值的正负标上正负号,如表 9-1 第(5)栏。编秩次时应注意:①遇差值为 0 时,弃去不计,对子数 n 随之减少;②遇有差值相等,符号相同时,按顺序编秩次并标上相应的正负号,如本例差值有两个 12,按顺序编为 3、4 即可;③遇有差值相同,但符号不同时,要取平均秩次并分别标上相应的正负号,如本例差值的绝对值有两个 2,它们的位次为 1 和 2,取平均秩次为 $(1+2)/2 = 1.5$。

（3）求秩和并确定检验统计量 T 值：分别求出正负秩次之和，正秩和以 T_+ 表示，负秩和的绝对值以 T_- 表示。T_+ 及 T_- 之和等于 $n(n+1)/2$，即 $1+2+3+\cdots+n$ 之和。此式可验算 T_+ 和 T_- 计算是否正确。本例 $T_+=48.5$，$T_-=6.5$，其和为 55，而 $10(10+1)/2=55$，可见 T_+，T_- 计算无误。

任取 T_+（或 T_-）作检验统计量 T，本例取 $T=6.5$。

3. 确定 P 值，作出推断结论

（1）查表法：当 $n \leqslant 50$ 时，查附表 9，T 界值表。查表时，自左侧找到 n，若检验统计量 T 值在上、下界值范围内，其 P 值大于表上方相应概率水平，差异无统计学意义；若 T 值恰等于上、下界值或在界值的范围以外，则 P 值等于或小于相应的概率水平，差异有统计学意义。本例 $n=10$，$T=6.5$，查附表 9，T 界值表，双侧 $T_{0.05,10}$ 为 8～47，故 $P<0.05$。按 $\alpha=0.05$ 的水准，拒绝 H_0，接受 H_1，差异有统计学意义。可以认为该保健食品的不同剂量对小鼠肝糖原含量的作用不同，高剂量组较高。

（2）正态近似法：当 $n>50$ 超出了附表 9，T 界值表的范围，可按公式（9-1）计算 z 值。

$$z=\frac{|T-n(n+1)/4|-0.5}{\sqrt{n(n+1)(2n+1)/24}} \tag{9-1}$$

因为当 n 逐渐增大时，T 值的分布将逐渐逼近于均数为 $n(n+4)/4$，标准差为 $\sqrt{n(n+1)(2n+1)/24}$ 的正态分布，故可按正态分布进行 z 检验并作出结论。又因为 T 值是不连续的，而 z 分布是连续的，故公式（9-1）中用了连续性校正数 0.5，但一般影响甚微，常可省略。

当相同差数（不包括差数为 0 者）的个数较多时，用公式（9-1）求得 z 值偏小，宜改用（9-2）校正公式。

$$z_c=\frac{|T-n(n+1)/4|-0.5}{\sqrt{\dfrac{n(n+1)(2n+1)}{24}-\dfrac{\sum(t_j^3-t_j)}{48}}} \tag{9-2}$$

式中 t_j 为第 $j(j=1,2,\cdots)$ 个相同差值的个数。假如差值中有 2 个 3，3 个 5，3 个 6，则 $\sum(t_j^3-t_j)=(2^3-2)+(3^3-3)+(3^3-3)=54$。

本法的基本思想是：若两组处理的效应相同，则每对变量差值的总体分布是以 0 对称的，即差数的总体中位数为 0。说明在 H_0 成立的条件下，样本的 T_+ 和 T_- 应相近，均接近于其均数 $n(n+1)/4$，则 z 值较小；反之，若样本的 T_+ 和 T_- 相差较大，则 z 值较大，H_0 成立的可能性较小，即由抽样误差所致的可能性较小，当 $P \leqslant \alpha$ 时，就拒绝 H_0。

第三节 两组独立样本比较的秩和检验

两样本比较的秩和检验（Wilcoxon 两样本比较法）适用于完全随机设计两组数值变量资料和有序分类变量资料的比较，用于推断两样本分别代表的总体分布是否不同。

一、两组数值变量资料的秩和检验

例 9-2 测得铅作业与非铅作业工人的血铅值（μmol/L）如表 9-2 第（1）和（2）栏。问：铅作业工人的血铅值是否高于非铅作业工人血铅值？

对表 9-2 资料经方差齐性检验 $F=9.519$，$P=0.008$，因此，不满足参数检验的条件，该资料宜用 Wilcoxon 两样本比较法。

表 9-2 两组工人血铅值的秩和检验

非铅作业组 （1）	秩次 （2）	铅作业组 （3）	秩次 （4）
0.24	1	0.82	9
0.24	2	0.86	10.5
0.29	3	0.96	12
0.34	4	1.20	14
0.43	5	1.63	15
0.58	6	2.06	16
0.62	7	2.11	17
0.72	8		
0.86	10.5		
1.01	13		
$n_2 = 10$	$T_2 = 59.5$	$n_1 = 7$	$T_1 = 93.5$

1. 建立检验假设，确定检验水准

H_0：两组工人血铅值的总体分布位置相同

H_1：铅作业组工人血铅值高于非铅作业组

单侧 $\alpha = 0.05$

2. 计算检验统计量 T 值

（1）编秩次：将两组原始数据由小到大统一编秩次，编秩次时如遇同组相同数据按顺序编秩次，如本例非铅作业组有 2 个 0.24，分别编秩次 1、2 即可；如遇不同组相同数据取原秩次的平均秩次，如两组各有一个 0.86，原秩次为 10 和 11，各取平均秩次（10+11）/2=10.5。

（2）求秩和并确定检验统计量 T 值：以 n_1 和 n_2 分别代表两样本含量，以样本含量小者为 n_1，其秩和 T_1 为统计量 T；若 $n_1 = n_2$，可取任一组的秩和为 T。本例 $n_1 = 7$，$n_2 = 10$，检验统计量 $T = 93.5$。

可用公式（9-3）检验两样本秩和计算是否正确。

$$T_1 + T_2 = n(n+1)/2 \qquad (9-3)$$

式中 $n = n_1 + n_2$。如本例 $T_1 = 93.5$，$T_2 = 59.5$，$n = 7+10 = 17$，则 93.5+59.5=17（17+1）/2=153。

3. 确定 P 值，并作出推断结论

（1）查表法：当 $n_1 \le 10$，$n_2 - n_1 \le 10$ 时，查附表 10，T 界值表。查表时，若统计量 T 值在某一行的上界值、下界值范围内，其 P 值大于表上方相应的概率水平，差异无统计学意义；若 T 值恰等于上界值、下界值或在界值的范围以外，则 P 值等于或小于相应的概率水平，差异有统计学意义。

本例 $T = 93.5$，以 $n_1 = 7$，$n_2 - n_1 = 3$，查附表 10，T 界值表，单侧 $T_{0.005(7,3)}$ 为 37～89，现 T 值在此范围以外，故 $P < 0.005$。按单侧 $\alpha = 0.05$，拒绝 H_0，接受 H_1，差异有统计学意义。故可认为两组工人血铅值的总体分布位置不同，铅作业工人的血铅值高于非铅作业工人。

（2）公式法：当 n_1 或 $n_2 - n_1$ 超出附表 10 的范围，可按公式（9-4）求统计量 z 值。

$$z = \frac{|T - n_1(N+1)/2| - 0.5}{\sqrt{n_1 n_2 (N+1)/12}} \qquad (9-4)$$

式中 $N = n_1 + n_2$。当相同的秩次较多时（超过 25%），应按公式（9-5）对 z 值进行校正，z 值经校正后略大，P 值相应减少。

$$z_c = \frac{z}{\sqrt{C}} \tag{9-5}$$

式中 $C = \frac{1-\Sigma(t_j^3 - t_j)}{N^3 - N}$，$t_j$ 为第 j 个相同秩次的个数。如果 z 值已大于 z_α，亦可不必校正。

本法的基本思想是：若 H_0 成立，则两样本来自分布类型相同的总体，两样本的平均秩和应该相等或非常接近，且都和总体的平均秩和相差很小，n_1 样本的秩和 T 应该接近平均秩和 $n_1(N+1)/2$（N 为各处理组的总例数）。如果二者的偏离程度超出了给定范围，表示得到样本统计量 T 的概率很小，当 $P<\alpha$ 时，则拒绝 H_0。

二、两组有序分类变量资料的秩和检验

例9-3 用某药治疗不同病情的老年慢性支气管炎病人，不同疗效人数见表9-3第（2）和（3）栏。问：该药对两种病情的疗效有无差别？

表9-3　某药对支气管炎两种病情疗效的秩和检验

疗效	单纯型	单纯性合并肺气肿	合计	秩次范围	平均秩次	秩和	
						单纯型	合并肺气肿
（1）	（2）	（3）	（4）	（5）	（6）	（7）=（2）（6）	（8）=（3）（6）
控制	65	42	107	1～107	54.0	3510.0	2268.0
显效	18	6	24	108～131	119.5	2151.0	717.0
有效	30	23	53	132～184	158.0	4740.0	3634.0
无效	13	11	24	185～208	196.5	2554.5	2161.5
合计	126	82	208	—	—	12 955.5	8780.5
	（n_2）	（n_1）				（T_2）	（T_1）

由于本例资料属于有序分类变量资料的比较，宜用 Wilcoxon 两样本比较法。

1. 建立检验假设，确定检验水准

H_0：两种病情病人的疗效总体分布位置相同

H_1：两种病情病人的疗效总体分布位置不同

$\alpha = 0.05$

2. 计算检验统计量 T 值

（1）编秩次：本例为有序分类资料，先计算各等级的合计人数，见第（4）栏，再确定秩次范围。如疗效控制者 107 例，其秩次范围 1～107，平均秩次为（1+107）/2=54，依此得第（6）栏。

（2）求两组的秩和：将第（6）栏分别乘以第（2）、（3）栏，相加即得两组各自的秩和，见第（7）、（8）栏合计。用公式（9-3）检查：$T_1 + T_2 = 8780.5 + 12\ 955.5 = 21\ 736$，$n(n+1)/2 = 208 \times 209/2 = 21\ 736$，可见计算无误。

（3）计算 z 值：由于 $n_1 = 82$，超出了附表10的范围，故需用 z 检验。本例 $n_1 = 82$，$T = 8780.5$，$N = 208$，代入公式（9-4）

$$z = \frac{|8780.5 - 82(208+1)/2| - 0.5}{\sqrt{82 \times 126(208+1)/12}} = 0.4974$$

因为每个等级的人数表示相同秩次的个数 t_j，由于相同秩次过多，故需要按公式（9-5）计算 Z_c 值。

$$C = 1 - \frac{\Sigma(t_j^3 - t_j)}{N^3 - N} = 1 - \frac{(107^3 - 107) + (24^3 - 24) + (53^3 - 53) + (24^3 - 24)}{208^3 - 208} = 0.8443$$

$$z_c = \frac{0.4974}{\sqrt{0.8442}} = 0.5414$$

3. 确定 P 值,作出推断结论 查附表 2,t 界值表($v = \infty$),$Z_{0.50/2} = 0.6745$,现 $z_c < z_{0.50/2}$ 故 $P >$ 0.50。按 $\alpha = 0.05$ 的水准,不拒绝 H_0,差异无统计学意义。尚不能认为该药对两种病情的疗效有差别。

指标变量为有序分类变量假设检验应注意的问题:

1. 两组(或多组)指标变量为有序分类资料的比较,当 $P \leqslant \alpha$,差异有统计学意义时,可分别计算两组(或多组)的平均秩和($\overline{T}_i = T_i / n_i$)来说明两组(或多组)疗效的总的差别。例如表 9-3 可见,按照从控制到无效顺序排列,疗效等级越好,平均秩次越小;疗效等级越差,平均秩次越大,所以平均秩和小的组疗效优于平均秩和大的组。反之,如果按照从无效到控制顺序排列,疗效等级越差,平均秩次越小;疗效等级越好,平均秩次越大,这时平均秩和大的组疗效优于平均秩和小的组。

2. 指标变量为有序分类资料的行×列表,不宜进行 χ^2 检验,因为行×列表在周边合计值不变的情况下,任意调换或列的位置,χ^2 值都不会发生变化。但临床意义发生了明显变化,秩和检验的检验统计量随之发生变化。

第四节 完全随机设计多组独立样本比较的秩和检验

完全随机设计多个样本比较的秩和检验(Kruskal-Wallis 法,即 H 检验)主要适用于不宜用方差分析检验的多组数值变量资料以及有序分类资料的比较,该检验的目的是推断多组样本分别代表的总体分布是否不同。

一、多组数值变量资料的秩和检验

例 9-4 测得某学校教室内 6 个采样点不同时段空气中的 CO_2 含量,结果见表 9-4 第(1)、(3)和(5)栏。问:三个不同时段教室里空气中的 CO_2 含量有无差别?

表 9-4 某学校教室内不同时段空气中 CO_2 含量(mg/m^3)

课前含量 (1)	秩次 (2)	课中含量 (3)	秩次 (4)	课后含量 (5)	秩次 (6)
0.48	1	4.45	12.5	2.95	7
0.53	2	4.73	14	3.07	8
0.55	3	4.77	15	3.18	9
0.58	4	4.82	16	3.20	10
0.58	5	4.89	17	3.30	11
0.62	6	5.00	18	4.45	12.5
$n_1 = 6$	$R_1 = 21$	$n_2 = 6$	$R_2 = 92.5$	$n_3 = 6$	$R_3 = 57.5$

1. 建立检验假设,确立检验水准

H_0:三个不同时段空气中 CO_2 含量总体分布位置相同

H_1:三个不同时段空气中 CO_2 含量总体分布位置不同或不全相同

$\alpha = 0.05$

2. 计算统计检验统计量 H 值

(1) 编秩:将各组资料的观测值从小到大排列起来混合编秩,相同数字在同一组时,顺序编秩;相同数字不在同一组时,取平均秩次。表 9-4 由于有两个相同的观测值 4.45,原顺序为 12,

13,因为这两个观测值出现在不同组内,所以取平均秩次$(12+13)/2=12.5$。

（2）求秩和：分别计算各组的秩和R_i,且$\sum R_i = N(N+1)/2$。本例$R_1=21$,$R_2=92.5$,$R_3=57.5$,且$R_1+R_2+R_3=171$,总秩和$=N(N+1)/2=(18\times19)/2=171$,所以计算无误。

（3）计算H值：根据公式(9-6)计算检验统计量H值。

$$H=\frac{12}{N(N+1)}\sum\frac{R_i^2}{n_i}-3(N+1) \tag{9-6}$$

式中,n_i为各样本含量,$N=\sum n_i$。

当各样本的相同秩次较多时（如超过25%）,如等级资料,由公式(9-6)计算得H值偏小,宜用公式(9-7)求校正H_c值。

$$H_c=\frac{H}{C} \tag{9-7}$$

式中$C=1-\sum(t_j^3-t_j)/(N^3-N)$,$t_j$为第$j$个相同秩次的个数。

本例：$H=\dfrac{12}{18\times19}\left(\dfrac{21^2}{6}+\dfrac{92.5^2}{6}+\dfrac{57.5^2}{6}\right)-3\times19=14.95$

3. 确定P值,作出推断结论

（1）若组数$k=3$,每组例数$n_i\leq5$时,可查附表11,H界值表。若$H<H_\alpha$,则$P>\alpha$;反之,$H\geq H_\alpha$,$P\leq\alpha$。

（2）若组数$k>3$,或每组例数$n_i>5$时,H分布近似服从$v=k-1$的χ^2分布,可查附表8,χ^2界值表,得P值。

本例n_i均为6,$v=k-1=3-1=2$,查附表8,χ^2界值表得：$\chi^2_{0.005,2}=10.60$,现$H=14.95>10.60$,故$P<0.005$。按$\alpha=0.05$的水准,拒绝H_0,接受H_1,差异有统计学意义。可认为该校教室内三个不同时段空气中的CO_2含量有差别。

该方法的基本思想是：如果各组来自同一总体,即H_0成立时,对各组观测值混合编秩号后,各组的平均秩和应近似相等;否则拒绝H_0,可以推断数据的总体分布不同。

二、多组有序变量资料的秩和检验

例9-5 五种病人阴道涂片按巴氏细胞学分级的检查结果,见表9-5第（1）至（6）栏。问：五种病人的细胞学分级有无程度上的差别?

表9-5 五种病人阴道涂片的细胞学分级比较

巴氏分级	慢性炎症伴有化生	不典型增生		原位癌	浸润癌	合计	秩次范围	平均秩次
		轻度	重度					
（1）	（2）	（3）	（4）	（5）	（6）	（7）	（8）	（9）
I	21	19	0	0	0	40	1~40	20.5
II	4	4	41	3	0	52	41~92	66.5
III	0	0	6	11	31	48	93~140	116.5
IV	0	2	3	15	42	62	141~202	171.5
V	0	0	0	21	77	98	203~300	251.5
n_i	25	25	50	50	150	300		
R_i	696.5	998.5	3940	9335	30 180			
$\bar{R}_i$	27.9	39.4	78.8	187.6	201.2			

1. 建立检验假设,确定检验水准

H_0:五种病人细胞学分级的总体分布位置相同

H_1:五种病人细胞学分级的总体分布位置不同或不全相同

$\alpha = 0.05$

2. 计算检验统计量 H 值

（1）编秩:先计算巴氏分级各等级的合计,见表9-5第(7)栏,再确定秩次范围和计算平均秩次,如Ⅰ型病人40例,其秩次范围1~40,平均秩次为$(1+40)/2=20.5$,依次得到表9-5中的第(8)栏和第(9)栏。

（2）求秩和:把表中的第(2)至(6)栏分别乘第(9)栏相加,得到每组病人的秩和。如(2)栏的秩和R_1是用(2)栏各等级的频数与(9)栏平均秩次相乘再求和,即$R_1 = 21 \times 20.5 + 4 \times 66.5 = 696.5$,其余仿此得各$R_i$值。

总秩和$= N(N+1)/2 = 300 \times 301/2 = 45150$,$R_1 + R_2 + R_3 + R_4 + R_5 = 45150$,所以计算无误。

（3）计算 H 值:按公式(9-6)计算得:

$$H = \frac{12}{300(300+1)}\left(\frac{696.5^2}{25} + \frac{998.5^2}{25} + \frac{3940^2}{50} + \frac{9335^2}{50} + \frac{30180^2}{150}\right) - 3(300+1)$$

$$= 184.7$$

由于本例每个等级的频数(即相同秩次的个数)较多,需按公式(9-7)计算校正 H_c 值

$$C = 1 - \frac{(40^3 - 40) + (52^3 - 52) + (48^3 - 48) + (62^3 - 62) + (98^3 - 98)}{300^3 - 300} = 0.9447$$

$$H_c = \frac{H}{C} = \frac{184.7}{0.9447} = 195.53$$

3. 确定 P 值,作出推断结论　本例 $k = 5$,按 $\nu = 5 - 1 = 4$,查附表8,χ^2 界值表得:$\chi^2_{0.005,4} = 14.86$,现 $H_c = 195.53 > 14.86$,故 $P < 0.005$。按 $\alpha = 0.05$ 的水准,拒绝 H_0,接受 H_1,差异有统计学意义。故可认为五种病人的细胞学分级有程度上的差别。

 学习小结

1. 非参数检验是不依赖总体分布类型,也不对总体参数进行推断的一类统计方法。它具有广泛的适应性和较好的稳定性;但若资料符合参数检验条件,用非参数检验会损失部分信息,降低检验效能。

2. 非参数检验方法较多,有秩和检验、符号检验、游程检验等。其中秩和检验是比较系统和完整的一类非参数检验方法。

3. 非参数检验适用于:①等级资料;②总体分布类型不明的资料;③非正态分布的资料;④对比组间方差不齐的资料;⑤一端或两端观察值不确切的资料。

4. 秩和检验是将原数据转换为秩次,比较各组秩和的一类非参数检验方法。不同设计类型的秩和检验其编秩次、求秩和、计算统计量、确定 P 值的方法有所不同。如配对资料编秩次绝对值相等符号相同,顺序编秩次,符号相反时,取平均秩次,正数的秩次为正数,负数的秩次为负数;两样本或多样本编秩次时相同数据不在同一组时取平均秩次。两组平均秩次较多时可考虑统计量的校正。

5. 此外,还需注意有序分类变量资料运用非参数检验可推断各等级强度的总体差别,而 $R \times C$ 列联表 χ^2 检验只是比较不同等级频数分布之间的构成比的差别。

（李新林）

<h1 style="text-align:center">复 习 题</h1>

一、最佳选择题

1. 多个样本分类变量资料比较,当分布类型不清楚时选择( )

    A. 方差分析   B. z 检验   C. 秩和检验

    D. χ^2 检验   E. t 检验

2. 有序分类变量资料的比较宜用( )

    A. t 检验   B. 秩和检验   C. F 检验

    D. 四格表 χ^2 检验   E. $R \times C$ 表 χ^2 检验

3. 非参数统计应用条件是( )

    A. 总体属于某种已知的分布类型   B. 若两组比较,要求两样本方差相等

    C. 总体分布类型未知   D. 要求样本例数很大

    E. 样本数据来自正态总体

4. 下述哪项不是非参数检验特点( )

    A. 不受总体分布的限定   B. 要求资料来自正态总体

    C. 适用于有序分类变量资料   D. 适用范围广

    E. 检验效能可高于参数检验

5. 在进行两样本秩和检验时,以下检验假设正确的是( )

    A. H_0:两样本对应的总体均数相同   B. H_0:两样本均数相同

    C. H_0:两样本对应的总体分布相同   D. H_0:两样本的中位数相同

    E. H_0:两样本差值的中位数相同

6. 两个小样本数值变量资料比较的假设检验,首先应考虑( )

    A. 资料符合哪种检验的条件   B. 秩和检验

    C. t 检验   D. χ^2 检验

    E. 任选一种检验方法

7. 配对比较的符号秩和检验,编秩次时应注意( )

    A. 差值的绝对值相等符号相同时应取平均秩次

    B. 差值的绝对值相等符号不同时应取平均秩次

    C. 不同组的相同数据应取平均秩次

    D. 同组的相同数据应取平均秩次

    E. 因为编秩时取绝对值,所以秩次的符号与差值的符号无关

8. 有序分类变量资料的秩和检验中,各等级平均秩次为( )

    A. 该等级的秩次范围的中位数

    B. 该有序分类变量秩次范围的下界

    C. 该有序分类变量秩次范围的上界、下界的均数

    D. 该有序分类变量秩次范围的上界、下界之和

    E. 该有序分类变量的秩次范围的上界

9. 秩和检验和 t 检验相比,其优点是( )

    A. 计算更简便   B. 公式更为合理

    C. 抽样误差小   D. 不受分布限制

    E. 以上均不是

10. 两个样本比较的秩和检验,编秩次时应注意( )

    A. 差值的绝对值相等符号相同时应取平均秩次

    B. 差值的绝对值相等符号不同时应取平均秩次

    C. 不同组的相同数据应取平均秩次

    D. 同组的相同数据应取平均秩次

    E. 编秩时取绝对值,与差值的符号无关

二、简答题

1. 非参数检验方法有何优点,其应用条件是什么?

2. 秩和检验有哪些优缺点?

3. 如果资料符合参数统计方法应用的条件,且检验结果是 $P<0.05$,差异有统计学意义,那么如果用非参数检验方法,分析结果和结论有可能会怎样?为什么?

4. 在独立样本的秩和检验中,为什么相同秩次出现在不同组时要取平均秩次,而出现在同一组时则不用计算平均秩次?

5. 两组单向有序分类资料的比较,为什么宜用秩和检验而不用 χ^2 检验?

6. "对某资料进行统计分析时,应尽量采用参数检验方法,一般不宜采用非参数检验方法",试评价这种说法是否正确。

三、综合应用题

1. 表9-6的资料是8名健康成年男子服用肠溶醋酸棉酚片前后的精液检查结果,服用时间为 1~3 个月。问:服药后精液中精子浓度有无下降?

表9-6　8名健康成年男子服药前后精子浓度(万/ml)

编号	1	2	3	4	5	6	7	8
服药前	6000	22 000	5900	4400	6000	6500	26 000	5800
服药后	660	5600	3700	5000	6300	1200	1800	2200

2. 雌鼠两组小鼠分别给予高蛋白或低蛋白饲料,实验时间自出生后 28 天到 84 天止,共 8 周。观察各鼠所增体重,结果见表9-7。问:两种饲料对雌鼠体重增加有无显著影响。

表9-7　两种饲料雌鼠体重增加量(g)

高蛋白组	83	97	104	107	113	119	123	124	129	134	146	161
低蛋白组	65	70	70	78	85	94	101	107	122			

3. 对正常人、单纯性肥胖人及皮质醇增多症三组人的血浆皮质醇含量进行测定,其结果见表9-8。问:三组人的血浆皮质醇含量的差异有无统计学意义。

表9-8　三组人的血浆皮质醇测定值

正常人	0.4	1.9	2.2	2.5	2.8	3.1	3.7	3.9	4.6	7.0
单纯性肥胖人	0.6	1.2	2.0	2.4	3.1	4.1	5.0	5.9	7.4	13.6
皮质醇增多症	9.8	10.2	10.6	13.0	14.0	14.8	15.6	15.6	21.6	24.0

4. 某儿科医生欲比较甲、乙、丙三种药物治疗小儿腹泻的疗效,将 522 名小儿腹泻患者随机分为三组,分别采用甲、乙、丙三种药物治疗,结果见表9-9。问:三种药物治疗小儿腹泻的疗效有无差别?

表9-9　三种药物治疗小儿腹泻的疗效比较

疗效	甲药	乙药	丙药	合计
痊愈	175	5	1	181
显效	95	55	5	155
有效	64	6	30	100
无效	45	35	6	86
合计	379	101	42	522

第十章

直线相关与回归

学习目标

1. 掌握:相关与回归的概念;相关系数与回归系数的意义和计算;相关系数与回归系数的假设检验。

2. 熟悉:相关与回归的区别与联系;相关分析与回归分析中应注意的问题;秩相关的应用条件。

3. 了解:最小二乘法原理;线性相关与回归的应用。

在前面章节的统计分析中,我们所研究的资料仅涉及一个变量,主要是描述该变量的统计特征或统计推断。譬如求出该变量的集中趋势和离散程度指标,对该变量进行均数的假设检验或进行方差分析等。然而,自然界中的现象并非孤立存在的,它们相互依赖、相互制约。在医学研究中会涉及两个或两个以上的变量,譬如,人的身高与体重、体温与脉搏、年龄与血压、体重与肺活量等,它们之间存在一定的联系。

一般来说,变量之间的关系分为确定性和非确定性关系两大类,确定性关系就是大家所熟悉的函数关系,譬如,圆的面积 S 和半径 r 的函数关系为 $S = \pi r^2$。另一类则不然,像人的年龄与血压、体重与肺活量之间就不是一个函数关系,同年龄人的血压有高有低,体重相同的人肺活量有大有小,它们是一个变量,我们把这种非确定性关系称为相关关系。研究具有相关关系变量之间的数量关系式的统计方法称为回归分析。本章主要讨论变量间的相关分析(correlation analysis)与回归分析(regression analysis)。

第一节 直 线 相 关

一、相关系数的意义

(一) 散点图

在寻求两个变量的相关关系时,我们首先要把试验数据在直角坐标系中描绘出来,数据点在平面直角坐系上的分布图称为散点图(scatter diagram)。散点图表示因变量随自变量而变化的大致趋势,当两正态分布变量在散点上的变化呈直线趋势时称为直线相关(linear correlation)或称简单相关(simple correlation),反之称为非线性相关(nonlinear correlation)。直线相关常用于分析双变量正态分布(bivariate normal distribution)资料。

图 10-1 给出了几种常见的散点图。在图 10-1 中,图(a)随着 X 的增加 Y 也在增加,称为正相关(positive correlation);图(b)随着 X 的增加 Y 在减少,变化趋势相反,称为负相关(negative correlation);图(e)随着 X 的增加 Y 也在增加,且散点分布在一条直线上,两变量变化趋势相同,称为完全正相关(perfect positive correlation);图(f)则随着 X 的增加 Y 在减少,散点分布在一条

直线上,两变量变化趋势相反,称为完全负相关(perfect negative correlation);图(c)X 与 Y 的变化无任何规律,图(d)X 与 Y 分布在一条曲线上,图(g)X 改变而 Y 不变,图(h)Y 改变而 X 不变,这几种情形称为零相关(zero correlation)。

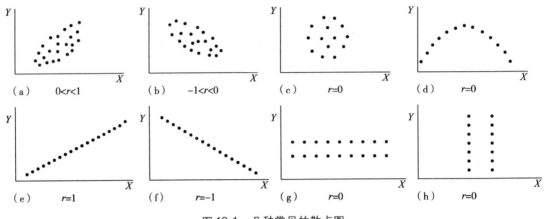

图 10-1　几种常见的散点图

（二）相关关系的种类

1. 按影响因素多少　①单相关:两变量间相关;②复相关:多个变量间相关。

2. 按影响因素的表现方式　①线性相关:变量间呈线性关系;②非线性相关:变量间呈曲线关系。

3. 按相关的方向　①正相关:变量间同增同减;②负相关:变量间此增彼减。

4. 按相关的程度　①完全相关:某一变量的变化完全由其他变量的变化决定;②不完全相关:某一变量的变化不完全由其他变量变化决定;③不相关:某变量的变化不受其他变量变化的影响。

（三）相关的程度和方向

用于描述两变量间相关密切程度和相关方向的指标是相关系数(correlation coefficient),又称为 Pearson 积矩相关系数(Pearson product moment correlation)。样本相关系数用符号 r 表示,总体相关系数用符号 ρ 表示。相关系数没有单位,其取值范围为 $-1 \leqslant r \leqslant 1$,当 r 为正值时称正相关,表示一变量随另一变量的增加而增加;当 r 为负值时称负相关,表示一变量随另一变量的增加而减少。当 $|r|$ 愈接近 1,表示两变量的相关程度愈高;当 $|r|$ 愈接近 0 时,表示两变量相关程度愈低;当 $|r| = 0$ 时,称为零相关,表示两变量无直线相关关系,见示意图 10-1。

一般认为,当样本含量较大的情况下($n \geqslant 100$),大致可按下列标准估计两变量相关的程度:

$$|r| \geqslant 0.7 \text{ 高度相关}$$

$$0.7 > |r| \geqslant 0.4 \text{ 中度相关}$$

$$0.4 > |r| \geqslant 0.2 \text{ 低度相关}$$

二、相关系数的计算

相关系数 r 的计算公式为

$$r = \frac{\sum(X-\bar{X})(Y-\bar{Y})}{\sqrt{\sum(X-\bar{X})^2}\sqrt{\sum(Y-\bar{Y})^2}} = \frac{l_{XY}}{\sqrt{l_{XX}l_{YY}}} \tag{10-1}$$

式中 l_{XX} 与 l_{YY} 分别为变量 X 与 Y 的离均差平方和,l_{XY} 为两变量 X、Y 的离均差积和。

$$l_{XX} = \sum X^2 - \frac{(\sum X)^2}{n} \tag{10-2}$$

$$l_{YY} = \sum Y^2 - \frac{(\sum Y)^2}{n} \tag{10-3}$$

$$l_{XY} = \sum XY - \frac{(\sum X)(\sum Y)}{n} \qquad (10\text{-}4)$$

n 为样本含量。

例 10-1　某医师测量 12 名 20 岁健康男大学生的身高与前臂长,资料见表 10-1。试求身高与前臂长的相关系数。

表 10-1　12 名 20 岁健康男大学生身高与前臂长资料

编号	1	2	3	4	5	6	7	8	9	10	11	12
身高(cm)	165	180	178	170	160	173	183	166	155	188	190	171
前臂长(cm)	43	45	47	47	44	42	46	44	41	49	50	47

（1）绘制散点图:如图 10-2 所示。

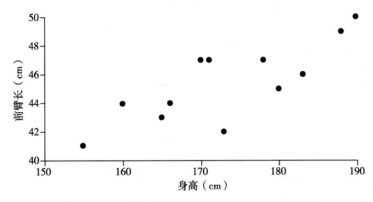

图 10-2　12 名 20 岁男大学生身高与前臂长散点图

（2）列相关系数计算表:从图中可以知,这些点近似分布在一条直线上,呈线性相关。列出相关系数计算表,如表 10-2 所示。

表 10-2　例 10-1 相关系数计算表

编号	身高(cm) X	前臂长(cm) Y	X^2	Y^2	XY
(1)	(2)	(3)	(4)	(5)	(6)
1	165	43	27 225	1849	7095
2	180	45	32 400	2025	8100
3	178	47	31 684	2209	8366
4	170	47	28 900	2209	7990
5	160	44	25 600	1936	7040
6	173	42	29 929	1764	7266
7	183	46	33 489	2116	8418
8	166	44	27 556	1936	7304
9	155	41	24 025	1681	6355
10	188	49	35 344	2401	9212
11	190	50	36 100	2500	9500
12	171	47	29 241	2209	8037
合计	2079	545	361 493	24 835	94 683

（3）计算相关系数 r：已知 $n=12$，把表 10-2 的结果代入公式 10-2，10-3，10-4，10-1 得：

$$l_{XX} = \sum X^2 - \frac{(\sum X)^2}{n} = 361\ 493 - \frac{2079^2}{12} = 1306.25$$

$$l_{YY} = \sum Y^2 - \frac{(\sum Y)^2}{n} = 24\ 835 - \frac{545^2}{12} = 82.92$$

$$l_{XY} = \sum XY - \frac{(\sum X)(\sum Y)}{n} = 94\ 683 - \frac{2079 \times 545}{12} = 261.75$$

$$r = \frac{l_{XY}}{\sqrt{l_{XX} l_{YY}}} = \frac{261.75}{\sqrt{1306.25 \times 82.92}} = 0.7953$$

三、相关系数的假设检验

例 10-1 的相关系数虽然计算出来，但是还不能认为这批健康男大学生的身高与前臂长存在相关关系，因为它只是一个样本相关系数，仅为总体相关系数 ρ 的估计值。要判断 r 是否来自总体相关系数 $\rho=0$ 的一个样本，还需对相关系数进行假设检验后，才能判断两总体是否存在直线相关关系。相关系数的假设检验常用 t 检验法和查表法。

（一）t 检验

$$t_r = \frac{|r-0|}{S_r} = \frac{|r|}{S_r}, \quad 自由度\ \nu = n-2 \tag{10-5}$$

$$S_r = \sqrt{\frac{1-r^2}{n-2}} \tag{10-6}$$

式中 S_r 为相关系数的标准误，n 为样本含量。

例 10-2　对例 10-1 资料所得 r 值，检验 20 岁健康男大学生的身高与前臂长是否存在直线相关关系。

（1）建立检验假设，确定检验水准

$H_0: \rho=0$，两变量间无直线相关关系

$H_1: \rho \neq 0$，两变量间有直线相关关系

$\alpha = 0.05$

（2）计算 t_r 值：已知 $n=12$，$r=0.7953$，代入公式（10-5）、（10-6）得：

$$t_r = \frac{r}{\sqrt{\frac{1-r^2}{n-2}}} = \frac{0.7953}{\sqrt{\frac{1-0.7953^2}{12-2}}} = 4.149$$

（3）确定 P 值，作出推断结论：按 $\nu = n-2 = 10$，查附表 2，t 界值表，$t_{0.002/2,10} = 3.930$，现 $t_r >$ 3.930，故 $P < 0.002$。按 $\alpha = 0.05$ 的检验水准，拒绝 H_0，接受 H_1，可认为 20 岁健康男大学生的身高与前臂长呈正直线相关关系。

（二）查表法

查附表 11，r 界值表，列出相关系数 r 与 0 差别有无统计学意义的判断界值，按自由度 $\nu = n-2$ 查 r 界值表，当 $r \geqslant r_{\alpha/2,(n-2)}$ 时，则 $P \leqslant \alpha$，可认为两变量间存在直线相关关系；反之，$r < r_{\alpha/2,(n-2)}$ 时，则 $P > \alpha$，则认为两变量间不存在直线相关关系。

例 10-3　对例 10-1 资料所得 r 值，用查表法检验 20 岁健康男大学生的身高与前臂长是否存在直线相关关系。

本例 $r=0.7953$，按 $\nu=10$ 查附表 11，得 $r_{0.002/2,10} = 0.795$，现 $r > r_{0.002/2,10}$，故 $P < 0.002$，按 $\alpha = 0.05$ 的检验水准，拒绝 H_0，接受 H_1，可认为 20 岁健康男大学生的身高与前臂长呈正直线相关关系。检验结果与 t 检验相同。

第二节　直线回归

一、直线回归的概念

在描述两变量 X 与 Y 的关系时,如果散点图呈直线趋势或有直线相关关系,我们就可以用一个直线方程来表示两个变量在数量上的依存关系,这个直线方程叫做回归方程(regression equation),用直线回归方程表示两个变量在数量上的依存关系的统计分析方法叫做回归分析。但这个回归方程与数学上的直线方程有所不同,因为这些变量的点并不是完全分布在一条直线上,有些点分布在该直线上,有的点分布在该直线的周围。譬如,例 10-1　12 名 20 岁健康男大学生身高与前臂长资料,在图 10-2 散点图可以看出,身高与前臂长不是完全在一条直线上。基于这种情况,我们把回归方程表示为:

$$\hat{Y} = a + bX \tag{10-7}$$

式中

$$b = \frac{\sum (X - \overline{X})(Y - \overline{Y})}{\sum (X - \overline{X})^2} = \frac{l_{XY}}{l_{XX}} \tag{10-8}$$

$$a = \overline{Y} - b\overline{X} \tag{10-9}$$

这里 $\hat{Y}$ 就是给定 X 时 Y 的估计值,a 为回归直线 Y 轴上的截距(intercept),称为回归方程的常数项,其意义是当 X 等于 0 时,Y 的平均估计值。b 为回归方程的斜率,称为回归系数(regression coefficient),其统计学意义是当 X 变化一个单位时 Y 的平均改变的估计值。$b > 0$ 时直线从左下方走向右上方,随着 X 增加 Y 也在增加;$b < 0$ 时直线从左上方走向右下方,即随着 X 的增加 Y 减少;$b = 0$ 时直线与 X 轴平行,Y 与 X 无直线回归关系。方程 $\hat{Y} = a + bX$ 中的 a、b 是两个待定参数,计算 a、b 这两个值的数学原理是最小二乘法(least square method),该原理是保证各实测点的 Y 值到回归直线的纵向距离的平方和 $Q = \sum (Y - \hat{Y})^2$ 最小,使计算出来的 a 和 b 所确定的回归直线能更好地反映出各点的分布规律,最能代表实测数据所反映的直线趋势。

二、直线回归方程的计算

例 10-4　利用例 10-1 资料,已知 12 名 20 岁健康男大学生的身高与前臂长存在直线相关关系,现求身高与前臂长的直线回归方程。

计算步骤:

(1) 列出回归系数计算表:同表 10-2,求出 $\sum X$,$\sum Y$,$\sum XY$,$\sum X^2$,$\sum Y^2$。

本例 $\sum X = 2079$,$\sum Y = 545$,$\sum XY = 94\,683$,$\sum X^2 = 361\,493$,$\sum Y^2 = 24\,835$。

(2) 求 $\overline{X}$、$\overline{Y}$、l_{XX}、l_{XY}

$$\overline{X} = \frac{\sum X}{n} = \frac{2079}{12} = 173.25\,(\text{cm})$$

$$\overline{Y} = \frac{\sum Y}{n} = \frac{545}{12} = 45.42\,(\text{cm})$$

前面已经计算出 $l_{XX} = 1306.25$,$l_{XY} = 261.75$

(3) 求回归系数 b 和截距 a

$$b = \frac{l_{XY}}{l_{XX}} = \frac{261.75}{1306.25} = 0.2004$$

$$a = \overline{Y} - b\overline{X} = 45.42 - 0.2004 \times 173.25 = 10.70$$

（4）列出回归方程 将求出的 a 和 b 代入公式（10-7）得出：

$$\hat{Y} = 10.70 + 0.2004X$$

（5）绘制回归方程图 为了更直观的分析或实际需要,将求出的直线方程在方格坐标纸上作图。在自变量 X 的实测值范围,任意指定相距较远且易读的两个数值,代入直线回归方程,求出相应的 Y 的估计值,确定两点,用直线连接。如本例取 $X_1 = 155$,则 $\hat{Y}_1 = 41.77$；$X_2 = 190$,则 $\hat{Y}_2 = 48.78$。在图上确定（155,41.77）和（190,48.78）两个点直线连接,即得出直线回归方程 $\hat{Y} = 10.70 + 0.2004X$ 的图形,见图10-3。绘制的直线必然通过（$\bar{X}$, $\bar{Y}$）,另外,此直线为线段,只允许在 X 的实测值范围内,不能随意延长。

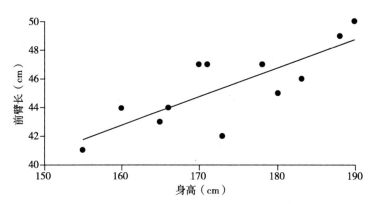

图10-3 12名20岁男大学生身高与前臂长回归直线

三、回归系数的假设检验

虽然回归方程已经建立好,但还不断定 X 与 Y 就存在直线回归关系,这是因为 b 只是一个样本回归系数,只是对总体回归方程的 $\hat{Y} = \alpha + \beta X$ 一个统计推断,由于抽样误差是客观存在的,还需检验 b 是否来自于总体回归系数 $\beta = 0$ 的一个样本。值得一提的是,若 $\beta = 0$,则 $\hat{Y} = a$,不论 X 如何变化,$\hat{Y}$ 都不会发生改变,回归方程无意义。回归系数的假设检验有 t 检验和方差分析,这里仅介绍 t 检验,方差分析请查阅有关书籍。

$$t_b = \frac{|b-0|}{S_b} = \frac{|b|}{S_b}, \quad \nu = n-2 \tag{10-10}$$

$$S_b = \frac{S_{Y \cdot X}}{\sqrt{l_{XX}}} \tag{10-11}$$

$$S_{Y \cdot X} = \sqrt{\frac{\sum (Y - \hat{Y})^2}{n-2}} = \sqrt{\frac{l_{YY} - l_{XY}^2 / l_{XX}}{n-2}} \tag{10-12}$$

式中 S_b 是样本回归系数 b 的标准误,表示样本回归系数的变异程度；$S_{Y \cdot X}$ 为剩余标准差（residual standard deviation）,是指扣除 X 对 Y 的影响后,Y 对回归直线的离散程度。

例10-5 根据例10-4的结果,用 t 检验法检验身高与前臂长有无直线回归关系。

（1）建立检验假设,确定检验水准

$H_0: \beta = 0$,即身高与前臂长无直线回归关系

$H_1: \beta \neq 0$,即身高与前臂长有直线回归关系

$\alpha = 0.05$

（2）计算 t_b 值：前已求出 $l_{XX} = 1306.25$,$l_{YY} = 82.92$,$l_{XY} = 261.75$,代入上述公式有：

$$S_{Y \cdot X} = \sqrt{\frac{l_{YY} - l_{XY}^2 / l_{XX}}{n-2}} = \sqrt{\frac{82.92 - 261.75^2 / 1306.25}{12-2}} = 1.7456$$

$$S_b = \frac{S_{Y \cdot X}}{\sqrt{l_{XX}}} = \frac{1.7456}{\sqrt{1306.25}} = 0.0483$$

$$t_b = \frac{|b|}{S_b} = \frac{0.2004}{0.0483} = 4.149$$

（3）确定 P 值，作出推断结论：按 $v = n-2 = 10$，查附表 2，t 界值表，$t_{0.002/2, 10} = 3.930$，现 $t_b >$ 3.930，故 $P<0.002$。按 $\alpha = 0.05$ 的检验水准，拒绝 H_0，接受 H_1，可认为 20 岁健康男大学生的身高与前臂长存在直线回归关系。

四、总体回归系数的区间估计

样本回归系数 b 只是总体回归系数 β 的一个点估计值。类似与总体均数的可信区间的估计，β 的双侧 $(1-\alpha)$ 可信区间可由公式（10-13）计算：

$$b \pm t_{\alpha/2, v} S_b \tag{10-13}$$

例 10-6　根据例 10-4 中所得的 $b = 0.2004$，估计其总体回归系数的双侧 95% 可信区间。

上述假设检验中已得出 $S_b = 0.0483$，自由度 $v = 10$，查 t 界值表，得到 $t_{0.05/2, 10} = 2.179$，按公式（10-13）计算出 β 的 95% 可信区间为 $(0.0952, 0.3056)$。得出 β 的 95% 的可信区间中未包含 0，这与前面假设检验结果一致。

五、直线回归方程的应用

1. **定量描述两变量之间的依存关系**　通过回归系数的假设检验，若认为两变量间存在着直线回归关系，则可用直线回归来描述。如例 10-4 算得的回归方程 $\hat{Y} = 10.70 + 0.2004X$，就是 20 岁男青年身高对前臂长的定量表达式。

2. **利用回归方程进行预测**　利用回归方程进行预测这是回归方程的重要应用。也就是在已知自变量 X 时，将 X 代入直线回归方程，可得到应变量 Y 的估计值 $\hat{Y}$。譬如利用例 10-4 建立的回归方程式，当身高 $X = 170(\text{cm})$ 时，前臂长的估计值 $\hat{Y} = 10.70 + 0.2004 \times 170 = 44.77(\text{cm})$。

3. **利用回归方程进行统计控制**　统计控制是利用回归方程进行逆估计，即要求应变量 Y 值在一定范围内波动，进一步来得到自变量 X 的取值，然后通过 X 取值来控制 Y 的变化。

第三节　进行直线相关与回归分析时应注意的问题

一、直线相关与回归分析的注意事项

1. 作相关与回归分析要有实际意义，不要把两种毫无联系现象作相关与回归分析。

2. 相关关系不一定是因果关系，它可能是伴随关系。相关分析是用相关系数来说明两事物间关系的密切程度和发展方向，有相关关系也不能说明事物间确实存在因果联系。决不能因为两事物的相关系数有统计学意义，就认为两者之间存在因果关系。要证明两事物间确实存在因果关系，必须凭借专业知识加以证明。

3. 在进行直线相关与回归分析之前，应先绘制散点图。当观察点的分布呈直线趋势时，方可进行相关与回归分析，如散点图呈曲线趋势，应进行曲线回归分析。当出现离群值时慎用相关分析，两变量之间的关系除了从专业角度考虑，对现有数据来说散点图是很重要的提示。否则相关分析有时易造成假象。

4. 回归方程一般只适用于自变量 X 的原始数据范围内，不能任意外延。因为超出这个范围，X 与 Y 就不一定仍然呈线性关系。

5. 建立回归方程的条件（时间、地点、方法、测量仪器等）一旦改变，原回归方程就不宜继续使用。

6. 正确解释结果 反映两变量关系密切程度和数量变化的关系,应该分别用相关系数和回归系数绝对值的大小来表示,而不是假设检验的 P 值。P 值越小,只能说明越有理由认为两变量间的直线关系或回归关系存在,而不能说明两变量的关系密切程度或数量变化的大小。

二、直线相关与回归的区别与联系

(一) 区别

1. 资料要求不同 相关分析要求两变量 X 与 Y 均为服从正态分布的随机变量,即两者都不能预先指定;回归分析要求 Y 是正态随机变量,而 X 可以不是正态随机变量而是一确定值,此时回归分析称为 I 型回归;X 也可以是正态随机变量,此时回归分析称为 II 型回归。

2. 统计意义不同 相关反映两变量间的伴随关系,这种关系是相互的,对等的,不一定有因果关系。回归则反映两变量间的依存关系,有自变量与应变量之分,一般将“因”或较易测定、变异较小者定为自变量。这种依存关系可能是因果关系或从属关系。

3. 分析目的不同 相关分析的目的是把两变量间直线关系的密切程度及方向用相关系数表示出来;回归分析的目的则是把自变量与应变量间的关系用函数公式定量表达出来。

4. 范围不同 $-1 \leqslant r \leqslant 1$,$-\infty < b < +\infty$。

5. 量度单位不同 r 没有单位,b 有单位。

(二) 联系

1. 变量间关系的方向一致 对同一资料,其 r 与 b 的正负号一致。

2. 假设检验等价 对同一样本,$t_r = t_b$。如例 10-1 资料,$t_r = t_b = 4.149$。由于 t_b 计算较复杂,在实际工作中常以 r 的假设检验代替对 b 的检验。

3. r 与 b 值可相互换算

$$r = b\sqrt{\frac{l_{XX}}{l_{YY}}} \qquad\qquad (10\text{-}14)$$

$$b = r\sqrt{\frac{l_{YY}}{l_{XX}}} \qquad\qquad (10\text{-}15)$$

第四节 秩相关分析

前面所研究的直线相关分析要求资料服从双变量的正态分布,对于那些资料分布类型不明、呈偏态分布和有序分类变量资料,就不能再沿用前面的方法,要描述两事物间的相关关系,常采用秩相关(rank correlation)来分析两个变量相关方向与密切程度。秩相关也称等级相关,属于非参数统计方法,可用于有序分类变量或相对数表示的资料,具有适用范围广、方法简便、易于计算等优点。本节主要介绍常用的 Spearman 秩相关(Spearman rank correlation)分析。

一、秩相关系数的计算

Spearman 秩相关分析是将原始数据 X、Y 按数值从小到大排序编秩,以秩次作为新的变量计算秩相关系数(rank correlation coefficient)系数 r_s,用来表示 X 与 Y 间线性相关关系的密切程度和方向。与直线相关数 r 一样,r_s 相关系数的取值范围也在 $-1 \leqslant r_s \leqslant 1$ 之间,$r_s < 0$ 为负相关,$r_s > 0$ 为正相关。秩相关系数 r_s 是总体相关系数 ρ_s 的估计值。

Spearman 秩相关系数 r_s 计算公式为:

$$r_s = \frac{l_{pq}}{\sqrt{l_{pp}l_{qq}}} \qquad\qquad (10\text{-}16)$$

$$l_{pq} = \sum pq - \frac{\sum p \sum q}{n} \tag{10-17}$$

$$l_{pp} = \sum p^2 - \frac{(\sum p)^2}{n} \tag{10-18}$$

$$l_{qq} = \sum q^2 - \frac{(\sum q)^2}{n} \tag{10-19}$$

式中 p、q 分别为变量 X、Y 的秩次。

例 10-7 在肝癌病因研究中,某地调查了 10 个乡肝癌死亡率(1/10 万)与某种食物中黄曲霉毒素相对含量(以最高含量为 10),资料见表 10-3(2)和(4)两栏。试求黄曲霉毒素相对含量与肝癌死亡率的秩相关系数 r_s。

表 10-3　黄曲霉毒素相对含量与肝癌死亡率

乡编号	黄曲霉毒素相对含量		肝癌死亡率(1/10 万)		p^2	q^2	pq
	X	p(秩次)	Y	q(秩次)			
(1)	(2)	(3)	(4)	(5)	(6)	(7)	(8)
1	0.7	1	21.5	3	1	9	3
2	1.0	2	18.9	2	4	4	4
3	1.7	3	14.4	1	9	1	3
4	3.7	4	46.5	7	16	49	28
5	4.0	5	27.3	4	25	16	20
6	5.1	6	64.6	9	36	81	54
7	5.6	7	46.3	6	49	36	42
8	5.7	8	34.2	5	64	25	40
9	5.9	9	77.6	10	81	100	90
10	10.0	10	55.1	8	100	64	80
合计	—	55	—	55	385	385	364

秩相关分析的分析计算步骤如下:

1. 先将 X、Y 分别由小到大编秩次,见表 10-3 中的第(3)栏和第(5)栏。在编秩过程中遇到数字相同时,求平均秩次。

2. 计算出 p^2、q^2 和 pq 见表中的第(6)、第(7)和第(8)栏。

3. 计算 Spearman 秩相关系数 r_s。

$$l_{pq} = \sum pq - \frac{\sum p \sum q}{n} = 364 - \frac{55 \times 55}{10} = 61.5$$

$$l_{pp} = \sum p^2 - \frac{(\sum p)^2}{n} = 385 - \frac{55^2}{10} = 82.5$$

$$l_{qq} = \sum q^2 - \frac{(\sum q)^2}{n} = 385 - \frac{55^2}{10} = 82.5$$

$$r_s = \frac{l_{pq}}{\sqrt{l_{pp} l_{qq}}} = \frac{61.5}{\sqrt{82.5 \times 82.5}} = 0.7455$$

二、秩相关系数的假设检验

r_s 是由样本资料计算出来的相关系,它是总体相关系数 ρ_s 的估计值,由于存在抽样误差,需

要检验 r_s 是否来自 $\rho_s = 0$ 的总体。

当 $n \leq 50$ 时,可根据 n 的大小查附表 12,r_s 界值表,若 $r_s \geq r_{\alpha,n}$,则 $P \leq \alpha$,说明 X、Y 两变量之间存在相关系数;若 $r_s < r_{\alpha,n}$,则 $P > \alpha$,说明 X、Y 两变量无相关关系。当 $n > 50$ 时,可以进行 t 检验。

例 10-8 对例 10-7 的资料检验黄曲霉毒素相对含量与肝癌死亡率有无相关关系。

(1) 建立检验假设,确定检验水准

$H_0 : \rho_s = 0$,即两变量间无相关关系

$H_1 : \rho_s \neq 0$,即两变量间有相关关系

$\alpha = 0.05$

(2) 计算秩相关系数:本例 $r_s = 0.7455$。

(3) 确定 P 值,作出推断结论:查附表 13,r_s 界值表得 $r_{0.05,10} = 0.648$,现 $r_s > r_{0.05,10}$,故 $P < 0.05$。按 $\alpha = 0.05$ 的检验水准,拒绝 H_0,接受 H_1,可认为黄曲霉毒素相对含量与肝癌死亡率存在相关关系。

 学习小结

1. 分析两个变量之间有无相关关系时,需根据数据先绘制散点图,散点图呈现直线趋势时,再作相关分析,只有当两个变量都服从正态分布时才可计算相关系数。

2. 计算出的样本相关系数,仅是总体相关系数的一个估计值,由于抽样误差的存在,还不能直接根据样本相关系数判断两变量之间有无相关关系,以及相关的密切程度,还必须对样本相关系数进行假设检验。

3. 在回归分析中,因变量是随机变量,自变量可以是随机变量,也可以是给定变量。当自变量是随机变量时,两个变量都应该服从正态分布;当自变量是给定变量时,与每个自变量 X 取值相对应的因变量 Y 必须服从正态分布。如不符合上述要求,在进行回归分析前,必须进行变量变换,使之符合要求。

4. 建立回归方程后必须进行假设检验,只有经假设检验拒绝无效假设后,回归方程才有意义;使用回归方程时,若无足够理由,不能将自变量的取值范围任意扩大到建立回归方程时自变量的取值范围以外。

5. 对于资料分布类型不明、呈偏态分布和有序分类变量资料,要用秩相关来描述两事物间的相关关系。

6. 要理解相关与回归的意义、联系与区别。

（李新林）

复 习 题

一、最佳选择题

1. 对 X,Y 两个随机变量作直线相关分析时,下列正确的说法是（   ）

   A. 要求 X,Y 呈双变量正态分布   B. 要求 X 服从正态分布 Y 可以不服从

   C. 要求 Y 服从正态分布 X 可以不服从   D. 不要求 X 和 Y 分别服从正态分布

   E. 以上都不对

2. 分析两个变量的相关关系,如果散点分布呈直线趋势,X 增加时 Y 减少,则可初步判断为（   ）

   A. 两变量呈正相关关系   B. 两变量呈负相关关系

C. 两变量无相关关系 　　　　　　　D. $b<0$

E. $r>0, r=0$

3. 在直线回归分析中，$S_{Y\cdot X}$（又称剩余标准差）反映（　　　）

A. 应变量 Y 的变异度　　　　　　　B. 自变量 X 的变异度

C. 扣除 X 影响后 Y 的变异度　　　D. 扣除 Y 影响后 X 的变异度

E. 回归系数 b 的变异度

4. 对同一双变量资料，进行直线相关与回归分析，有（　　　）

A. $r>0, b<0$　　　　　　　　　　B. $r>0, b>0$

C. $r<0, b>0$　　　　　　　　　　D. r 与 b 的符号总是相反

E. r 与 b 的符号毫无关系

5. 直线回归系数假设检验 t 检验，其自由度为（　　　）

A. $n-2$　　　　　　B. $n-1$　　　　　　C. n

D. $n+1$　　　　　　E. $n+2$

6. 如果求得的样本相关系数 $r\neq0$，则（　　　）

A. 两变量间有相关关系　　　　　　B. 两变量间无相关关系

C. $|r|$ 大时就有统计学意义　　　　D. 对 r 作假设检验后才能推论

E. n 大时 r 就有统计学意义

7. Pearson 相关系数 r 经假设检验有统计学意义，且 $P<0.01$，则（　　　）

A. 有高度的直线相关关系　　　　　B. 可以认为两变量间有直线相关关系

C. 还不能认为有直线相关关系　　　D. 无相关关系

E. 有极其显著的直线相关关系

8. 相关分析的主要内容包括（　　　）

A. 确定变量间的数量关系　　　　　B. 确定变量之间有无关系

C. 确定变量之间有无因果关系　　　D. 确定变量之间关系的密切程度

E. 以上都不是

9. 根据回归方程 $\hat{Y}=a+bX$ 有（　　　）

A. 只能由变量 X 去预测变量 Y

B. 只能由变量 Y 去预测变量 X

C. 可以由变量 X 去预测变量 Y，也可以由变量 Y 去预测变量 X

D. 能否相互预测，取决于变量 X 和变量 Y 之间的因果关系

E. 不能相互预测

10. 分析水中碘含量和地方性甲状腺肿的患病率的关系，应选用（　　　）

A. 秩相关分析　　　　　B. 回归分析　　　　　C. 正常值范围

D. 方差分析　　　　　　E. 均不对

二、简答题

1. 线性回归和线性相关分析的目的是什么？

2. r 和 b 的区别与联系是什么？

3. 为什么要对样本回归系数及样本相关系数作假设检验？

4. 线性回归和线性相关分析对数据有什么要求？

5. 秩相关有何特点？适合分析什么资料？

三、综合应用题

1. 某检验中心测定 10 名正常人的血样，经分离后血小板总量（10^{12} 个/L）与其所含蛋白量（mg/L）之间的关系如表 10-4，计算其相关系数。

表10-4 血小板总量(10^{12}个/L)与其所含蛋白量(mg/L)

编号	1	2	3	4	5	6	7	8	9	10
血小板	4.95	7.06	2.00	7.94	1.37	7.82	4.48	3.00	3.14	2.17
蛋白量	500	660	214	537	192	688	451	375	240	214

2. 某医师研究某种代乳粉价值时,用大白鼠做实验,得大白鼠进食量和体重增加量的资料见表10-5。试问:大白鼠的进食量与体重的增加量之间有无关系? 能否用大白鼠的进食量来估计其体重的增加量?

表10-5 大白鼠进食量和体重增加量的资料

动物编号	1	2	3	4	5	6	7	8	9	10	11
进食量(g)	820	780	720	867	690	787	934	679	639	820	780
增重量(g)	165	158	130	180	134	167	186	145	120	150	135

3. 某地10个村庄钉螺密度(只/m^2)与居民血吸虫感染率(%)资料见表10-6。试作秩相关分析。

表10-6 钉螺密度(只/m^2)与居民感染率(%)数据

地区编号	1	2	3	4	5	6	7	8	9	10
钉螺密度 X	33	52	22	42	35	49	31	39	45	43
居民感染率 Y	17	24	13	27	19	23	18	18	24	20

4. 某防治所作病因研究,对一些地区水质的平均碘含量(μg/L)与地方性甲状腺肿患病率(%)进行了调查,结果见表10-7。试问:甲状腺肿患病率与水质中碘的含量有无相关关系?

表10-7 局部地区水质的平均碘含量(μg/L)与地方性甲状腺肿患病率(%)

地区编号	1	2	3	4	5	6	7	8	9	10	11	12	13	14
患病率	40.5	37.7	39.0	20.0	22.5	37.4	31.5	15.6	21.0	6.3	7.1	9.0	4.0	5.4
碘含量	1.0	2.0	2.5	3.5	3.5	4.0	4.4	4.5	4.6	7.7	8.0	8.0	8.3	8.5

第十一章

实验设计与诊断试验的评价

学习目标

1. 掌握：实验设计的基本要素；实验设计的基本原则；对照的几种形式；诊断试验评价指标。

2. 熟悉：常用几种实验设计的方法；一致性检验 *Kappa* 值的计算。

3. 了解：确定样本含量大小的基本条件；*Kappa* 值标准误的计算和假设检验的方法。

在进行医学科研工作之前，首先要进行实验设计（experiment design）。实验设计就是对科学研究的具体内容、方法的设想和计划的安排。实验设计主要是依据研究目的，确定研究因素，选择效应指标，拟定研究对象的数量和实施方法，以及数据收集、整理和分析方法，直至结果的解释。通过合理的、系统的安排，达到控制系统误差，以消耗最少的人力、物力和时间，而获得可靠的信息和科学的结论。

第一节　实验设计的基本要素

实验设计有三个基本要素，即处理因素、受试对象和实验效应。例如，观察某降压药的效果，某降压药就是处理因素，高血压患者为受试对象，被测的血压值则是实验效应，这三部分内容就构成了完整的实验基本要素，缺一不可。因此任何一项实验研究在进行设计时，首先应明确这三个要素，再根据它来制订详细的研究计划。

一、处 理 因 素

处理因素（treatment factor）又称研究因素（study factor），是指根据研究目的而施加于受试对象的干预措施。处理因素在实验中所处的状态称为因素的水平，亦称处理水平。如比较某降脂药三组不同剂量的降脂效果，该研究只有一个处理因素，共有 3 个不同的水平。另外研究两种不同疾病病人体内某项理化指标，如研究营养不良儿童和正常儿童血清锌的含量，虽然没有施加干预措施，实际上两种不同健康状况的儿童即为处理因素，有 2 个处理水平。

处理因素在实验设计阶段也要认真考虑并仔细分析。尤其是处理因素的剂量及水平数应该通过预试验或据以往经验有一定的了解和把握。处理因素剂量过小，受试对象不产生反应，达不到观察试验效应的目的。如果剂量过大，则可能导致受试对象的强烈反应乃至死亡。对动物进行毒理学研究时，处理因素的剂量变化范围较大，可以使动物不出现反应，刚出现反应，到动物出现较大反应或死亡。对于临床试验，由于针对的是人体，控制处理因素的剂量范围是非常重要的。其注意点是，应在保证人体安全的前提下，将处理因素安全剂量范围内的不同剂量水平施加于人体,观察机体的反应及试验效应。

在实验过程中,除处理因素外也能使受试对象产生效应的因素称为"非处理因素"。每一项医学实验研究都可能受到非处理因素的影响,由于它可能干扰处理因素与实验效应间的关系,称为混杂因素(confounding factor)。因此在进行实验之前,研究者必须经过周密思考,做出合理的实验设计来控制这些非处理因素。

在确定处理因素时,需要注意以下两点:

1. 明确处理因素和非处理因素　处理因素是根据研究目的而确定的,实验中的处理因素不宜过多,抓住实验的主要研究因素。实验前要明确该项研究的非处理因素,如观察某药物治疗慢性胃炎的疗效,病人的病情、年龄、饮食结构等都对疗效有一定的影响,故这些因素为实验的非处理因素。控制非处理因素的有效方法是实验组和对照组各种非处理因素保持均衡一致,这样才能排除非处理因素造成的混杂与干扰作用。

处理因素和非处理因素是相对的,是根据研究目的而确定的。同样一种因素,在不同的研究中,可分别作为处理因素及非处理因素。例如,在细胞培养中,细胞的生长需要几个基本条件:①适当的温度;②适量浓度的培养液;③一定浓度的小牛血清。如观察不同温度下的细胞生长状况,则处理因素为培养细胞的温度,其他两个因素为非处理因素。如果观察不同浓度小牛血清对细胞生长的影响,则培养液中小牛血清的浓度为处理因素,其他两个因素为非处理因素。

2. 处理因素要标准化　是指处理因素在整个实验过程中应始终保持不变。如新药临床试验中,试验药物要同厂家、同型号、同批号和生产日期;在评价手术疗效时,要求手术操作者的熟练程度自始至终保持相对恒定,否则对试验结果产生影响。

二、受试对象

受试对象(study subjects)是指根据研究目的确定的处理因素作用的客体,即处理因素作用的对象。受试对象可以选择动物或人,也可以选择组织或细胞等,其选择的正确与否会对实验结果产生极为重要的影响。在选择受试对象时应注意以下几点:

1. 受试对象应具有明确的纳入标准和排除标准　无论是动物实验或临床试验,对受试对象的选择一定要有严格的纳入标准和排除标准,以保证研究对象的同质性。在动物实验中要明确动物的种属、品系、性别、体重等,以保证其同质性,否则可影响实验结果的正确性。临床试验的受试对象大多是患者,应选择诊断明确、依从性好的病例,并应注意其性别、民族、职业、病情和病程等的一致性。其次,还应注意某些处理因素可能对一些特殊人群产生不利影响,这类对象应排除于试验之外。例如,对妊娠有影响的药物临床试验应将孕妇排除;当试验需要使用某些特殊检查时,应将有相应禁忌证的患者排除。

2. 受试对象应对处理因素敏感和反应稳定　受试对象对处理因素是否敏感、反应是否稳定直接影响到实验结果的正确性。例如,猫和鸽子对呕吐反应比较敏感,而豚鼠、家兔则缺乏此种反应。临床试验观察某药物对高血压的疗效,一般情况Ⅲ期高血压患者对药物不够敏感,而Ⅰ期患者本身血压波动较大,结果不稳定,因此宜选择Ⅱ期高血压患者为受试对象。

3. 注意医学伦理学问题　临床试验一定要以不影响患者健康转归为准则,患者或其亲属要有知情权,并在知情同意书上签字并注明日期。当科研与治疗发生冲突时,要服从医疗上的需要,确实符合医学伦理学的要求。

三、实验效应

实验效应(experimental effect)是指处理因素作用于受试对象产生的反应和结果,通过具体的观察指标来表达。如果指标选择不当,未能准确地反映处理因素的作用,那么获得的研究结果就缺乏科学性,因此选好观察指标是关系研究成败的重要环节。

（一）选择观察指标的要求

1. 关联性 是指观察指标与研究目的有着本质而密切的联系,能够确切反映处理因素的试验效应。如观察苯对人体的作用,应检查白细胞数,因为苯可直接使白细胞数下降。指标的选择可以通过查阅文献或根据以往经验而获得。

2. 客观性 观察指标有主观指标与客观指标之分,主观指标是由病人回答或医生定性判断来描述观察结果;而客观指标则是借助仪器进行测量来反映观察结果。特别是在临床试验中,主观指标易受研究者和受试对象心理因素的影响,例如"疼痛程度"、"咳喘程度"等。因此应尽量选用客观的、定量的指标。

3. 稳定性 是指观察指标变异度的大小。稳定性高,则变异度小,指标的代表性强,反之亦然。稳定性一般可以用该指标的变异系数来表示。如果变异系数不超过15%～20%,则该指标的稳定性较好。

4. 精确性 包括准确度(accuracy)和精密度(precision)。准确度指观察值与真值的接近程度,主要受系统误差的影响。精密度指相同条件下对同一对象的同一指标进行重复测量时,测量值与其均数的接近程度,主要受随机测量误差的影响。观察指标应当既准确又精密,一般要将其控制在专业规定的范围内。

5. 灵敏性与特异性 灵敏性是指所选指标能够反映处理因素的效应程度,即反映指标检出真阳性的能力。灵敏性高的指标可以减少假阴性率,而灵敏性低的指标不能充分地反映处理因素的作用。如治疗慢性乙型肝炎选用谷丙转氨酶、谷草转氨酶作为疗效指标就不敏感,因为这些指标都是急性指标,并不是所有慢性乙型肝炎患者这些指标都表现为异常。特异性表示该指标能鉴别真阴性的能力。特异性高的指标能较好地揭示处理因素的作用,不易受混杂因素的干扰,可减少实验结果的假阳性率。如血清甲胎蛋白对诊断原发性肝癌有较强的特异性,因此,所选指标最好同时具有较高的敏感性和特异性。

（二）消除心理偏性的方法

心理偏性(Psychological biased)是指研究人员及受试对象由于各自的心理偏见而在观察或描述试验效应时产生的误差。如医护人员容易认为自己使用的治疗方案要好于其他人的治疗方案。病人则容易受医院规模大小,医疗设备的先进程度,医院医疗水平的高低,权威医护人员或普通医护人员治疗等等方面的心理影响。这些影响可以导致病人主观感觉的偏见。消除上述心理偏性的方法一般是使用盲法设计。

盲法设计(design of blind method)是指使研究人员或病人都不知道具体的研究设计方案,从而避免双方由于心理偏见造成的试验效应的偏差。盲法设计一般分为单盲(single blind)及双盲(double blind)。单盲是指受试对象不知道自己被施加何种处理因素,不知道该处理因素的预期结果或效应,而研究人员知道具体的设计方案。该法主要用于消除受试对象的心理偏见。双盲是指试验执行者及受试对象均不知道具体的设计方案及处理因素的预期结果或效应。只有该试验设计的总负责人知道具体的设计方案。双盲可以避免和消除医护人员和病人双方的心理偏见。盲法设计在临床试验中应用广泛,尤其是针对病人的单盲,应用更为广泛。

第二节 实验设计的基本原则

实验设计包括三个基本原则,即随机化的原则、对照的原则和重复的原则。

一、随机化的原则

1. 概念及用途 随机化(randomization)是指总体中的每一个个体都有均等的机会被抽取或被分配到实验组及对照组中去。随机化原则的核心是机会均等。使用随机化方法可以消除在抽样及分组过程中,由于研究人员对受试对象主观意愿的选择而造成实验效应的误差。这种误差主要是因为受试对象被抽取的机会不均等而产生的。随机化原则可用于由总体中随机抽取一个或若干个样本;也可用于将受试对象机会均等地分配到实验组和对照组中去,也包括对各种实验样品的抽样及分组的随机化。另外,随机化是所有统计方法的基础,非随机样本进行比较时的得到的推断结果往往是不正确的。

2. 随机化的方法 随机化的方法有多种,常用的有抽签法、抓阄法、随机数字法等,随机数字法一般有随机数字表。普通函数型电子计算器也可以显示随机数字。随机数字表中出现数字 0~9 的机会或概率是均等的,具体应用见第三节。

二、对照的原则

对照(control)是指在实验研究中使受试对象的处理因素和非处理因素的实验效应的差异有一个科学的对比。主要目的是为了排除对照组和实验组中非处理因素对实验效应的影响或干扰作用,并使得实验组和对照组具有较好的可比性。采用处理因素之前,实验组与对照组之间要具有均衡性,均衡(balance)是指对照组除处理因素与实验组不同外,其他各种条件及因素应基本一致。这些条件及因素主要指非处理因素或称为背景因素。

在实验研究中,如不设置对照组,而只设置一个实验组,则无法估计实验效应中处理因素和非处理因素的作用大小及差别。因为临床有很多疾病,如普通感冒、慢性支气管炎、关节酸痛和早期高血压等疾病不经药物治疗,也会自愈或随季节的变化而缓解,因此必须设立对照组。但是对于有些很难治愈的疾病或病死率很高的疾病可以不设对照组,如截瘫、狂犬病等。常用的对照方法有以下几种。

1. 空白对照 空白对照(blank control)是指对照组不施加任何处理,完全在"空白"的情况下进行对照。常用于防疫系统疫苗接种效果的观察与研究。例如,研究某疫苗预防某病发病的作用,随机抽取某城市的两个背景条件相同或相近的社区。A 社区为实验组并对社区中所有人群中的个体接种某疫苗;B 社区为对照组,对其所有人群中的个体不给予任何处理,B 社区人群即为空白对照组。经一年时间,观察两个社区某病的发病情况。在动物实验研究中,可以使用空白对照,而在临床试验研究中,一般不能使用空白对照。

2. 标准对照 标准对照(standard control)是指以公认或习惯的标准方法、标准值或正常值作为对照。例如,在新药临床试验中,对照组患者采用目前公认的、疗效明确的某种药物治疗,试验组患者采用某种新药治疗,这种对照形式即为标准对照。

3. 实验对照 实验对照(experimental control)是指对照组虽未施加处理因素,但却施加了某种与处理因素有关的实验因素。例如,研究赖氨酸对促进儿童的生长发育作用,实验组儿童的课间餐为加赖氨酸的面包,对照组课间餐为不加赖氨酸的面包,两组儿童面包的数量是一致的。这里,面包是与处理因素有关的实验因素。两组儿童除是否添加赖氨酸外,其他条件一致,这样才能显示和分析赖氨酸的作用。

4. 自身对照 自身对照(self control)是指对照和实验在同一个受试对象身上进行,可以是身体的不同位置或治疗前后的比较。例如在动物的对称皮肤部位观察其不同实验品的致敏反应。又如,研究某药的降压效果,以服用降压药前的血压值为对照。但严格来说,后一种设计使用的不是同期对照,若实验前后某些环境因素或自身因素发生改变并可能影响实验结果,这样的对照是不合适的。因此,在实验中常常需要另外设立一个平行的对照组,用实验组与对照组处理前后效应的差值来进行比较。

5. 相互对照 相互对照(mutual control)是指不专门设置对照组,而以各实验组之间互为对照。例如,比较几种不同的药物或同一种药物不同剂量对某种疾病的疗效,其目的仅比较其疗效的差别。

6. 安慰剂对照　安慰剂对照(placebo control)是指对照组使用一种不含药物有效成分"伪药物",即安慰剂(placebo)。安慰剂可用生理盐水、葡萄糖注射液、淀粉等制成,与治疗药物在外观、气味、剂型等方面均与试验药物相同。安慰剂对照是一种特殊的空白对照,其目的主要是排除病人或研究人员的心理偏见而导致的试验误差。例如,在同一个病房住有 8 个患有相同失眠的病人。其中 4 人给予安眠药作为处理因素,另 4 人给予安慰剂,8 个病人每人都认为服用了相同的安眠药。需要注意的是,安慰剂中不含有药物的有效成分,相当于对患者未采取有效的治疗,可能存在医学伦理问题,须持慎重态度。

三、重复的原则

重复(replication)是指实验组和对照组的受试对象应具有一定的数量。重复是消除非处理因素的又一重要方法,表现为样本含量的大小和重复次数的多少。在实验研究和临床试验中,研究人员往往采用抽样研究,即随机抽取一定数量的样本,根据样本的观察指标按照抽样误差的大小来推断总体的指标。按照抽样误差变化的规律,在抽样中,随着样本含量的增大,抽样误差将逐渐减小,统计推断结论将更准确。但是样本量太大,工作量也大,增大了人力和物力的消耗,难于控制实验条件,影响研究的质量。实验研究中确定样本含量的基本要求是,在保证样本的实验结果具有较好的准确性和可靠性的前提下,确定使用最少的样本例数,以节约人力、物力、财力和时间,减小实验难度和负担。确定样本含量的方法,一般根据以下 4 点进行考虑和计算,具体计算方法参阅相关统计书籍。

1. 总体参数间差值 δ 的大小　如两总体均数间的差值 $\delta = |\mu_1 - \mu_2|$,两总体率间的差异 $\delta = |\pi_1 - \pi_2|$。δ 值越小,所需样本含量越大。

2. 总体标准差 σ 的大小　总体标准差 σ 越大,所需样本含量越大。由于总体标准差 σ 往往未知或不易获得,一般可用预试验的样本标准差 S 来估计或代替。

3. 假设检验 I 类错误的概率 α 的大小　要求 α 越小,所需样本例数越多。

4. 假设检验 II 类错误的概率 β 或检验效能 $1-\beta$ 的大小　一般检验效能不宜低于 0.80,II 类错误的概率 β 越小,所需样本含量越大。

第三节　常用实验设计方法

一、完全随机设计

完全随机设计(completely randomized design)也称为单因素设计,是最为常见的一种研究单因素两水平或多水平效应的实验设计方法。它是采用完全随机分组的方法将同质的受试对象分配到各处理组,观察其实验效应,图 11-1 为随机分为两组示意图。可用抽签法、抓阄法或随机数字法等将受试对象随机分配到各实验组及对照组中。该设计的特点是,简单方便,应用广泛,容易进行统计分析;但只能分析一个因素的作用,效率相对较低。如果只有两个分组时,可用 t 检验或单因素方差分析处理资料。如果组数大于等于 3 时,可用单因素方差分析处理资料。该

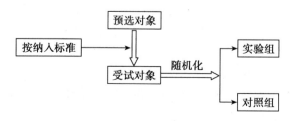

图 11-1　完全随机设计方案示意图

设计如果用于临床试验,也可称为临床试验设计中的随机对照试验(randomized control trial);如果其中采用了盲法设计,则又称为随机盲法对照试验(randomized blind control trial)。注意,在受试对象分组前,应使其非处理因素尽量达到均衡,然后再采用随机方法对受试对象进行分组,这样才能使得各组的可比性高,均衡性强。各样本含量相等时,称为平衡设计(balanced design);样本含量不等时,称非平衡设计(unbalanced design)。平衡设计统计效率高于非平衡设计。

例 11-1　试将 15 只体重相近、性别相同小白鼠随机分为 A、B、C 三组,每组 5 只。

分组方法及步骤如下:

(1) 将 15 只小白鼠任意编号为 1~15 号。

(2) 查附表 14 随机数字表,可以从表中任意一行或一列,任意一个方向查抄随机数字。本例由该表的第 11 行第 1 列沿水平方向查抄 15 个两位随机数字,按随机数字从小到大的顺序编序号,如果随机数相同,则先出现的为小。事先设定规则:序号 1~5 对应的小白鼠分为 A 组,序号 6~10 对应的小白鼠分为 B 组,序号 11~15 对应的小白鼠分为 C 组。分组结果见表 11-1。

表 11-1　用随机数字法将 15 只动物分为等量三组

动物编号	1	2	3	4	5	6	7	8	9	10	11	12	13	14	15
随机数字	57	35	27	33	72	24	53	63	94	09	41	10	76	47	91
序号	10	6	4	5	12	3	9	11	15	1	7	2	13	8	14
分组	B	B	A	A	C	A	B	C	C	A	B	A	C	B	C

(3) 最后分组结果:3,4,6,10,12 号小白鼠分到 A 组;1,2,7,11,14 号小白鼠分到 B 组;5,8,9,13,15 号小白鼠分到 C 组。

二、配 对 设 计

配对设计(paired design)是将受试对象按一定条件配成对子,分别给予每对中的两个受试对象以不同的处理。配对的条件是影响实验效应的主要非处理因素。在这些非处理因素中,动物主要有:种属,性别,体重,窝别等因素;人群主要有:种族,性别,年龄,体重,文化教育背景,生活背景,居住条件,劳动条件等。其中病人还应考虑疾病类型,病情严重程度,诊断标准等方面。配对设计的目的是降低、减弱或消除两个比较组的非处理因素的作用。该设计的特点是:可以节约样本含量,增强组间均衡性,提高试验效率,减轻人力、物力和财力负担。在临床试验中,配对设计应用广泛。图 11-2 为配对设计示意图。

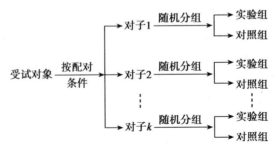

图 11-2　配对设计方案示意图

医学科研中常见的配对设计有下列几种类型:

1. 异体配对　将两个条件相近的受试对象按 1:1 配成对子,然后对每对中的个体随机分组,再施加处理因素观察效应。

2. 自身前后配对　临床上常见情况是,把病人治疗前与治疗后的检测指标值作为一对数据,若干个病人的检测值作为若干对数据。注意的是自身前后配对设计常常难以做到非处理因素(如饮食、心理状态等)相同,不提倡单独使用。实际研究工作中,在应用自身前后配对的同时,常常需要设立一个平行的对照组。

3. 同一标本用两种方法检测 采集的同一份标本或样品如果用两种方法进行检测,则得到一对数据,检测一批样品则得到若干对数据。

定量资料的配对数据,可用配对 t 检验处理资料。注意:此类配对定量资料一般不能用两样本比较的 t 检验做统计分析。

例 11-2 试将 10 对受试者随机分入甲、乙两处理组。

分组方法及步骤如下:

(1) 先将受试者编号,如第一对第 1 受试者编为 1.1,第 2 受试者编为 1.2,其余仿照此。

(2) 从附表 14 随机数字表中任意一行,如第 16 行最左端开始横向连续取 20 个两位数。事先规定,每对中,随机数较小者序号为 1,对应 A 组;随机数较大者序号为 2,对应 B 组。如果随机数相同,则先出现的为小。分配结果见表 11-2。

表 11-2 按配对设计的要求将 10 对病人进行分组

受试者号	1.1 1.2	2.1 2.2	3.1 3.2	4.1 4.2	5.1 5.2	6.1 6.2	7.1 7.2	8.1 8.2	9.1 9.2	10.1 10.2
随机数字	88 56	53 27	59 33	35 72	67 47	77 34	55 45	70 08	18 27	38 90
序号	2 1	2 1	2 1	1 2	2 1	2 1	2 1	2 1	1 2	1 2
组别	B A	B A	B A	A B	B A	B A	B A	B A	A B	A B

三、随机区组设计

随机区组设计(randomized block design)也称为配伍组设计或双因素设计,是配对设计的扩展。该设计是将受试对象按配对条件先划分成若干个区组或配伍组,再将每一区组中的各受试对象随机分配到各个处理组中去。设计应遵循"区组内差别越小越好,区组间差别越大越好"的原则。该设计的特点是:①进一步提高了处理组的均衡性及可比性;②可控制一般设计中的混杂性偏倚;③节约样本含量,增强实验效率;④可同时分析区组间和处理因素间的作用,且两因素应相互独立,无交互作用;⑤每一区组中受试对象的个数即为处理组数,每一处理组中受试对象的个数即为区组数;⑥可用双因素方差分析方法处理数据;⑦应特别注意该设计中受试对象的区组分组方法和处理组分组方法,否则将影响到该设计的均衡性及试验效率。图 11-3 为 4 个

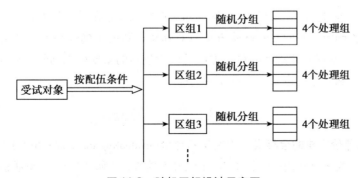

图 11-3 随机区组设计示意图

处理组随机区组设计示意图。

例 11-3 研究人员在进行科研时,要观察 2 个因素的作用。欲用 16 只动物分为四个区组和四个处理组。试进行设计及分组。

设计及分组方法和步骤如下:

(1)该设计可采用随机区组设计方案。分析的两个因素的作用可分别列为区组因素和处理组因素。两因素服从正态分布、方差齐性且相互独立。

(2)取同一品系的动物 16 只。其中每一区组取同一窝出生的动物 4 只。四个区组即为四个不同窝别的动物。

(3)将每一区组的 4 只动物分别顺序编号为 1~4 号,5~8 号,9~12 号,13~16 号,接受 A、B、C、D 四种处理方式。

(4)查附表 13 随机数字表,任意指定一行,如第 36 行最左端开始横向连续取 16 个两位数字。再将每一区组内的四个随机数字由小到大排序。事先规定:序号 1,2,3,4 分别对应 A,B,C,D 四个处理组(表 11-3)。

表 11-3　按随机区组设计要求对 20 只动物进行分组

区组编号	一				二				三				四			
动物编号	1	2	3	4	5	6	7	8	9	10	11	12	13	14	15	16
随机数	04	31	17	21	56	33	73	99	19	87	26	72	39	27	67	53
序　号	1	4	2	3	2	1	3	4	1	4	2	3	2	1	4	3
组　别	A	D	B	C	B	A	C	D	A	D	B	C	B	A	D	C

最后分组结果见表 11-4。

表 11-4　12 只动物的分组结果

区组	处理组			
	A	B	C	D
一	1	3	4	2
二	6	5	7	8
三	9	11	12	10
四	14	13	16	15

第四节　诊断试验的评价

临床诊断包括各种实验室诊断、影像学诊断和医疗仪器诊断等,各种方法的诊断价值如何,必须通过诊断试验确定。好的诊断试验方法将对临床诊断的正确性和疾病的治疗效果起重要的作用。因此,不断发展和改进诊断试验方法是医学进步的重要标志,同时,如何评价新的诊断试验方法的正确性和可靠性也是一个重要的问题。

一、诊断试验评价方法

1. 诊断试验评价方法的金标准　诊断试验评价(evaluating diagnostic tests)中要有一个金标准(gold standard),临床上常用的金标准有:①病理学检查(细胞学检查、组织活检或尸体解剖);②外科学中的手术确诊;③影像学诊断中使用的标准片或标准模具。

2. 新的诊断试验方法　主要包括以下几个方面：①新的医学检验检测方法；②新的 DNA 检测指标；③新的影像学检测方法；④新的医学检测仪器的检测指标；⑤根据多种指标提出的新的数学模型、判别准则。

3. 诊断试验评价的四格表　根据"金标准"诊断结果，把受试对象分为实际患病组（阳性）和未患病组（阴性），用待评价的诊断试验方法对这些受试对象进行评价，得出阳性和阴性的结果，于是可得四格表，如表 11-5 所示。

表 11-5　新的诊断试验方法与金标准比较的四格表

金标准诊断结果	诊断试验结果	
	阳性	阴性
阳性	真阳性（a）	假阴性（b）
阴性	假阳性（c）	真阴性（d）

二、诊断试验评价指标

1. 敏感度　敏感度（sensitivity）又称真阳性率，记为 S_e。表示实际患病按诊断实验方法正确判为有病的概率，反映了诊断方法检出患者的能力，该指标越大越好。其计算公式为：

$$S_e = \frac{a}{a+b} \tag{11-1}$$

2. 特异度　特异度（specificity）又称真阴性率，记为 S_p。表示实际未患病按诊断实验方法正确判为没病的概率，反映正确排除某病的能力，该指标越大越好。其计算公式为：

$$S_p = \frac{d}{c+d} \tag{11-2}$$

3. 总符合率　总符合率（total consistent rate）又称总正确率，记为 π。表示诊断方法与金标准诊断的符合程度，它反映了正确诊断患者和非患者的能力。其计算公式为：

$$\pi = \frac{a+d}{a+b+c+d} \tag{11-3}$$

4. 误诊率　误诊率（mistake diagnostic rate）又称为假阳性率，记为 α。表示实际未患病按诊断实验方法错误判为有病的概率，该指标越小越好。其计算公式为：

$$\alpha = 1 - S_p = \frac{c}{c+d} \tag{11-4}$$

5. 漏诊率　漏诊率（omission diagnostic rate）又称假阴性率，记为 β。表示实际患病按诊断实验方法错误判为没病的概率，该指标越小越好。其计算公式为：

$$\beta = 1 - S_e = \frac{b}{a+b} \tag{11-5}$$

6. Youden 指数　Youden 指数（Youden index）记为 YI，表示扣除了误诊率、漏诊率之后的率，反映了诊断试验方法的综合能力，该指标越大越好。其计算公式为：

$$YI = 1 - \alpha - \beta = S_e + S_p - 1 \tag{11-6}$$

7. 比数积　比数积（odds product）记为 OP，是把敏感度和特异度综合考虑的统计指标，该指标越大越好。它适用于大样本，并且 a、b、c、d 中没有为零的情况。其计算公式为：

$$OP = \frac{S_e}{1-S_e} \times \frac{S_p}{1-S_p} = \frac{ad}{bc} \tag{11-7}$$

8. 阳性预测值　阳性预测值(positive predictive value)记为 PV_+，表示诊断试验结果为阳性者实际患病的概率，该指标越大越好。其计算公式为：

$$PV_+ = \frac{a}{a+c} \tag{11-8}$$

9. 阴性预测值　阴性预测值(negative predictive value)记为 PV_-，表示诊断试验结果为阴性者实际未患病的概率，该指标越大越好。其计算公式为：

$$PV_- = \frac{d}{b+d} \tag{11-9}$$

需要注意的是，采用公式(11-8)和公式(11-9)计算 PV_+ 和 PV_- 两个指标时，只有在受试者中患者的比例与实际监测人群的患者比率相差不大的情况下，计算的结果才是合理的。

例 11-4　现欲评价一种牙髓电活力测试仪诊断牙髓组织是否坏死的准确性，选择知情同意的 251 名牙患病人作为受试对象，以病理检查作为诊断的"金标准"，结果见表 11-6。试计算各种诊断试验评价指标。

表 11-6　牙髓电活力测试仪和病理学检测结果

病理检查诊断	电活力测试仪诊断		合计
	坏死	未坏死	
坏死	45	10	55
未坏死	16	180	196
合计	61	190	251

本例：

$$S_e = \frac{45}{55} = 0.818, \quad S_p = \frac{180}{196} = 0.918$$

$$\alpha = \frac{16}{196} = 0.082, \quad \beta = \frac{10}{55} = 0.182$$

$$\pi = \frac{45+180}{251} = 0.896,$$

$$YI = 0.818 + 0.918 - 1 = 0.736, \quad OP = \frac{45 \times 180}{10 \times 16} = 50.625$$

$$PV_+ = \frac{45}{45+16} = 0.738, \quad PV_- = \frac{180}{10+180} = 0.947$$

三、诊断试验的一致性检验

1960 年 Cohen 等人提出了用 *Kappa* 值作为评价判断的一致性程度的指标。实践证明，*Kappa* 值是描述判断一致性的较为理想的指标，因此在临床试验中得到广泛的应用。

一致性检验常用于以下几个方面：①诊断试验方法与金标准的一致性；②两种检测方法对同一样本检测的一致性；③同一医务工作者对同一观察对象进行两次诊断(如影像学诊断)结果的一致性；④两个医务工作者对同一观察对象诊断结果的一致性。

1. *Kappa* 值的计算　*Kappa* 值的计算公式为：

$$Kappa = \frac{P_A - P_e}{1 - P_e} \tag{11-10}$$

式中，P_A 为实际观察到的一致率，计算公式为：

$$P_A = \frac{a+d}{n} \tag{11-11}$$

式中，a 和 d 是检验结果相同的例数。

P_e 为期望一致率，即两次检查结果由于偶然机遇所造成的一致率，计算公式为：

$$P_e = \frac{\sum \dfrac{R_i C_i}{N}}{N} = \frac{(a+b)(a+c)+(c+d)(b+d)}{N^2} \tag{11-12}$$

式中，R_i、C_i 为四格表中 a 和 d 对应的同行合计值和同列合计值，N 为总例数。

$Kappa$ 值的分子为实际观察到的一致率与期望一致率之差，分母是为了减少期望一致率对一致性判断的影响。$Kappa$ 取值在 $-1 \sim 1$ 之间，$Kappa$ 值为 1，说明两次判断完全一致；$Kappa$ 值为 -1，说明两次判断完全不一致；$Kappa$ 值为 0，说明两次判断完全是机遇造成的。实际应用中 $Kappa$ 值只有在 $0 \sim 1$ 时，判断一致性才有意义。$Kappa$ 值越大，说明一致性越好。一般说来，$Kappa \geq 0.75$，说明有极好的一致性；$Kappa$ 值 <0.4，说明一致性不理想。

例 11-5 对表 11-6 资料评价两种方法诊断的一致性。

$$P_A = \frac{45+180}{251} = 0.896, \quad P_e = \frac{55 \times 61 + 196 \times 190}{251^2} = 0.644$$

$$Kappa = \frac{0.896 - 0.644}{1 - 0.644} = 0.708$$

本例 $Kappa$ 值接近 0.75，说明两种方法诊断的一致性比较理想。

2. **$Kappa$ 值的抽样误差与可信区间** 由样本数据计算的 $Kappa$ 值是样本统计量，存在着抽样误差。$Kappa$ 值抽样误差计算公式为

$Kappa$ 值的标准误：

$$S_K = \frac{1}{(1-P_e)\sqrt{N}} \sqrt{P_e + P_e^2 - \frac{\sum R_i C_i (R_i + C_i)}{N^3}} \tag{11-13}$$

式中的字母符号的含义同公式（11-2）。本例：

$$S_K = \frac{1}{(1-0.644)\sqrt{251}} \sqrt{0.644 + 0.644^2 - \frac{55 \times 61 \times (55+61) + 196 \times 190 \times (196+190)}{251^3}}$$
$$= 0.063$$

当观察例数较多时（$n > 100$），$Kappa$ 值的可信区间为：

$$Kappa \pm z_{\alpha/2} S_K \tag{11-14}$$

本例 $Kappa$ 值 95% 可信区间为 $0.708 \pm 1.96 \times 0.063$，即（0.585，0.831）。

3. **$Kappa$ 值的假设检验** $Kappa$ 值的假设检验是推断 $Kappa$ 值为 0 的总体。基本步骤为：

（1）建立检验假设，确定检验水准

H_0：总体 $Kappa = 0$；H_1：总体 $Kappa \neq 0$；$\alpha = 0.05$

（2）计算检验统计量

$$z = \frac{Kappa}{S_K} \tag{11-15}$$

本例：

$$z = \frac{0.708}{0.063} = 11.238$$

（3）确定 P 值，作出推断结论：本例 $z > z_{0.001/2}$，$P < 0.001$，按照 $\alpha = 0.05$ 检验水准，拒绝 H_0，接受 H_1，可认为两种检测方法诊断结果存在一致性。

学习小结

1. 本章介绍了实验设计的三个基本要素，即处理因素、受试对象和实验效应，三个基本要素在实验设计中是缺一不可的。在实验设计中，一定要明确实验组和对照组非处理因素有哪些，尽量控制非处理因素对实验结果的影响；选择受试对象时应注意的问题以及效应指标的选择要求。

2. 实验设计的基本原则是对照、随机化和重复。设立对照组是保证组间的均衡性，排除混杂因素的主要手段。随机化使每个受试对象分到实验组和对照组的机会相等，是保证组间的均衡性的重要措施。重复是指在相同实验条件下进行多次观察，以提高实验结果的可靠性，提高统计检验效率。

3. 对于常用的三种实验设计方法，重点介绍了随机分组的方法、各自的特点和要求以及统计分析的步骤方法。

4. 诊断试验评价指标对于医学检验学生来说也是重要的。重点讲述了各种诊断性评价指标的计算方法和具体含义，讲述了一致性检验 Kappa 值的计算、标准误的计算和假设检验的方法。

（景学安）

<h2 align="center">复 习 题</h2>

一、最佳选择题

1. 实验设计的三个基本要素是（　　）

 A. 化学因素、物理因素、研究对象   B. 研究者、受试者、效果

 C. 受试对象、背景因素、实验效应   D. 处理因素、实验效应、受试对象

 E. 干扰因素、实验场所、处理因素

2. 实验设计的三个基本原则是（　　）

 A. 重复、随机化、盲法   B. 对照、重复、安慰剂

 C. 对照、重复、随机化   D. 对照、随机化、区组

 E. 随机化、效应、均衡

3. 实验组与对照组的主要区别是（　　）

 A. 处理因素不同   B. 处理因素相同   C. 安慰剂不同

 D. 样本含量不同   E. 样本含量相同

4. 均衡性是指（　　）

 A. 实验组与对照组处理因素一致   B. 实验组与对照组处理因素不一致

 C. 实验组与对照组非处理因素不一致   D. 实验组与对照组非处理因素基本一致

 E. 实验组与对照组的重复数相同

5. 为研究新药"胃痛颗粒"治疗胃病疗效，某医院选择 50 例胃炎和胃溃疡患者，随机分为试验组和对照组，试验组服用胃痛颗粒治疗，对照组服用公认有效的"胃苏冲剂"。这种对照在实验设计中称为（　　）

 A. 实验对照   B. 空白对照   C. 标准对照

 D. 自身对照   E. 安慰剂对照

6. 实验设计时，受试对象如何分组，可使得组与组之间具有最好的可比性（　　）

A. 多分几组　　　　　　　　　　　B. 将条件接近的分到同一组
C. 将条件接近的分到不同组　　　　D. 将体弱的分到对照组,强的分到试验组
E. 各组例数相等

二、简答题

1. 实验设计的基本要素有哪些？各自的要求是什么？
2. 实验设计的基本原则是什么？其意义是什么？
3. 什么是随机化？随机化的作用是什么？在整个实验设计和实施过程中如何体现随机化？
4. 设置对照组的目的是什么？常用的对照有哪些？各自的特点是什么？
5. 医学实验中常见的实验设计有哪些？其意义及特点是什么？

三、综合应用题

1. 应用随机数字表将 30 只小白鼠随机分为数量相等的 2 组、3 组和 5 组。写出具体的分组方法。

2. 用 40 只小白鼠做一个单因素 4 水平的完全随机设计方案。写出随机分组过程以及此设计的具体分析方法。

3. 用 20 只小白鼠进行配伍组设计。共有 4 个处理组及五个区组。如何设计？如何分组？如何分析？写出具体过程及步骤。

4. 表 11-7 数据已将 20 只动物根据体重、性别及年龄配成 10 对。试将每对中的二只动物随机分到 A 组与 B 组中。

表 11-7　按配对设计的要求将 10 对动物进行分组

编号	1	2	3	4	5	6	7	8	9	10
动物	1.1	2.1	3.1	4.1	5.1	6.1	7.1	8.1	9.1	10.1
对子	1.2	2.2	3.2	4.2	5.2	6.2	7.2	8.2	9.2	10.2

141

第十二章

SPSS 软件简介

学习目标

1. 掌握:SPSS 统计软件的数据录入和读取,变量定义,变量转换;计量资料和计数资料的统计描述及统计推断。

2. 熟悉:常用统计方法的软件操作,如 t 检验、F 检验、χ^2 检验、秩和检验、相关与回归。

3. 了解:统计软件在统计分析中的作用,统计软件的发展趋势。

第一节 SPSS 窗口及菜单

一、概 述

SPSS(Statistical Product and Service Solution)是世界上著名的统计分析软件之一,是一种集成化的计算机数据统计应用软件。1968 年,美国斯坦福大学的三位学生开发了最早的 SPSS 统计软件,并于 1975 年在芝加哥成立了 SPSS 公司,原命名为社会科学统计软件包 SPSS(Statistical Package for Social Science)。随着应用领域的不断扩大,SPSS 更名为 Statistical Product and Service Solution,即统计产品与服务解决方案,仍简称 SPSS。经过 40 多年的发展,SPSS 已经广泛地应用于商业、金融、医疗卫生、市场研究、体育、农林业、科研、教育等多个行业,应用范围遍及了自然科学、技术科学以及社会科学的各个领域。

SPSS 与 SAS、SYSTAT 并称为国际上最有影响的三大优秀统计软件。相比而言,SPSS 具有操作简便,易学易用,分析结果清晰直观的特点,是非统计学专业人员的首选,是教学和科研人员必备的统计学工具。

本章以 SPSS 20.0 版本为基础,根据本教材统计学方法,简单介绍了 SPSS 软件在医学数据统计分析中的具体使用方法,包括根据实际问题选择合适的统计方法,软件操作步骤以及对统计分析结果的解释等内容。

SPSS for Windows 的特点:

1. **菜单式操作** 自从 1995 年 SPSS 公司与微软公司合作开发 SPSS 界面后,SPSS 界面越来越好,操作方法也更为简单。SPSS for Windows 界面实现了功能的全面菜单化,绝大多数的操作通过菜单命令、相关选项和相应的对话框等即可完成。

2. **语言编程** 具有第四代语言的特点,对于常见的统计方法,SPSS 不仅仅通过菜单,还可以编写命令语句、子命令来完成分析,以满足个性化的要求。菜单操作可以直接转换成语言命令,大大减少了操作过程的记忆。

3. **功能强大** SPSS 软件集数据录入、数据编辑、数据管理、统计分析、报表制作、图形绘制为一体。不仅仅包括常用的统计学方法,如相关分析、回归分析、方差分析、χ^2 检验、t 检验和非参数检验等,也包括一些多因素统计分析技术,如多元回归分析、聚类分析、判别分析、主成分分析、因子分析、非线性回归和 Logistic 回归等方法。SPSS 的制图能力强,图形效果较佳,可以制作高分辨率的图形,如正态分布图、直方图、散点图等,并且对于生成的图形可以进行后期的修改和修饰。

4. 多数据接口 SPSS 可以读取及输出多种格式的文件。例如,由 FoxPro 产生的 *.dbf 文件,文本编辑器软件生成的 ASCII 数据文件,Excel 的" *.xls"文件等均可转换成可供分析的 SPSS 数据文件,而由 SPSS 软件生成的数据文件也可以方便地转化为其他数据文件。

二、SPSS 统计分析的步骤

主要有以下几个步骤:

(一) 建立数据文件

建立数据文件是根据分析目的及 SPSS 格式要求输入数据或获取外部数据的过程,是 SPSS 统计分析的第一步。对于同一资料,可能由于分析的目的不同,SPSS 的数据输入格式也不同。

(二) 选择合适的分析过程

分析过程包括数据整理与转换、数据分析、图形制作等。一般分析过程更多的是指 SPSS 主窗口的菜单中"Analyze",即数据分析,从中选择适合分析目的和数据的过程。

(三) 定义分析变量及选项

调用某个分析过程后,SPSS 将弹出对话框,此对话框称为一级对话框或主对话框。在一级对话框中通过选择按钮出现的对话框称为二级对话框,依此类推。在一级对话框界面中,一般有左右两个文本框,左侧文本框显示数据文件中的变量,称为源变量框,右侧文本框需要用户将分析的变量从源变量中选入,称为待分析变量框。对话框中设有多个功能按钮,如"Paste"为"粘贴"按钮、"OK"为"确定"按钮、"Reset"为"重置"按钮、"Cancel"为"取消"按钮、"Help"为"帮助"按钮以及其他对话框或选项。

(四) 运行分析过程

完成对分析变量的定义及分析内容的选择后,在主对话框中单击"OK"按钮,在结果输出窗口得到统计分析结果。此外,分析结果可导出多种格式,如 Word、Pdf、HTML、PPT 等格式。

三、SPSS 的显示窗口

SPSS 主要有三个窗口,Data editor(数据编辑)窗口、Viewer(结果输出)窗口和 Syntax editor(程序编辑)窗口。

(一) SPSS Data Editor 窗口

数据编辑窗口,SPSS 默认显示"SPSS Data Editor"为主窗口。在此窗口中,可以建立数据文件,对数据文件进行一般性操作,包括剪切、复制、粘贴、修改、插入、删除、保存。使用 SPSS20.0 版本,可以同时打开多个数据编辑窗口,多个数据文件分别进行分析或操作。建立的数据文件保存格式为:" *.sav"," *"号代表任意命名的文件名,"sav"表示数据文件的扩展名。

(二) SPSS Syntax Editor 窗口

SPSS 程序编辑窗口,主要功能是编写 SPSS 语言,通过运行全部或部分命令实现统计分析。

(三) SPSS Viewer 窗口

结果输出窗口,显示统计分析结果。所有的显示结果均可以文件形式加以保存,保存格式为:" *.spv"。

四、SPSS 窗口菜单及工具栏

SPSS 程序启动后,默认的窗口为数据编辑窗口,见图 12-1,该窗口的主要结构为:

1. 标题栏 位于数据编辑窗口的上边框。新打开数据编辑窗口,标题栏会显示"Untitled-IBM SPSS Statistics Data Editor",尚无标题,如果打开的是已经储存的文件,将显示被定义的文件名,如"EG12-1. sav"。

2. 菜单栏 SPSS for Windows 程序界面中的菜单栏有 12 个菜单项,内容如下:

(1)File:主要包括建立、打开、保存各类文件,显示文件信息、文件打印,退出 SPSS 程序等命令。

(2)Edit:主要包括剪切、复制、粘贴、删除、查找文本等命令。

(3)View:主要包括状态栏、工具栏、数据视图和变量视图的显示等命令。

(4)Data:主要包括数据文件的建立和编辑等命令。

(5)Transform:主要包括数据转换操作等命令。

(6)Analyze:主要包括统计分析操作等命令。

(7)Direct Marketing:直销模块,提供了一组精心设计以改善商业直销活动效果的工具。

(8)Graphs:主要包括建立和编辑统计图形的操作命令。

(9)Utilities:主要包括实用工具的使用命令。

(10)Add-ons:附加内容,SPSS 的插件。

(11)Windows:主要包括窗口的操作命令。

(12)Help:主要包括 SPSS 的使用帮助及 SPSS 的相关信息。

3. 工具栏 位于菜单栏的下方,是菜单栏中的常用过程,共十七项。包括:打开文件,保存文件,打印文件,插入行,插入列,分割文件,加权处理等常用工具。

4. 数据输入区域

(1)变量列:在 SPSS 主窗口中,系统默认显示的窗口是"Data View"标签状态下的窗口。变量未加定义时,系统默认以"var"作为默认变量名,第 1 个变量为 var00001,第 2 个变量为 var00002,依此类推。

(2)记录行:SPSS 中自动生成行号 1,2,3……有数据的行,以激活色—黑色显示行号;没有数据的行,以非激活色—灰色显示行号。

5. 状态栏 位于窗口的下边框,显示窗口的操作状态或当前状态。如显示"Running SAVE",表示正在保存数据;显示"Running…",表示正在运行统计分析过程;显示"SPSS Processor is ready",表示"统计分析系统已准备就绪";"Weight On",表示加权状态。

6. "Data View"子窗口 称为数据浏览子窗口,在该状态下,可以对数据进行各种编辑操作。

7. "Variable View"子窗口 也称为变量浏览子窗口,在该状态下,可以对变量进行各种定义(图 12-1)。

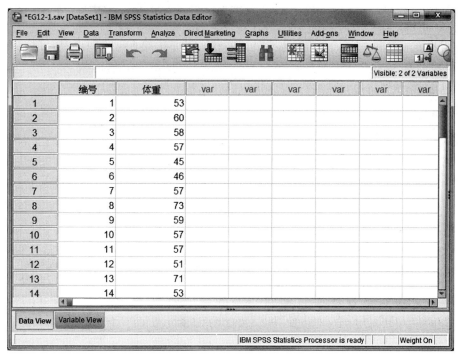

图 12-1　数据编辑窗口

第二节　建立 SPSS 数据文件

一、建立 SPSS 数据文件的步骤

SPSS 的数据文件建立需要符合一定的规范要求,在某些情况下还需要对其进行相应的处理,如合并、计算、重新分组等。在新建"SPSS Data Editor"窗口,即数据编辑窗口下,SPSS 建立数据的一般过程为:

（一）定义变量

主要定义变量名、变量类型、变量宽度、小数位数、变量名标签、变量值标签、缺失值、变量显示宽度、变量对齐格式等信息。

单击"Variable View"（变量浏览子窗口）按钮,切换到变量浏览子窗口,如图 12-2 所示。

1. 定义变量名（Name）　为数据项定义变量名时应遵循以下原则:

（1）IBM SPSS 20.0 for Windows 中的变量名长度可达 64 个字符。

（2）首字符必须为字母或汉字,其后可为字母、汉字、数字、下划线等。

（3）下划线"＿"、句号"。"和圆点"."不能用作变量名的最后一个字符。

（4）变量名不能使用 SPSS 的保留字,如 ALL、AND、BY、EQ、GE、GT、LE、LT、NE、TO、OR、NOT、WITH 等。

（5）变量名是唯一的,不区分大小写字符,即 ABC 和 abc 看作是同一变量名。

2. 定义变量类型（Type）　单击相应变量 Type 选项的单元格,会出现一个省略号按钮,单击按钮后弹出 Variable Type（变量类型）对话框。

变量类型包括:Numeric（数值型）、Comma（带有逗号的数值型）、Dot（逗号做小数点圆点为分隔符的数值型）、Scientific notation（科学记数法）、Date（日期型）、Dollar（带有美元符号的数值型）、Custom Currency（用户自定义型）、String（字符型）。系统默认为数值型,每种类型的变量都由系统给出默认 Width（变量宽度）、Decimals（小数位数）和 Columns（变量显示宽度）。

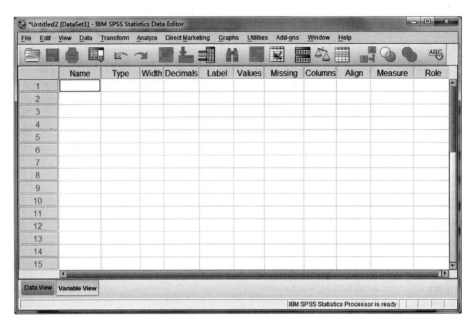

图 12-2　变量浏览子窗口

3. 变量宽度(Width)　变量宽度是指变量的显示宽度,即该变量所占字节长度,如果是数值型变量,总长度应包含小数点或其他分界符以及小数位数。

4. 小数位数(Decimals)　如果变量为数值型,根据情况选择小数位数,默认为两位。

5. 变量名标签(Label)　变量名标签是对变量名含义的进一步解释,变量名标签内容长度最多为 256 个字符,也可以不定义。

6. 变量值标签(Values)　变量值标签是对变量取值的含义进行说明。尤其用不同的数值来代表分组时,用变量值标签解释其取值含义就显得很有必要了。

7. 缺失值(Missing)　在数据收集过程中,可能会出现所记录的个别数据失真或是缺少数据的情况,此时就可以通过指定缺失值的方式来定义缺失数据,这样可以更好地利用其他有效数据。

缺失值分为系统缺失值和用户缺失值,系统缺失值无需定义自动生成,用户缺失值需要定义。单击相应变量的缺失值单元格,出现省略号按钮。其中:No missing values:不指定缺失值,系统默认选项;Discrete missing values:用户指定缺失值为 1 ~ 3 个特定的离散值;Range plus one optional discrete missing value:表示对数值型变量,用户缺失值定义在一个连续的闭区间(连续值)和一个区间以外的离散值,Low 和 High 分别表示连续区间的下限和上限,在 Discrete value 文本框中输入区间以外的一个离散值。

8. 变量显示宽度(Columns)和变量显示对齐方式(Align)　变量显示宽度是指变量在编辑窗口中显示的宽度,系统默认为 8 位。变量显示对齐方式有左对齐、右对齐和中心对齐三种,数值变量系统默认为右对齐,字符变量为左对齐。

9. 计量尺度(Measure)　计量尺度分为三种:名义尺度(Norminal)、定序尺度(Ordinal)和间隔尺度(Scale)。

名义尺度(Norminal):用于区分变量的不同值和类别,数据之间没有次序关系;定序尺度(Ordinal):是对事物之间等级或顺序差别的一种测度,数据之间有次序关系。例如考试成绩有优、良、中、差之差别;间隔尺度(Scale):指变量的取值是连续的区间,具有一定的间距或比例。如重量、年龄、温度等。

10. 变量角色(Role)　是新版本 SPSS 的新增属性,源于数据挖掘方法的要求。用于定义变量在进一步分析中的功能作用,用户可以选择 Input、Target 和 Both 等类型的角色。

（二）录入数据

变量定义完毕后，单击"Data View"（数据浏览）按钮，切换到数据浏览子窗口，然后录入数据。SPSS 数据浏览子窗口类似于 EXCEL 界面，是由按行和列形成的单元格组成。录入时可根据统计分析和数据特点按行或列输入数据。

（三）保存数据

数据录入完毕后，需要将数据保存到文件中，此时选择"File"菜单中的"Save"或"Save As"命令，将数据保存成"*.sav"文件，定义用户数据文件名，执行保存，数据文件建立完毕。

有时根据需要也可以把数据存储为其他类型的数据文件。例如 LOTUS（*.w*）数据文件、Excel（*.xls）表格文件、SYSTAT 数据文件（*.sys）、dBASE 数据库文件（*.dbf）等。

（四）数据的处理

数据文件建立后，为了满足统计分析的需要，有时需要产生秩次、合并数据、筛选分析的记录、产生新变量、重新编码、加权或转置等，"Data"（数据）和"Transform"（转换）菜单可以满足用户以上要求。

二、建立 SPSS 数据文件实例

在建立数据文件之前，首先要进行数据编码，下面通过一个例子详细介绍数据文件的建立过程。

例 12-1 现测得 24 例人员的有关性别、年龄、体重、身高等数据，其原始数据如表 12-1 所示。

表 12-1 24 例人员的相关年龄、体重、身高等数据

编号	性别	年龄	体重（kg）	身高（cm）
1	男	64	82	179
2	女	60	63	158
3	男	45	80	184
4	男	60	63	163
5	女	60	64	163
6	女	34	65	172
7	女	52	60	156
8	男	48	70	168
9	男	53	61	167
10	男	58	67	173
11	男	49	71	174
12	女	63	67	158
13	女	64	55	152
14	男	43	76	180
15	男	55	62	176
16	女	58	58	160
17	男	52	64	170
18	女	38	57	154
19	男	63	72	173
20	女	56	62	153
21	男	55	87	178
22	男	65	65	170
23	女	48	54	159
24	男	40	79	169

（一）定义变量

运行 IBM SPSS20.0 软件，在数据浏览窗口中单击"Variable View"按钮，切换到变量浏览子窗口，如图 12-2 所示。

1. 定义编号变量

（1）定义变量名：单击进入第一行，在变量名称"Name"栏上，输入"编号"作为该变量的变量名称。

（2）小数点位数"Decimals"栏，将"2"修改为"0"。其他属性为系统默认值。

2. 定义性别变量

（1）在"Name"栏中输入"gender"，为性别变量名称。

（2）变量类型"Type"设置为"Numeric"，输入数值为"1"和"2"，分别代表"男"、"女"。在统计分析时，数值型数据较字符型数据更方便使用。

（3）小数点位数设置为 0 位小数。

（4）变量标签"Label"栏，输入"性别"，说明"gender"为"性别"变量，对变量名的解释。若变量名称一目了然，变量标签无须设置。

（5）变量值标签"Values"，标识变量值。激活该属性，弹出二级对话框，在"value"栏分别输入变量值，相应的"label"中输入变量值标签。首先在"value"栏输入"1"，在"label"中输入"男"，点击添加按钮"Add"；再次在"value"栏输入"2"，在"label"中输入"女"，点击添加按钮"Add"。全部定义完成后，点击该二级对话框的"OK"按钮。其他属性均可为系统默认。

3. 其余变量的定义　　分别定义为"年龄"、"体重"、"身高"变量，小数点尾数均为"0"，其他属性均可为系统默认。

（二）录入数据

变量定义完毕后，单击"Data View"按钮，切换到数据浏览子窗口，将本例原始数据录入，如图 12-3 所示。

（三）保存数据

数据录入完毕后，选择 File 菜单中的"Save"或"Save As"命令，打开对话框，定义文件名称为"EG12-2"，保存类型为系统默认的"∗.sav"格式，数据文件建立完毕。

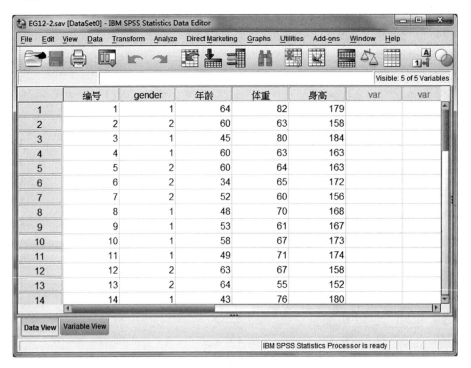

图 12-3　SPSS 数据文件

三、SPSS 读取其他格式数据文件

SPSS 的数据文件格式为"＊.sav"，可以直接双击 SPSS 数据文件名，或通过 SPSS 程序执行文件 File｜Open｜Data。需要注意：SPSS 数据文件曾经有各种版本，数据文件的格式也不尽相同，如"＊.sav"，"＊.sys"和"＊.por"。

SPSS 软件除了可以打开 SPSS 数据文件外，还可以打开其他格式的数据，如 Excel(＊.xls)表格文件、纯文本(＊.txt)数据文件、LOTUS(＊.w＊)数据文件、SYSTAT 数据文件(＊.sys)、dBASE 数据库文件(＊.dbf)、Stata 数据文件(＊.dta)、SAS 不同版本的数据文件"＊.sas7bdat"、"＊.sd7"等。现主要介绍 Excel 数据文件的读取方法。

例 12-2　已有"EG12-1.xls"文件(见图 12-4)，通过 SPSS 打开该文件。

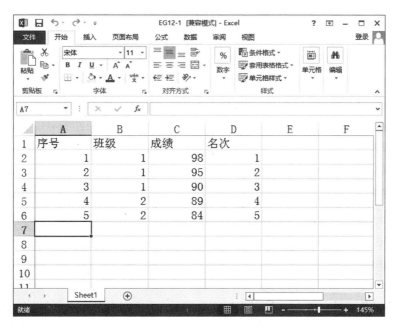

图 12-4　EG12-1.xls 数据文件

1. 运行 SPSS 程序，打开 SPSS 主窗口，即"SPSS data Editor"窗口。

2. 执行 File｜Open｜Data，弹出"Open Data"对话框。找到 EG12-1.xls 文件所在的位置(路径)；在"文件类型(File of Type)"中选择"Excel(＊.xls)"选项；单击"EG12-1.xls"文件，执行"打开"，或双击"EG12-1.xls"文件；弹出"Opening Excel Data Source"对话框。

3. 在"Opening Excel Data Source"对话框中，选择"Read variable names from the first row of data"项(系统默认选项)，意指将 Excel 数据文件中第一行数据作为 SPSS 数据文件的变量名；其他设置为数据区域的定义；单击"OK"按钮。此时，Excel 数据文件被读入 SPSS 系统中，成功转换为 SPSS 格式数据，用户可以保存该 SPSS 数据文件。

第三节　SPSS 基本统计分析功能

一、描述性统计量

SPSS 许多模块均可在各种统计推断的过程中附带进行相关的统计描述，并且专门提供用于连续变量的描述过程，即描述性统计量(Descriptive Statistics)子菜单。描述性统计量有七个过程，分别是 Frequencies(频数分析)过程、Descriptives(描述性分析)过程、Explore(探索性分析)过程、Crosstabs(交叉表分析)过程、Ratio(比例分析)过程、P-P 图和 Q-Q 图。主要对数据进行集中

趋势、离散趋势、分布状态和频数的描述。本节针对前三个过程进行简述。

（一）频数分析（Frequencies）

Frequencies 统计分析也称为频数统计，用于描述连续数据的分布特征；计算集中趋势和离散趋势指标；产生详细的频数分布表；计算任意或规定的百分位数。并能绘制常用的统计图形。

例 12-3　以例 12-1 中建立的数据文件"EG12-2.sav"作为本例数据资料。试分析"体重"变量，计算中位数、均数、标准差、P_5 及 P_{25} 指标。

1. 主要对话框说明

（1）"Frequencies"对话框："Variable(s)"框作用为选入分析变量，变量数没有限制，系统会依次输出各变量的结果；"Display frequency tables"复选项输出频数分布表。

（2）"Statistics"对话框：该对话框用于确定输出结果中出现的统计量。"Quartiles"表示输出四分位数，"Cut points"表示对一组数据进行平均分成几等份的百分位数，"Percentile"用于显示用户自定义的百分位数。"Central Tendency"选项组，计算集中趋势指标，有 Mean（均数）、Median（中位数）、Mode（众数）、Sum（总和）。Dispersion 选项组，计算离散趋势指标，包括 Std. deviation（标准差）、Variance（方差）、Range（全距或极差）、Minimum（最小值）、Maximum（最大值）、S. E. mean（均值的标准误差）。"Distribution"选项组用于描述数据分布特征的两项指标，包括 Skewness（偏度系数）和 Kurtosis（峰度系数）。"Values are group midpoints"复选框在频数表资料中起到重要作用，将变量值作为组中值进行相关指标计算。

2. 操作过程

（1）打开待分析的数据文件。

（2）依次选择 Analyze│Descriptive Statistics│Frequencies 菜单，打开 Frequencies 主对话框：将"体重"变量选入"Variable(s)"框中，取消"Display frequency tables"复选框。

（3）点击"Statistics"按钮，打开 Statistics 对话框：复选"Median"、"Mean"、"Std. deviation"、"Percentiles"，Percentiles 中分别输入"5"、"25"，同时需要单击"Add"按钮。单击"Continue"按钮返回上一级对话框。

（4）单击"OK"运行，见图 12-5。

3. 结果输出及解释　样本量 N：Valid（有效例数）为 24 例，Missing（缺失值例数）为 0 例，Mean（均数）为 66.83，Median（中位数）为 64.50，Std. Deviation（标准差）为 8.736，Percentiles 5（P_5）为 54.25，Percentiles 25（P_{25}）为 61.25，见图 12-6。

（二）描述性分析（Discriptives）

描述性分析过程是针对计量资料且为正态分布的数据进行统计分析，可直接使用该过程对变量进行描述性分析，计算并列出一系列相关的统计指标，但若是计算的统计指标少于频

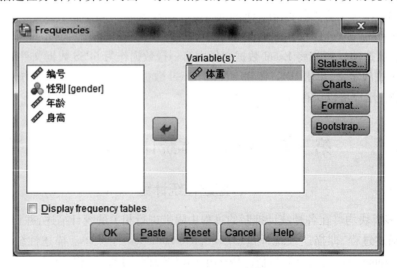

图 12-5　Frequencies 对话框

数分析过程,则不能绘制统计图。此外,"Descriptives"对话框中的"Save standardized values as variables"复选框,作用是对"Variable(s)"框选择的变量进行标准正态转换,数据文件中将增加相应经标准正态转换的变量值。

（三）探索性分析（Explore）

探索性分析功能强大,提供的信息也更为全面详尽。主要用于数据的性质、分布特点等完全不了解时,对数据的分布情况进行探索。探索性分析过程可以根据资料的属性或特征进行分层,计算各层的基本统计指标和(或)绘制图形。特别强调的是,图形选项有箱式图（Boxplots）、茎叶图（Stem-and-leaf）、直方图（Histogram）、正态性检验和图形（P-P 概率图和 Q-Q 概率图）,还有方差齐性检验与数据的转换方式。除了正态性检验和直方图外,还可以通过 P-P 概率图和 Q-Q 概率图判断数据是否服从正态分布,当散点呈现在一条直线或接近一条直线时,可以判断数据服从正态分布或近似正态分布。

Statistics

体重

N	Valid	24
	Missing	0
Mean		66.83
Median		64.50
Std.Deviation		8.736
Percentiles	5	54.25
	25	61.25

图 12-6　Frequencies 分析结果

二、t 检验

在 SPSS 中,t 检验过程是通过菜单"Analyze"的"Compare Means"子菜单中的命令来实现。t 检验过程具体包括:

1. 单个样本 t 检验　用于单样本均数与已知总体均数的比较,由"One-Sample T Test"过程完成。

2. 配对样本 t 检验　用于配对样本均数的比较,由"Paired-Samples T Test"过程完成。

3. 两独立样本 t 检验　用于两独立样本均数的比较,由"Independent-Samples T Test"过程完成。

在 SPSS 中没有 z 检验（或 u 检验）,无论大样本还是小样本数据的检验均由 t 检验完成。

（一）单个样本 t 检验

用于进行样本均数代表的未知总体均数与已知总体均数的比较,一般已知总体值为理论值、标准值或是经大量观测得到的稳定值。

例 12-4　通过以往大规模调查,已知某地婴儿出生体重均数为 3.3kg,现从该地的某民族聚居区随机测得 20 名婴儿的出生体重（表 12-2）。试推断该聚居区婴儿出生体重均数是否与该地相同?（该地的大规模调查结果可作为总体指标）

表 12-2　某地民族聚居区 20 名婴儿出生体重（kg）

3.0	3.5	3.8	3.7	3.9	4.1	4.5	3.2	3.3	3.8
3.9	4.8	5.0	4.5	4.2	4.1	2.9	3.8	3.5	3.3

1. 数据录入　在"SPSS Data Editor"界面中,建立两个变量:"编号"、"出生体重"。在"Data View"子窗口中输入数据,见图 12-7。

2. 对话框中各选项说明

（1）"One-Sample T Test"对话框:"Test Variables"框,用于选入需要分析的变量;"Test"文本框,用于输入数值,即已知的总体均数（已知总体均数的选择:可以将变量的正常参考值、界值或是经过大量调查后得到的均值）,系统默认值为 0。

（2）"Options"对话框:"Confidence Interval Percentage"来定义可信区间的可信度,可以输入 0.01 ~ 99.99 之间的任意值,此值即为置信区间的置信度,一般取值为 90、95、99 等。该置信区间为样本值与已知总体均数所得差值总体均数的置信区间。"Missing Values"选项组用于选择缺失值的处理方式,包括:Exclude cases analysis by analysis,分析各变量不缺失的数据,变量间的缺失情况互相不影响;Exclude cases listwise 忽略有缺失值的记录,分析共同无缺失的记录。系统

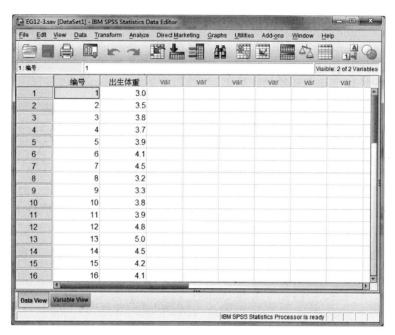

图 12-7　EG12-3. sav 数据文件

默认前者,以充分利用数据。

3. 操作过程　选择菜单 Analyze│Compare Means│One-Sample T Test,打开"One-Sample T Test"对话框,把要分析的变量"出生体重"选入"Test Variables"中,在"Test Value"文本框中输入已知总体均数"3. 3"。单击"OK"按钮运行,见图 12-8。

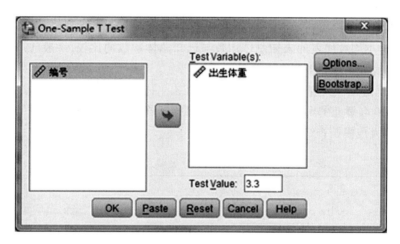

图 12-8　One-Sample T Test 对话框

4. 结果输出及解释　结果输出的内容分别为基本信息描述和假设检验结果,见图 12-9。基本信息包括样本量(N)、均数(Mean)、标准差(Std. Deviation)和标准误(Std. Error Mean)。检验结果有 t 检验和可信区间。t 检验结果:$t=4.211$,$P=0.000$($P<0.05$),拒绝原假设 H_0,接受 H_1,认为该民族聚居区的婴儿出生体重与该地的一般婴儿出生体重有差异。

(二) 配对样本 t 检验

用于进行两个相关样本是否来自于相同的总体均数,即配对样本的差值与总体均数为 0 的检验。配对数据有一定的相关性,不宜采用独立样本 t 检验进行比较,否则会造成数据信息的丢失。

配对数据的输入格式与独立样本的输入格式有所区别,SPSS 中配对数据输入需要将配对数

One-Sample Statistics

	N	Mean	Std.Deviation	Std.Error Mean
出生体重	20	3.840	.5734	.1282

One-Sample Test

	Test Value=3.3					
					95% Confidence Interval of the Difference	
	t	df	Sig.(2-tailed)	Mean Difference	Lower	Upper
出生体重	4.211	19	.000	.5400	.272	.808

图 12-9　One-Sample T Test 分析结果

据对应起来。配对 t 检验的条件要求是差值总体服从正态分布。同时,配对样本 t 检验等价于配对样本的差值与已知总体均数为 0 的单个样本 t 检验。

例 12-5　有 12 名接种卡介苗的儿童(表 12-3),8 周后用两批不同的结核菌素,一批是标准结核菌素(标准品),一批是新制结核菌素(新制品),分别注射在儿童的前臂,测量两种结核菌素的皮肤浸润反应平均直径(mm)。问:两种结核菌素的反应性有无差别。

表 12-3　12 名接种卡介苗的儿童皮肤浸润反应平均直径(mm)

编号	1	2	3	4	5	6	7	8	9	10	11	12
标准品	12.0	14.5	15.5	12.0	13.0	12.0	10.5	7.5	9.0	15.0	13.0	10.5
新制品	10.0	10.0	12.5	13.0	10.0	5.5	8.5	6.5	5.5	8.0	6.5	9.5

1. **数据录入**　在"SPSS Data Editor"界面中,建立三个变量:"配对编号"、"标准品"、"新制品"。在"Data View"子窗口中输入数据,见图 12-10。

2. **对话框说明**　"Paired-Samples T Test"对话框:"Paired Variables"框,用于选入要分析的配对变量,两个变量应前后对应。"Options"对话框已解释,不再赘述。

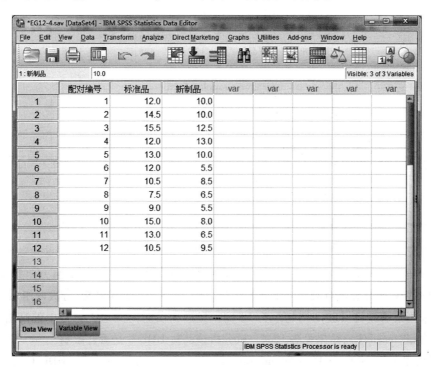

图 12-10　EG12-4. sav 数据文件

3. 操作过程　选择菜单 Analyze｜Compare Means｜Paired-Samples T Test，弹出"Paired-Samples T Test"对话框，同时将两个变量"标准品"和"新制品"选入"Paired Variables"框中。单击"OK"按钮运行，见图 12-11。

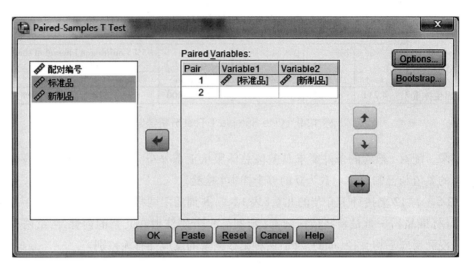

图 12-11　Paired-Samples T Test 对话框

4. 结果输出及解释　在结果中（见图 12-12），前两个表的结果为均数、标准差、标准误和相关性分析结果。第三张表格为检验结果，t 检验结果为：$t = 4.520$，$P = 0.001$（$P < 0.05$），拒绝 H_0，接受 H_1，可以认为两种方法皮肤浸润反应结果的差别有统计学意义。

Palred Samples Statistics

	Mean	N	Std.Derviation	Std.Error Mean
Pair 1　标准品	12.042	12	2.3975	.6921
新制品	8.792	12	2.5087	.7242

Palred Samples Correlations

	N	Corrrlation	Sig.
Pair 1　标准品&新制品	12	.485	.110

Paired Samples Test

	Paired Differences					t	df	sig.(2-tailed)
				95% Confidence Interval of the Difference				
	Mran	Std.Deviation	Std.Error Mean	Lower	Upper			
Pair 1　标准品·新制品	3.2500	2.4909	.7191	1.6674	4.8326	4.520	11	.001

图 12-12　Paired-Samples T Test 分析结果

（三）两独立样本 t 检验

两独立样本 t 检验（Independent Samples T Test）是用于进行两个独立样本均数所代表的未知总体均数比较的检验方法，需要强调的是样本数据要分别服从正态分布，且方差具有齐性。

例 12-6　某研究者进行某项大鼠药物实验，对大鼠进行高血脂造模，分成两组，其中模型组为 27 例；采用某药进行实验的药物组为 18 例。经过一段时间测量大鼠血中的高密度脂蛋白（HDL-C）含量（mmol/L），结果见表 12-4。试分析该药对 HDL-C 是否有影响？

1. 数据录入　在"SPSS Data Editor"界面中，建立两个变量："group"、"HDL_C"。"group"变量的变量值标签：1-模型组、2-药物组。在"Data View"子窗口中输入数据，见图 12-13。

表 12-4　两组大鼠血中的 HDL-C 含量(mmol/L)

模型组	0.86	0.90	0.98	0.99	1.00	1.01	1.01	1.01	1.03	1.05	1.08	1.08	1.09	1.10
	1.10	1.10	1.11	1.14	1.16	1.17	1.18	1.18	1.19	1.21	1.22	1.29	1.33	
药物组	1.02	1.11	1.33	1.14	1.35	1.15	1.26	1.18	1.09	1.19	1.23	1.27	1.23	1.24
	1.32	1.38	1.41	1.35										

图 12-13　EG12-5. sav 数据文件

2. 对话框说明

（1）"Independent-Samples T Test"对话框："Test Variables"框,用于选入需要分析的变量;"Grouping Variable"框,定义分组变量,以选入的变量作为分组标志,对"Test Variables"框中的变量进行分析,"Define groups"按钮用于对"Grouping Variable"框中的分组变量进行定义,以区别不同的分组。

（2）"Options"对话框："Confidence Interval Percentage"来定义可信区间的可信度。"Missing Values"选项组用于选择缺失值的处理方式。

3. 操作过程

（1）选择菜单 Analyze│Compare Means│Independent-Samples T Test,打开"Independent-Samples T Test"对话框,把要分析的变量"HDL_C"选入"Test"框中,将分组变量"group"选入"Grouping"框中。

（2）对"group"进行定义,单击"Define Groups"按钮,打开"Define Groups"对话框,选择 Use specified values 单选项,在第一个 Group 文本框中输入"1",第二个 Group 文本框输入"2",单击"Continue"按钮,返回"Independent-Samples T Test"对话框,单击"OK"按钮运行,见图 12-14。

4. 结果输出及解释
在结果中有两部分内容(见图 12-15),第一部分为两组数据的描述,包括例数(N),均数(Mean),标准差(Std. Deviation)及标准误(Std. Error Mean);第二部分为独立样本 t 检验表,左侧显示方差齐性检验结果,本例显示两组方差齐($F=0.013, P=0.911$)。因此, t 检验结果为:$t=-4.240, P=0.000(P<0.05)$,拒绝 H_0,接受 H_1,认为两组的高密度脂蛋白水平不同,说明该药对 HDL-C 有影响。若方差不齐,则看第二行的 t' 检验结果。

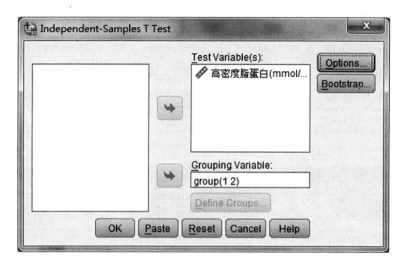

图 12-14 Independent-Samples T Test 对话框

Group Statistics

	分组	N	Mean	Std.Deviation	Std.Error Mean
高密度脂蛋白(mmol/L)	模型组	27	1.0952	.10966	.02110
	药物组	18	1.2361	.10858	.02559

Independent Samples Test

		Levene's Test for Equality of Variances		t-test for Equality of Means					95% Confidence Interval of the Difference	
		F	Sig.	t	df	Sig.(2-tailed)	Mean Difference	Std. Error Difference	Lower	Upper
高密度脂蛋白(mmol/L)	Equal variances assumed	.013	.911	−4.240	43	.000	−.14093	.0332	-.20796	-.07389
	Equal variances not assumed			−4.248	36.842	.000	−.14093	.0332	-.20815	-.07370

图 12-15 Independent-Samples T Test 分析结果

三、方差分析

SPSS 中主要由 One-Way ANOVA(单因素方差分析)、General Linear Model(一般线性模型)和 Repeated Measure(重复测量方差分析)来进行方差分析。

单因素方差分析可使用 SPSS 中的下列两个过程:

(1) 均数比较(Compare Means)子菜单中的单因素方差分析(One-Way ANOVA)过程。

(2) 一般线性模型(General Linear Model)子菜单中的单因变量(Univariate)过程。

本章以单因素方差分析为例,采用单因素方差分析(One-Way ANOVA)过程。

例 12-7 某研究小组欲了解抗疲劳药物对足球运动员肺功能的影响,将某地年龄相同、体重相近的 36 名足球运动员随机分为三组,每组 12 人。对照组:按常规训练;药物 I 组:按常规训练并服用药物 I;药物 II 组:按常规训练并服用药物 II。一个月后测定第一秒用力肺活量(L),试比较三组运动员第一秒用力肺活量有无差异(表 12-5)。

1. 数据录入 在"SPSS Data Editor"界面中,建立两个变量:"group"、"x"。"group"为分组

变量,变量值标签为:1、2、3 分别代表对照组、药物Ⅰ组、药物Ⅱ组;"x"为"第一秒用力肺活量"变量。在"Data View"子窗口中输入数据,保存为"EG12-6.sav"数据文件,见图 12-16。

表 12-5　抗疲劳药物对足球运动员第一秒用力肺活量(L)的影响

对照组	3.25	3.37	3.34	3.39	3.21	3.69	3.33	3.57	3.31	3.65	3.23	3.31
药物Ⅰ组	3.71	3.69	3.53	3.69	3.53	3.67	3.49	3.87	3.61	3.45	3.25	3.52
药物Ⅱ组	3.49	3.67	3.53	3.41	3.57	3.65	3.37	3.21	3.33	3.49	3.32	3.41

图 12-16　EG12-6.sav 数据文件

2. 对话框说明

(1)"One-Way ANOVA"对话框:"Dependent List"框用于选入分析的变量,至少需要选入一个变量;Factor 列表框只能选入一个分组变量,也称为自变量。

(2)"Contrasts"对话框:"Polynomial"复选框用于定义分析中是否进行趋势检验,按照分组变量的次序各组均数是否符合某种变化趋势;"Degree"下拉列表框与"Polynomial"相结合,定义均数变化趋势的最高次方,从一次到五次方;"Coefficients"框可根据输入的不同系数值进行比较,每个系数值代表一个分组,系数之和要求为 0。

(3)"Post Hoc Multiple Comparisons"对话框:提供了多种两两比较方法,这些方法从控制Ⅰ类误差和计算方法上都有差异,下面对其中三种方法进行简要的说明:

"LSD"复选框:为最小显著差异法,在 t 检验的原理下采用所有样本信息进行比较,检验的灵敏度较高,即发现差异的能力较强,适合部分组间的比较。

"S-N-K"复选框:为 Student-Newman-Keuls 方法,采用 Student Range 分布进行组间的配对比较,总的Ⅰ类错误被控制,首先进行的是最大差异的均数比较。此法应用频率较高,适合进行全部两两组间的比较。

"Dunnett"复选框:指定对照组,其他各组与其进行比较,控制比较中最大的Ⅰ类误差低于 α,选择此方法,下方的 Control Category 文本框被激活,可以用 Last 或 First 定义最后一组或第一组为对照组。下方的 Test 选项组是单双侧检验选项组。适合各组与指定一组的比较。

"Equal Variances Not Assumed"复选框组提供了 4 种方差不齐情况下的两两比较方法,一般

"Games-Howell"使用较多。如果方差不齐,建议使用非参数检验的方法。

"Significance Level"文本框:两两比较中规定的检验水准,系统默认值为 0.05。除了特殊情况,一般不用修改。

(4)"Options"对话框:提供了多个可选项。

"Descriptive"复选框:可以输出相关的描述指标,包括各组样本和合计的样本数、均数、标准差、标准误、均数 95%的可信区间(Lower Bound 为区间下限值,Upper Bound 为区间上限值)、最大值及最小值。

"Fixed and random effects"复选框:输出固定效应模式的标准差、标准误和 95%置信区间,随机效应模型的标准误、95%可信区间及成分间方差。

"Homogeneity of variance"复选框:方差齐性检验。

"Brown-Forsythe"复选框:在假设各组均数相等时的 Brown-Forsythe 统计量,方差不齐时,比方差分析 F 统计量更稳健。

"Welch"复选框:计算各组均数相等时的 Welch 统计量,用于检验各组均数是否相等。当方差不齐时,比方差分析 F 统计量稳健。

"Means plot"复选框:根据各组均数做出折线图,判断均数的变化趋势,对于连续或有连续含义的自变量或分组变量判断均数的趋势更有价值。

"Missing Values"选项组:用于选择缺失值的处理方式。

3. 操作过程

(1)选择菜单 Analyze｜Compare Means｜One-Way ANOVA,弹出"One-Way ANOVA"对话框,把要分析的应变量"x"选入"Dependent List"框中;分组变量"group"选入"Factor"框中。

(2)单击"Post Hoc"按钮,在"Post Hoc Multiple Comparisons"对话框中选择"SNK"复选框,单击"Continue"按钮,返回"One-Way ANOVA"对话框。

(3)单击"Options"按钮,在 Options 对话框中选择"Descriptive"复选框和"Homogeneity of variance"复选框,单击"Continue"按钮,返回"One-Way ANOVA"对话框,单击"OK"按钮,运行程序,见图 12-17。

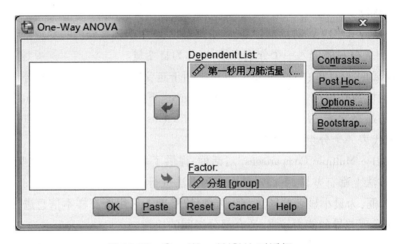

图 12-17　One-Way ANOVA 对话框

4. 结果输出及解释　在输出窗口中,第一个表格为"Descriptives"内容,主要输出每组的均数、标准差、标准误、95%可信区间、最大值和最小值。

第二个表格为"Test of Homogeneity of Variances",即方差齐性检验。$P = 0.934(P > 0.10)$,满足方差齐性的条件,见图 12-18。

"ANOVA"表格为方差分析表,经方差分析,结果为 $F = 5.118$,$P = 0.012$,按照 0.05 的水准,

Test of Homogeneity of Variances

第一秒用力肺活量(L)

Levene Statistic	df1	df2	Sig.
.068	2	33	.934

图 12-18 方差齐性检验结果

还不能认为三组的第一秒用力肺活量总体均数相同;"Post Hoc Tests"结果显示:药物Ⅰ组与对照组和药物Ⅱ组差异均有统计学意义($P<0.05$),对照组和药物Ⅱ组差异无统计学意义($P=0.294$)。注意:SNK 法的目的是划分同质子集,不同子集间的各组间有差别($P<0.05$),同一子集内的各组间无差别(子集内两两比较的具体 P 值在表格最后一行),见图 12-19。

ANOVA

第一秒用力肺活量(L)

	Sum of Squares	df	Mean Square	F	Sig.
Between Groups	.240	2	.120	5.118	.012
Within Groups	.774	33	.023		
Total	1.014	35			

Post Hoc Tests
Homogeneous Subsets

第一秒用力肺活量(L)

Student-Newman-Keuls' [a]

		Subset for alpha=0.05	
分组	N	1	2
对照组	12	3.3875	
药物组Ⅱ	12	3.4542	
药物组Ⅰ	12		3.5842
Sig.		.294	1.000

Means for groups in homogeneous subsets are displayed.

a. Uses Harmonic Mean Sample Size=12.00

图 12-19 方差分析和两两比较结果

四、χ^2 检验

SPSS 中使用"Crosstabs"过程进行 χ^2 检验,"Crosstabs"被称为交叉表分析。该过程的主要功能有:独立四格表 χ^2 检验,独立四格表校正 χ^2 检验;两分类及多分类配对 χ^2 检验;行×列表 χ^2 检验等。

(一) 独立四格表 χ^2 检验

例 12-8 为研究某抗生素的耐药性,随机抽取 94 名成年人,其中 49 例未曾用过该抗生素,耐药率为 26.5%;45 例人曾用过该药,耐药率为 55.6%,结果见表 12-6。试问两种人群的耐药率是否相同?

表 12-6 两种人群对某抗生素的耐药性比较

用药史	不敏感	敏感	合计
曾服此药	25	20	45
未服此药	13	36	49
合计	38	56	94

1. 数据录入 在"SPSS Data Editor"界面中,建立两个变量:"用药史"、"耐药结果"。"用药史"为分组变量,变量值标签为:1、2 分别代表曾服此药、未服此药;"耐药结果"为结果变量,变

159

量值标签为:0、1 分别代表不敏感、敏感。在"Data View"子窗口中输入数据,保存为"EG12-7. sav"数据文件,见图 12-20。

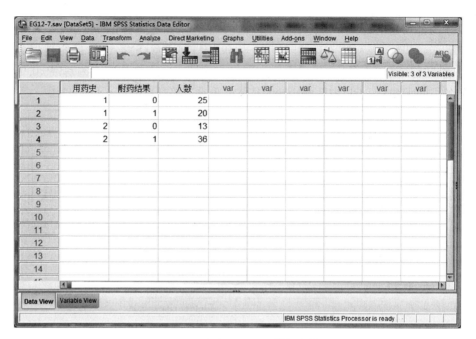

图 12-20　EG12-7. sav 数据文件

2. 对话框说明

(1)"Crosstabs"对话框:"Row(s)"框为行变量框,可选入分组变量;"Column(s)"框为列变量框,可选入结果变量;"Layer 1 of 1"选项组可根据选入变量对频数分布表分层;"Display clustered bar charts"复选框可显示每组中各变量的分类条形图;"Suppress table"复选框可定义输出统计量,不输出列联表。

(2)"Statistics"对话框:提供了检验和有关指标的选项。

1)"Chi-square"复选框为 χ^2 检验,可输出 Pearson chi-square test(Pearson 卡方检验)、Likehood ratio chi-square test(似然比卡方检验)、Linear-by-linear association chi-square test(线性相关卡方检验)、Fisher's Exactly test(Fisher's 精确检验)、Yete's corrected chi-square test(Yete's 校正卡方检验)的检验结果。Correlations 复选框用于相关系数的检验,有两项结果显示:Pearson 相关系数(r)用来检验两个变量的线性相关程度;Spearman 相关系数用来检验秩次之间的关联程度,其值都在–1 到 1 之间,–1 表示完全负相关,1 表示完全正相关,0 表示不相关。

2)"Nominal"选项用于定义分类变量的相关性指标,共有 4 个复选框。"Contingency coefficient"项表示基于 χ^2 检验基础上对相关性的检验;"Phi and Cramer's V"项也是用来刻画相关性检验;"Lambda"项用来反映自变量预测因变量时,这种预测降低错误的比率;"Uncertainty coefficient"项用来显示不确定系数,表示用一个变量来预测其他变量时降低错误的比率。

3)"Ordinal"选项适用于有序变量,用于定义有序变量的相关性系数,共有 4 个复选框:"Gamma"项用于反映两个有序变量间的对称相关性,其值在–1 ~ 1 之间;"Somers' d"项是 Gamma 检验的非对称推广;"Kendall's tau-b"项是对有序变量或秩变量相关性的非参数检验,把有相同值的观测量也列入计算过程中;"Kendall's tau-c"项也是对有序变量或秩变量相关性的非参数检验,不同之处在于选中此项时将相同的观测值从计算中去除。

4)"Nominal by Interval"选项组:该选项组只有一个复选框"Eta",用于检验相关性,其值在 0 ~ 1 之间,值为 0 时表示没有相关性,接近 1 时有很强的相关性。

5)"Kappa"复选框:表示使用 Cohen's Kappa 系数来检验内部一致性,即对同一对象的两种评估是否具有一致性,其值在0～1之间,1表示两种评估完全一致,0表示两种评估不一致。

6)"Risk"复选框:用于检验某事件发生和某因子之间的关系。

7)"McNemar"复选框:表示将进行两个相关的二值变量的非参数检验,配对卡方检验可以选择此项进行。

8)"Cochran's and Mantel-Haenszel statistics"复选框:进行一个二值因素变量和一个二值响应变量的独立性检验和齐次性检验,系统默认值为1。

(3)"Cell Display"对话框:对单元格输出结果的设置。

1)"Counts"复选框组:"Observed"复选项用于输出实际观测值,"Expected"复选项用于输出相应的理论频数,"Hide small count"复选项定义隐藏频数小的单元格。

2)"Percentages"复选框组:"Row"复选项用于计算每个单元格例数占行合计的百分比,"Column"复选项用于计算每个单元格例数占列合计的百分比,"Total"复选框是每个单元格例数在总例数的百分比。

3)"Residuals"复选框组可输出残差结果。

4)"Noninteger Weights"单选框组是当单元格的例数为非整数时,通过选择取整、四舍五入或不调整进行处理。

5)"z-test"复选框中的"compare column proportions"复选项作用是采用z检验对各列比例进行两两比较,同时可以对 P 值进行调整(Adjust p-values)。

3. 操作过程

(1)对"人数"变量进行加权:选择菜单 Data|Weight Cases。在对话框中,选择"Weight cases by"项,并将"人数"变量选入"Frequency Variable"框中,运行"OK"即可。

注意:SPSS输入数据时默认一行是一个观测,因此必须对"频数"变量进行加权处理,SPSS才能把输入的数据视作测量值的个数。如果输入原始数据,则不需要对数据进行加权处理。

(2)选择菜单 Analyze|Descriptive Statistics|Crosstabs 命令,弹出"Crosstabs"对话框,把"用药史"变量选择到"Row(s)"框中作为行变量,再将"耐药结果"变量选入"Column(s)"框中作为列变量。单击"Statistics"按钮,打开"Statistics"对话框,选中"Chi-square"(χ^2 检验),单击"Continue"按钮确认,然后返回主对话框。打开"Cell Display"对话框,在"Percentages"组框中选定"Row",单击"Continue",返回主对话框。单击"OK"运行程序,见图12-21。

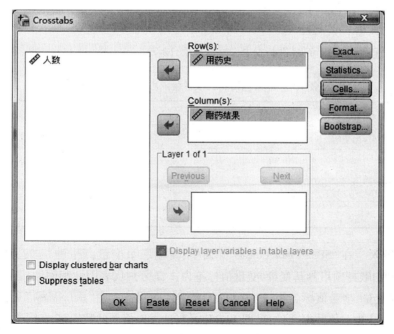

图 12-21　Crosstabs 对话框

4. 结果输出及解释

Case Processing Summary 表:观察例数概况表。显示行列总例数,百分比,缺失值等。

Crosstabulation 表:显示行变量和列变量中的实际数(Count)及其在各行中所占的百分比,即各组的不敏感和敏感百分比。

Chi-Square Tests 表:Pearson Chi-Square,Pearson 卡方值,即通常的卡方值;Continuity Correction,连续性校正卡方值;Likelihood Ratio 为似然比卡方检验;Fisher's Exact Test Fisher 是精确概率检验;Linear-by-linear association chi-square test(线性相关卡方检验)。Asym. Sig. (2-sided)是指双侧渐近 P 值,即指近似 P 值;Exact Sig. (2-sided)为双侧精确 P 值,即精确概率值;2-sided 为双侧检验,1-sided为单侧检验,见图 12-22。

Chi-Square Tests

	Value	df	Asymp.sig. (2-sided)	Exact Sig. (2-sided)	Exact Sig. (1-sided)
Pearson Chi-Square	8.206[a]	1	.004		
Continuity Correction[b]	7.045	1	.008		
Likelihood Ratio	8.321	1	.004		
Fisher's Exact Test				.006	.004
Linear-by-Linear Association	8.118	1	.004		
N of Valid Cases	94				

a.0 cells(0.0%)have expected count less than 5. The minimum expected count is 18.19.
b.Computed only for a 2×2 table

图 12-22 卡方检验结果

如何读取正确的结果,需要考虑以下条件:当 $n>40$,且 $1 \leq T<5$ 时,应用校正卡方检验,即连续性校正(Continuity correction)卡方检验;当四格表中任一格子理论数 $T<1$ 时,或 $n \leq 40$ 时,应选用 Fisher 精确检验法;当 $n>40$,且 $T \geq 5$ 时,应用 Pearson 卡方检验。在实际应用中往往以 Fisher 精确检验法的 P 值为"金标准"。

本例 $n>40$,且 $T>5$(在 Chi-Square Tests 表下方备注 a 中给出了最小理论数为 18.19)。因此,检验结果:$\chi^2=8.206$,$P=0.004$,按照 0.05 的水准,拒绝 H_0,接受 H_1。可认为两种人群的耐药率不同,曾服用此药的耐药率高。

(二) 配对四格表 χ^2 检验

例 12-9 现对例 8-10 资料进行分析,数据见表 12-7。

表 12-7 甲、乙两种白喉杆菌培养基的培养结果

甲种	乙种		合计
	+	-	
+	11	9	20
-	1	7	8
合计	12	16	28

1. 数据录入 在"SPSS Data Editor"界面中,建立三个变量:"甲种"、"乙种"和"人数"。"甲种"为甲种白喉杆菌培养基变量,变量值标签为:1、2 分别代表阳性和阴性;"乙种"为乙种白喉杆菌培养基变量,变量值标签为:1、2 分别代表阳性和阴性。在"Data View"子窗口中输入数据,保存为"EG12-8. sav"数据文件,见图 12-23。(与独立四格表的数据格式不同)

2. 对话框说明 前面内容已介绍,此处不再赘述。

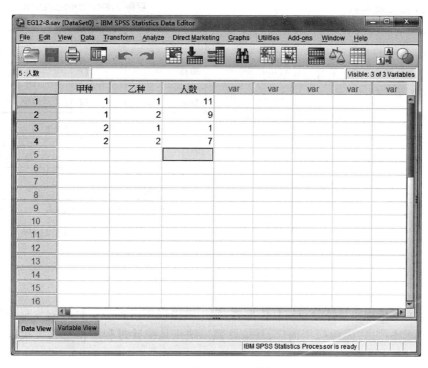

图 12-23 EG12-8. sav 数据文件

3. 操作过程

（1）对"人数"变量进行加权：选择菜单 Data｜Weight Cases。在对话框中，选择"Weight cases by"项，并将"人数"变量选入"Frequency Variable"框中，运行"OK"即可。

（2）选择菜单 Analyze｜Descriptive Statistics｜Crosstabs 命令，弹出"Crosstabs"对话框，把"甲种"变量选择到"Row(s)"框中作为行变量，再将"乙种"变量选入"Column(s)"框中作为列变量。单击"Statistics"按钮，打开"Statistics"对话框，选中"McNemar"（结果接近配对 χ^2 检验校正结果），单击"Continue"按钮确认，然后返回主对话框。单击"OK"运行程序，见图 12-24。

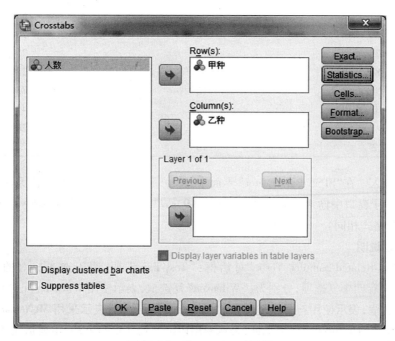

图 12-24 Crosstabs 对话框

4. 结果输出及解释

Crosstabulation 表：显示行变量和列变量中的实际数（Count）。

Chi-Square Tests 表：采用 McNemar 的方法，检验结果：$P=0.021$，按照 0.05 的水准，拒绝 H_0，接受 H_1。可认为两种培养基的培养结果不同（图 12-25）。

（三）行×列资料的 χ^2 检验

行×列资料的 χ^2 检验与独立四格表 χ^2 检验输入数据格式相同，不同的是，在行×列资料的 χ^2 检验的结果中没有校正和确切概率检验结果。

甲种 * 乙种 Crosstabulation

Count

		乙种		Total
		+	−	
甲种	+	11	9	20
	−	1	7	8
Total		12	16	28

Chi-Square Tests

	Value	Exact Sig. (2-sided)
McNemar Test		.021[a]
N of Valid Cases	28	

a. Binomial distribution used.

图 12-25　卡方检验结果

五、秩　和　检　验

秩和检验不依赖于总体分布的具体形式，应用时可以不考虑数据资料的分布是否已知，对资料条件要求不严格，因而应用面广，适应性强。缺点是统计过程中信息丢失较多，检验效率低，不十分灵敏。

（一）配对设计资料的符号秩和检验

例 12-10　对 12 份血清分别用原法和新法检测丙氨酸氨基转移酶（U/L），结果如表 12-8 所示，试问两种方法检测丙氨酸氨基转移酶的结果是否有显著差异？

表 12-8　两种方法对 12 份血清检测丙氨酸氨基转移酶的比较

样品号	原法	新法
1	20	18
2	32	42
3	25	23
4	80	62
5	42	50
6	12	20
7	19	25
8	35	28
9	12	73
10	38	44
11	36	20
12	10	22

1. 数据录入　在"SPSS Data Editor"界面中，建立三个变量："样品号"、"原法"和"新法"。在"Data View"子窗口中输入数据，保存为"EG12-9. sav"数据文件，见图 12-26。（与配对设计的计量资料数据格式相同）

2. 对话框说明

（1）"Two-Related-Samples Tests"对话框："Test Pairs"框，用于选入成对的变量。"Test Type"选项组中有四个复选项，分别为："Wilcoxon"复选框，表示使用 Wilcoxon 配对符号秩检验方法；"Sign"复选框，表示使用符号检验方法；"McNemar"复选框，表示采用 McNemar 变化显著性检验方；"Marginal Homogeneity"复选框，表示采用边际一致性检验方法，主要适用于两组相关的等级资料比较。

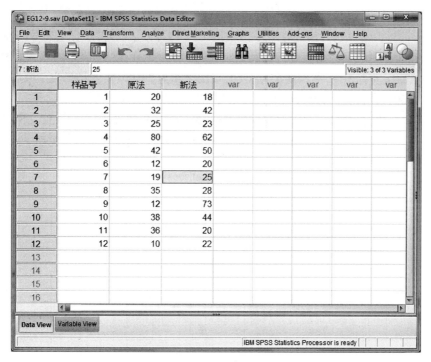

图 12-26 EG12-9. sav 数据文件

（2）"Options"对话框："Statistics"选项组和"Missing Values"选项组。Statistics 选项组中有两个复选项，分别是："Descriptive 复选框"，表示输出描述性统计量；"Quartile 复选框"，表示采用四分位数进行一般统计量描述，即 25%、50%、75% 的百分位数。"Missing Values"选项，定义缺失值的处理方式。

3. 操作过程

（1）选择 Analyze 菜单中 Nonparametric Tests │ Legacy Dialogs │2 Related Samples 命令，打开"Two-Related-Samples Tests"对话框。将变量"原法"和"新法"成对选入对话框中右侧的"Test Pairs"框。在"Test Type"选项组中选择 Wilcoxon 复选框，也是系统默认选项，表示采用 Wilcoxon 配对符号秩和检验分析。

（2）单击"Options"按钮，选择 Descriptive 复选框，将按要求输出描述性统计量。返回上级对话框，单击"OK"按钮运行，见图 12-27。

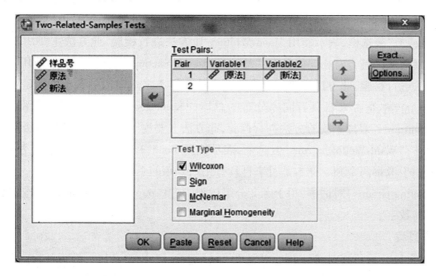

图 12-27　Two-Related-Samples Tests 对话框

4. 结果输出及解释

Descriptive Statistics 表:为描述性结果,分别输出了两种方法的均数、标准差等内容。

Ranks 表:对配对数据的差值进行编秩次,差值分别为 0、正值、负值时的秩次和秩和情况。新法结果小于原法的有 5 例,平均秩次为 5.80,秩次之和为 29.00;新法结果大于原法的有 7 例,平均秩次为 7.00,秩次之和为 49.00;新法结果等于原法的有 0 例。

Test Statistics 表:为 Wilcoxon 符号秩和检验,检验结果:$z = -0.785$,$P = 0.432(P>0.05)$,差异没有统计学意义,可认为两种方法检测丙氨酸氨基转移酶的结果没有差异。见图 12-28。

Descriptive Statistics

	N	Mean	Std. Deviation	Minimum	Maximum
原法	12	30.08	19.228	10	80
新法	12	35.58	18.402	18	73

Wilcoxon Signed Ranks Test

Ranks

		N	Mean Rank	Sum of Ranks
新法-原法	Negative Ranks	5[a]	5.80	29.00
	Positive Ranks	7[b]	7.00	49.00
	Ties	0[c]		
	Total	12		

a. 新法<原法　　b. 新法>原法　　c. 新法=原法

Test Statistics[a]

	新法-原法
Z	−.785[b]
Asymp. Sig.(2-tailed)	.432

a. Wilcoxon Signed Ranks Test
b. Based on negative ranks.

图 12-28　Two-Related-Samples Tests 分析结果

(二)两组数值变量资料的秩和检验

例 12-11　现对例 9-2 资料进行分析。

1. 数据录入　在"SPSS Data Editor"界面中,建立两个变量:"分组"、"血铅值"。"分组"变量的变量值标签:1-非铅作业组、2-铅作业组。在"Data View"子窗口中输入数据,保存为"EG12-10. sav"数据文件,见图 12-29。

2. 对话框说明

(1)"Two-Independent-Samples Tests"对话框:"Test Type"选项组中有四个复选项,分别为:"Mann-Whitney U"复选框,表示使用 Mann-Whitney U 方法进行检验,此方法主要用于判别两个独立样本所属的总体是否有相同的分布;"Moses extreme reactions"复选框,表示使用 Moses 极端反应检验方法进行检验,此方法主要用于检验两个独立样本之观察值的散布范围是否有差异存在,以检验两个样本是否来自具有同一分布的总体;"Kolmogorov-Smirnov Z"复选框,表示采用 Kolmogorov-Smirnov Z 双样本检验方法进行检验,此方法主要用于推测两个样本是否来自具有相同分布的总体;"Wald-Wolfowitz runs"复选框,表示使用 Wald-Wolfowitz 游程检验方法进行检验,此方法主要用于考察两个独立样本是否来自具有相同分布的总体。

(2)"Define Groups"对话框:用于定义分组标识,在"Group 1"和"Group 2"文本框中分别输入代表各组的数字。

3. 操作过程

(1)选择 Analyze 菜单中 Nonparametric Tests | Legacy Dialogs | 2 Independent Samples Tests 命令,打开"Two-Independent-Samples Tests"对话框。将变量"血铅值"选入"Test Variable List"框,

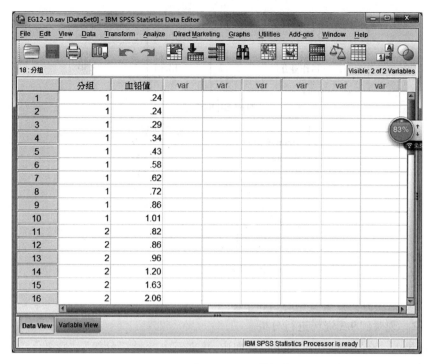

图 12-29　EG12-10. sav 数据文件

"Grouping Variable"框用于选入分组变量,将变量"分组"选入该框,此时"Define Groups"按钮被激活,单击该按钮打开 Define Groups 对话框,在"Group 1"文本框中输入"1","Group 2"中输入"2",单击 Continue 按钮并返回上一级对话框。

（2）在"Test Type"项中选择 Mann-Whitney U 检验方法复选框,该选项为系统默认。单击"OK"按钮运行,见图 12-30。

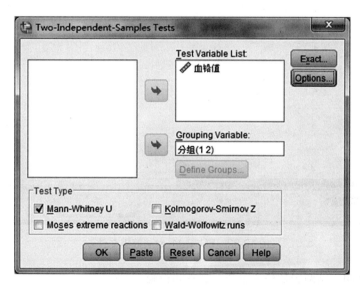

图 12-30　Two-Independent-Samples Tests 对话框

4. 结果输出及解释

Ranks 表:对各组的数据秩次进行了描述,输出了平均秩次和秩和指标。

Test Statistics 表:比较了两种方法的血铅值分布是否有差异,检验结果:$z = -2.980$, $P = 0.003$,单侧为 $0.0015（P < 0.05）$,可认为两种作业方式的血铅值分布不同,铅作业高于非铅作业。见图 12-31。

Ranks

分组		N	Mran Rank	Sum of Ranks
血铅值	非铅作业组	10	5.95	59.50
	铅作业组	7	13.36	93.50
	Total	17		

Test Statistics[a]

	血铅值
Mann-Whitney U	4.500
Wilcoxon W	59.500
Z	−2.980
Asymp.Sig.(2-tailed)	.003
Exact Sig.[2*(1-tailed sig.)]	.001[b]

a. Grouping Variable:分组
b. Not corrected for ties

图 12-31　Two-Independent-Samples Tests 分析结果

（三）两组有序分类变量资料的秩和检验

例 12-12　现对例 9-3 资料进行分析。

1. 数据录入　在"SPSS Data Editor"界面中,建立三个变量:"分组"、"疗效"、"人数"。"分组"变量的变量值标签:1-单纯型、2-单纯性合并肺气肿。在"Data View"子窗口中输入数据,保存为"EG12-11. sav"数据文件,见图 12-32。

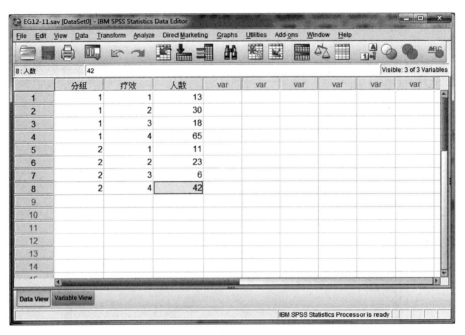

图 12-32　EG12-11. sav 数据文件

2. 对话框说明　见两组数值变量资料的秩和检验。

3. 操作过程

（1）对"人数"变量进行加权:选择菜单 Data｜Weight Cases。在对话框中,选择"Weight cases by"项,并将"人数"变量选入"Frequency Variable"框中,运行"OK"即可。

（2）选择 Analyze 菜单中 Nonparametric Tests｜Legacy Dialogs｜2 Independent Samples Tests 命令,打开"Two-Independent-Samples Tests"对话框。将变量"疗效"选入"Test Variable List"框,"Grouping Variable"框用于选入分组变量,将变量"分组"选入该框,并定义分组。

（3）在"Test Type"项中选择 Mann-Whitney U 检验方法复选框,该选项为系统默认。单击"OK"按钮运行,见图 12-33。

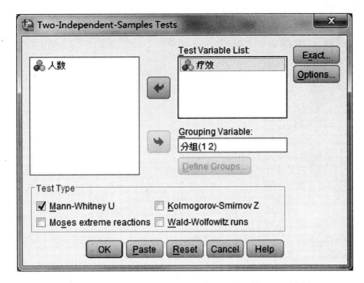

图 12-33 Two-Independent-Samples Tests 对话框

4. 结果输出及解释

Ranks 表:对各组的数据秩次进行了描述,输出了平均秩次和秩和指标。

Test Statistics 表:比较了两种疾病的疗效程度是否有差异,检验结果:$z = -0.543, P = 0.587$（$P > 0.05$）,按 $\alpha = 0.05$ 的检验水准,不拒绝 H_0,差异无统计学意义。尚不能认为该药对两种疾病的疗效有差别,见图 12-34。

Mann-Whitney Test

Ranks

分组		N	Mran Rank	Sum of Ranks
疗效	单纯型	126	106.18	13 378.50
	合并组	82	101.92	8357.50
	Total	208		

Test Statistics[a]

	疗效
Mann-Whitney U	4954.500
Wilcoxon W	8357.500
Z	−.543
Asymp.Sig.(2-tailed)	.587

a.Grouping Vartable:分组

图 12-34 Two-Independent-Samples Tests 分析结果

（四）多组数值变量资料的秩和检验

例 12-13 现对例 9-4 资料进行分析。

1. 数据录入 在"SPSS Data Editor"界面中,建立两个变量:"分组"、"CO_2 含量"。"分组"变量的变量值标签:1-课前、2-课中、3-课后;"CO_2 含量"变量为教室空气中 CO_2 含量（mg/m^3）。在"Data View"子窗口中输入数据,保存为"EG12-12. sav"数据文件,见图 12-35。

2. 对话框说明

（1）"Tests for Several Independent Samples"对话框:"Test Type"选项组中有三个复选项,分别为:"Kruskal-Wallis H"复选框,表示使用 Kruskal Wallis 方法进行检验,此方法主要用于检验多

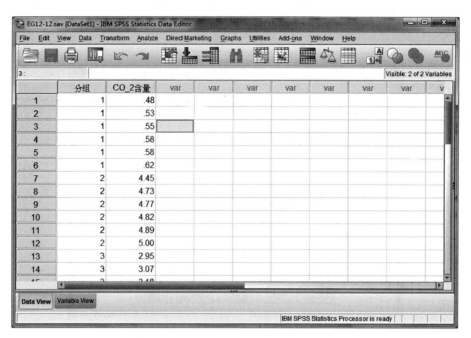

图 12-35　EG12-12. sav 数据文件

个独立样本所代表的总体分布是否有相同；此外，还有"Median"和"Jonckheere-Terpstra"复选框。

（2）"Define Range"对话框：用于定义分组标识，在"Minimum"和"Maximum"文本框中分别输入代表分组的最小值和最大值。

3. 操作过程

（1）选择 Analyze 菜单中 Nonparametric Tests｜Legacy Dialogs｜k Independent Samples Tests 命令，打开"Tests for Several Independent Samples"对话框。将变量"CO_2 含量"选入"Test Variable List"框，将变量"分组"选入"Grouping Variable"框，此时"Define Range"按钮被激活，单击该按钮打开 Define Range 对话框，在"Minimum"文本框中输入"1"，"Maximum"中输入"3"，单击 Continue 按钮并返回上一级对话框。

（2）在"Test Type"项中选择 Kruskal-Wallis H 检验方法复选框，该选项为系统默认。单击"OK"按钮运行，见图 12-36。

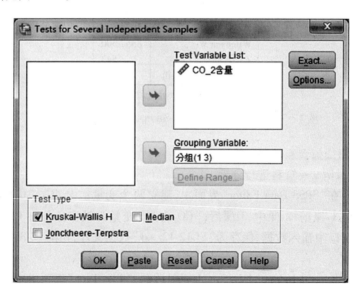

图 12-36　Tests for Several Independent Samples 对话框

4. 结果输出及解释

Ranks 表:对各组的数据秩次进行了描述,输出了平均秩次和秩和指标。

Test Statistics 表:比较了三个时段 CO_2 分布是否有差异,检验结果:$\chi^2 = 14.981$,$P = 0.001$($P < 0.05$),尚不能认为三个时段的 CO_2 分布完全相同,见图 12-37。(如需进行多重比较,可采用 Nonparametric Tests｜Independent Samples 过程分析)。

(五) 多组有序变量资料的秩和检验

例 12-14 现对例 9-5 资料进行分析。

1. 数据录入　在"SPSS Data Editor"界面中,建立三个变量:"分组"、"分级"、"人数"。"分组"变量的变量值标签:1-慢性炎症、2-轻度不典型增生、3-重度不典型增生、4-原位癌、5-浸润癌;"分级"变量表示巴氏细胞学分级,其变量值标签:采用数字 1-5 代表 Ⅰ - Ⅴ级。在"Data View"子窗口中输入数据,保存为"EG12-13. sav"数据文件,见图 12-38。

2. 对话框说明　见多组数值变量资料的秩和检验。

3. 操作过程

(1) 对"人数"变量进行加权:选择菜单 Data｜Weight Cases。在对话框中,选择"Weight cases by"项,并将"人数"变量选入"Frequency Variable"框中,运行"OK"即可。

Kruskal-Wallis Test

Ranks

	分组	N	Mean Rank
CO_2含量	课前	6	3.50
	课中	6	15.42
	课后	6	9.58
	Total	18	

Test Statistics[a,b]

	CO_2含量
Chi-Square	14.981
df	2
Asymp.sig.	.001

a. Kruskal Walllis Test
b. Grouping Variable:分组

图 12-37　Tests for Several Independent Samples 分析结果

(2) 选择 Analyze 菜单中 Nonparametric Tests｜Legacy Dialogs｜k Independent Samples Tests 命令,打开"Tests for Several Independent Samples"对话框。将变量"分级"选入"Test Variable List"框,将变量"分组"选入"Grouping Variable"框,此时"Define Range"按钮被激活,单击该按钮打开"Define Range"对话框,在"Minimum"文本框中输入"1","Maximum"中输入"5",单击 Continue 按钮并返回上一级对话框。

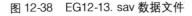

图 12-38　EG12-13. sav 数据文件

171

（3）在"Test Type"项中选择 Kruskal-Wallis H 检验方法复选框,该选项为系统默认。单击"OK"按钮运行,见图 12-39。

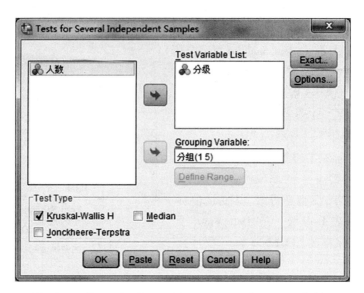

图 12-39　Tests for Several Independent Samples 对话框

4. 结果输出及解释

Ranks 表:对各组的数据秩次进行了描述,输出了平均秩次和秩和指标。

Test Statistics 表:比较了两种疾病的疗效程度是否有差异,$\chi^2 = 195.504$, $P = 0.000$（$P < 0.05$）,尚不能认为五种疾病的巴氏细胞学分级完全相同。见图 12-40。

Kruskal-Wallis Test

Ranks

	分组	N	Mean Rank
分级	慢性炎症	25	27.86
	轻度不典型增生	25	39.94
	重度不典型增生	50	78.80
	原位癌	50	186.70
	浸润癌	150	201.20
	Total	300	

Test Statistics[a,b]

	分级
Chi-Square	195.504
df	4
Asymp.Sig	.000

a.Kruskal Wallis Test
b.Grouping Variable:分组

图 12-40　Tests for Several Independent Samples 分析结果

六、两变量线性相关与回归

（一）双变量相关分析（Bivariate Correlation）

用于数值变量或等级变量数据之间线性关系的分析,SPSS 中的双变量相关分析过程（Bivariate Correlations procedure）可以计算 Pearson 相关系数和 Spearman 相关系数等。

例 12-15　为了研究某年龄段胸围(cm)与肺活量(L)的关系。在该年龄组随机抽取 10 人,测量胸围(cm)与肺活量(L),结果见表 12-9。试作相关分析。

表 12-9 某年龄组 10 人的胸围和肺活量

编号	胸围 x	肺活量 y
1	79.2	2.54
2	82.8	2.90
3	81.4	2.86
4	75.9	2.01
5	76.8	2.08
6	80.5	2.68
7	86.7	3.44
8	91.4	3.67
9	87.0	3.21
10	83.7	3.08

1. 数据录入 在"SPSS Data Editor"界面中,建立三个变量:"编号"、"x"、"y",并给"x"、"y"分别定义变量标签"胸围"、"肺活量"。"x"为自变量,"y"为因变量。在"Data View"子窗口中输入数据,保存为"EG12-14. sav"数据文件,见图 12-41。

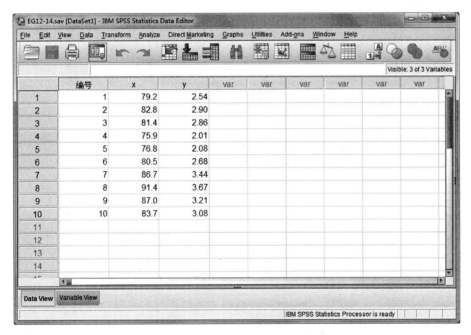

图 12-41 EG12-14. sav 数据文件

2. 对话框说明

(1)"Bivariate Correlations"对话框:"Variables"框用于选入变量估计相关关系,至少需要两个变量。"Correlation Coefficients"选项组中"Pearson"复选框为积距相关系数,适合正态分布变量,系统默认;"Kendall's tau-b"复选框为 Kendall 相关系数,描述两个有序分类变量的一致性;"Spearman"复选框为 Spearman 等级相关系数,为秩相关分析,适合非正态分布数据或等级资料。"Test of Significance"选项组用于定义总体相关系数的双侧检验或是单侧检验。"Flag significant correlations"复选框:标记有统计学意义的相关系数,以 $*$ 号标记 $P<0.05$,以 $**$ 号标记 P

<0.01。

（2）"Options"对话框："Statistics"选项组可输出相关统计量。"Means and standard deviations"单选项为相关变量的均数与标准差；"Cross-product deviations and covariances"单选项为相关变量的离均差积和与协方差。"Missing Values"选项组为缺失值处理方式。

3. 操作过程

（1）选择菜单 Analyze | Correlate | Bivariate，弹出"Bivariate Correlations"对话框，将变量"x"和变量"y"选入"Variables"框，计算"Pearson"积距相关系数等默认选项不变。

（2）单击"OK"按钮，见图 12-42。

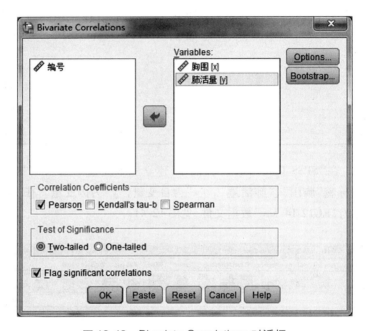

图 12-42　Bivariate Correlations 对话框

4. 结果输出及解释　在进行线性相关分析时，首先要通过散点图看数据是否为线性关系、数据是否服从双变量正态分布，SPSS 过程在此不再详述。本例选择计算 Pearson 相关系数，$r = 0.976$。对相关系数检验得 $P<0.05$（$P=0.000$），说明两变量有相关关系，见图 12-43。

Correlations

		胸围	肺活量
胸围	Pearson Correlation	1	.976**
	Sig.(2-tailed)		.000
	N	10	10
肺活量	Pearson Correlation	.976**	1
	Sig.(2-tailed)	.000	
	N	10	10

**.Correlation is significant at the 0.01 lecel(2-tailed).

图 12-43　Pearson 相关分析结果

（二）两变量直线回归

例 12-16　以例 12-14 为例，建立回归方程。

1. 数据输入　数据输入格式同例 12-14，为"EG12-14. sav"数据文件。

2. 对话框说明

（1）"Linear Regression"对话框："Dependent"框用于选入回归分析的应变量。"Block"设置

项与"Independent"框结合,将自变量分层,由"Previous"和"Next"控制层的转换,可对自变量的选入方式进行不同的设定。"Independent(s)"框用于选入回归分析的自变量,可以是多个变量。如果选入一个变量,进行的回归分析属于简单直线回归分析。"Method"列表框可以选择不同的自变量筛选方法:"Enter"法是系统默认的选项,表示将所有选择的自变量纳入回归模型;"Stepwise"为逐步法;"Remove":强制去除法;"Backward":向后法,"Forward":向前法。

（2）"Statistics"对话框:用于设置模型的系数计算和模型拟合情况。

1）"Regression Coefficients"复选框组设置回归系数的相关信息。"Estimate"复选项输出回归系数、标准误、标准化的回归系数、t 值及其 P 值;"Confidence interval"复选项输出回归系数的95% 的可信区间;"Covariance matrix"复选项输出协方差和相关矩阵。

2）"Model fit"复选项:拟合过程的变量进入、退出的信息表,输出复相关系数 R、决定系数 R^2、调整的 R^2、标准误及方差分析表,在方差分析表中显示平方和、自由度、均方、F 统计量及 P 值。

3）"Descriptives"复选项:输出一些描述统计量,如均数、标准差及样本例数,同时输出了自变量的相关矩阵。

4）"Collinearity diagnostics"复选项:输出共线性诊断的统计量,如 Tolerance（容忍度）、VIF（方差膨胀因子）、Eigenvalues（特征根）及 Condition Index（条件指数）等。

（3）"Options"对话框:"Stepping Method Criteria"单选框组用于设置纳入和排除标准,可选择 P 值或 F 值方式。纳入变量时所得 P 值小于设定标准（或 F 值大于设定值）,该变量进入模型;排除变量时所得 P 值大于设定概率值（或 F 值大于设定值）,变量从模型移出。"Include constant in equation"复选项设置模型中是否包含常数项。

3. 操作过程

（1）选择菜单 Analyze│Regression│Linear,弹出"Linear Regression"对话框,把变量"x"选入"Independent"框中,将变量"y"选入"Dependent"文本框;在自变量筛选方法"Method"右侧的下拉列表中选择"Enter"法。

（2）单击"Statistics"按钮,打开"Statistics"对话框,选择"Estimates Confidence"、"interval"和"Model fit"复选框,单击"Continue"按钮,返回"Linear Regression"对话框。单击"OK"按钮,见图12-44。

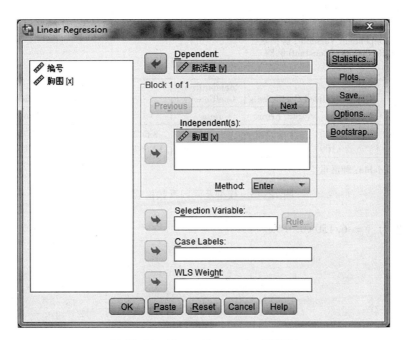

图 12-44　Linear Regression 对话框

4. 结果输出及解释 Variables Entered/Removed(变量选入与剔除)表:显示在模型1(Model 1)中,Variables Entered(选入变量)为自变量 x(胸围),剔除变量(Variables Removed)为空缺项。Method(筛选自变量的方法)为 Enter(全模型)法,即将全部自变量选入方程。Model Summary(模型概况)表:显示相关系数 R 值,R Square(决定系数)R^2 值,Adjusted R Square(调整相关系数),Std. Error of the Estimate(估计的标准误),见图 12-45。

Variables Entered/Removed[a]

Model	Variables Entered	Variables Removed	Method
1	胸围[b]	·	Enter

a.Dependent Variable:肺活量
b.All requested Variables entered.

Model Summary

Model	R	R Square	Adiusted R Square	Std.Error of the Estimate
1	.976[a]	.952	.947	.12497

a.Predictors:(Constant),胸围

图 12-45 模型基本信息结果

ANOVA(方差分析)表:显示 Regression(回归)平方和(Sum of Squares),Residual(残差)平方和及 Total(总计)平方和;df(自由度),Mean Square(均方),F 值及 P 值(Sig.)。若 $P \leqslant 0.05$,可以认为已建立的回归方程有统计学意义。Coefficients(回归系数)表:"Constant"为回归方程中的常数项,即截距 a;Unstandardized Coefficients(未标准化回归系数),即偏回归系数;Standardized Coefficients(标准化回归系数);95% Confidence Interval for B 为回归系数 B 的 95% 可信区间,见图 12-46。

ANOVA[a]

Model		Sum of Squares	df	Mean Square	F	Sig.
1	Regression	2.504	1	2.504	160.338	.000[b]
	Residual	.125	8	.016		
	Total	2.629	9			

a. Dependent Variable:肺活量
b. Predictors:(Constant),胸围

Coefficients[a]

Model		Unstandardized Coefficients		Standardized Coefficients	t	Sig.	95.0% Confidence Interval for B	
		B	Std. Error	Beta			Lower Bound	Upper Bound
1	(Constant)	−6.150	.712		−8.642	.000	−7.791	−4.509
	胸围	.109	.009	.976	12.662	.000	.089	.129

a. Dependent Variable:肺活量

图 12-46 模型及回归系数检验结果

回归方程为:$\hat{y} = -6.150 + 0.109x$。

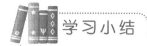 学习小结

1. 由于 SPSS 统计软件具有操作简便,易学易用,分析结果清晰直观的特点,且是被多家权威机构认可的工具,所以在医学中的应用越来越广泛,成为医学工作中的首选。SPSS 20.0 又增加了新的功能和方法,数据接口具有了更强的兼容性。

2. SPSS 统计软件有独立的数据整理与转换菜单。数据整理过程有识别重复数据过程、排序、转置、合并数据文件、重建数据结构、拆分文件、选择记录、加权等,尤其是数据结构的变换过程大大减少了数据整理的工作量。SPSS 提供了一系列产生新变量的过程,如计算新变量、重新编码、编秩、生成时间序列数据、填补缺失值等。

3. SPSS 软件分析过程中包括了统计描述和统计推断的大多数方法。本章仅介绍了 SPSS 窗口结构和菜单功能、变量属性的定义、数据录入和读取等入门知识,并讲解了描述性统计量、t 检验、方差分析、χ^2 检验、相关与回归等统计分析方法的软件操作步骤和结果的读取。如果更深入地了解和掌握 SPSS 软件,需要参考 SPSS 软件说明和有关参考书籍,并在实践中不断应用。

(张星光)

复 习 题

一、最佳选择题

1. 打开 SPSS 软件时,SPSS 默认显示的主窗口是(　　　)

 A. SPSS Syntax Editor 窗口　　　B. SPSS Data Editor 窗口　　　C. Help 窗口

 D. SPSS Viewer 窗口　　　E. SPSS Script 窗口

2. 针对不同的设计要求收集到的数据,SPSS 对数据输入格式的要求是(　　　)

 A. 有特定要求　　　B. 完全相同　　　C. 完全不同

 D. 无特定要求　　　E. 以上都不对

3. SPSS 统计软件的特点下列说法不正确的是(　　　)

 A. 可以编程进行操作

 B. 可以通过菜单操作

 C. 必须将数据导入 SPSS 软件方可进行数据处理

 D. 对于一个数据不能一次进行多个方面的分析

 E. A、B、C 选项

4. 对于数据文件的建立以下说法正确的是(　　　)

 A. 变量名应为英文

 B. 变量值应为数值型

 C. 变量名标签应为中文

 D. 变量宽度(Width)应大于设置的小数点位数

 E. 以上都正确

5. 当变量类型为字符型时,SPSS 默认的数据对齐方式为(　　　)

 A. 左对齐　　　B. 右对齐　　　C. 居中

 D. 不一定　　　E. 两端对齐

6. 下列操作过程,哪一项为对数据排序(　　)

A. Compute　　　　　　　　B. Recode　　　　　　　　C. Weight Cases

D. Sort Cases　　　　　　　E. Rank Cases

7. 在计量资料描述中,属于集中趋势指标的是(　　)

A. Variance　　　　　　　　B. Range　　　　　　　　C. Mean

D. S. E. mean　　　　　　　E. CV

二、综合应用题

1. 从某地测得 80 例 40~60 岁健康女性的血清甘油三酯含量(mg/dl),数据见表 12-10。试计算其描述指标,并分析其分布特征。

表 12-10　某地 80 名健康女性血清甘油三酯测定值

甘油三酯含量(mg/dl)									
12.5	19.2	13.5	18.3	29.5	56.4	89.0	120.3	223.1	320.1
302.5	290.5	280.1	195.3	162.0	145.2	152.7	100.2	77.7	45.6
55.2	59.2	66.3	49.2	50.0	55.7	62.3	47.2	46.2	44.2
46.2	52.0	68.0	60.2	54.6	50.8	49.2	42.3	55.2	56.7
70.2	86.0	92.0	110.0	120.5	134.0	135.7	162.0	61.0	54.6
33.2	26.2	24.5	38.5	24.6	22.3	290.0	46.5	57.2	51.2
66.3	64.5	70.2	82.5	93.1	124.0	146.3	152.3	188.2	198.2
245.2	230.6	267.2	295.2	300.2	19.5	39.5	44.8	47.9	57.5

2. 采取克矽平治疗矽肺患者 12 名,其治疗前后血红蛋白的含量如表 12-11 所示。问:该药是否引起血红蛋白的含量变化?

表 12-11　矽肺患者治疗前后血红蛋白含量测定

治疗前	10.8	14.5	14.5	13.1	12.3	10.7	12.1	11.3	12.0	12.7	13.7	14.3
治疗后	14.6	14.4	13.5	13.2	11.0	11.9	12.6	12.3	12.1	13.1	11.5	13.7

3. 某医生测得 21 名健康人和 22 名肾功能不全患者,分别测定了血清肌酐(mg/dl)含量,结果见表 12-12。问:健康人与肾功能不全患者血清肌酐含量是否不同。

表 12-12　健康人和肾功能不全患者血清肌酐(mg/dl)测量值

健康人	65.3	66.7	70.5	73.6	59.5	58.2	65.4	61.4	66.4	69.5	59.5
	61.5	78.6	68.6	70.6	76.5	68.4	62.7	71.6	73.6	77.5	
肾功能不全患者	99.5	98.6	100.5	107.3	97.5	88.4	87.4	79.7	83.6	96.4	98.4
	95.4	90.5	85.5	80.6	79.5	88.4	93.6	95.0	92.0	104.5	100.8

4. 为研究某药物的抑癌效果,小白鼠造模后随机机分为四组,A、B、C 三个药物组和对照组。用药后经一定时间,测定四组小白鼠的肿瘤重量(g),测定结果见表 12-13。问:不同药物的抑癌作用有无差别?

表 12-13　某药物对小白鼠抑癌(肿瘤重量,g)的结果

对照组	药物组 A	药物组 B	药物组 C
3.6	3.0	0.4	1.7
4.5	2.3	1.8	2.2
4.2	2.4	2.1	1.3
4.4	1.1	4.5	2.5
3.7	4.0	3.6	3.1
5.6	3.7	3.5	2.2
5.5	2.8	3.2	0.6
4.1	1.9	2.1	1.4
5.0	2.6	2.6	1.3
4.5	1.3	2.3	2.1

5. 某项针对医学某专业本科大学生近视情况的研究,分别调查了一年级和五年级各 60 人,结果见表 12-14。试问:一年级和五年级的近视率是否相同。

表 12-14　一年级和五年级医学大学生的近视情况

年级	近视情况		合计
	近视	非近视	
一年级	3	57	60
五年级	6	54	60
合计	9	111	120

6. 为研究某种乳制品对体重的影响,进行了一项动物实验,按照一定比例的乳制品饲料给 10 只受试动物喂养,得到乳制品量与体重增加量的结果,数据见表 12-15。求出合适的统计量并计算其决定系数。

表 12-15　受试动物乳制品摄入量和体重增加量(g)

编号	1	2	3	4	5	6	7	8	9	10
乳制品量(g)	49	58	59	65	68	76	86	87	96	102
体重增加量(g)	120	162	167	179	188	196	205	207	211	210

参考文献

1. 方积乾. 卫生统计学. 第 7 版. 北京:人民卫生出版社,2012

2. 李康,贺佳. 医学统计学. 第 6 版. 北京:人民卫生出版社,2013

3. 郭秀花. 医学统计学. 南京:江苏科学技术出版社,2011

4. 吴建勇. 医学统计与统计软件. 西安:西安交通大学出版社,2013

5. 孙振球. 医学统计学. 第 3 版. 北京:人民卫生出版社,2012

6. 景学安. 医学统计学. 南京:江苏科学技术出版社,2013

7. 林斌松,贾丽娜. 预防医学. 北京:人民卫生出版社,2012

8. 刘桂芬. 医学统计学. 第 2 版. 北京:中国协和医科大学出版社,2007

9. 马斌荣. 医学统计学. 第 5 版. 北京:人民卫生出版社,2008

10. 颜虹. 医学统计学. 北京:人民卫生出版社,2005

11. 颜红. 医学统计学. 第 2 版. 北京:人民卫生出版社,2010

12. 李晓松. 医学统计学. 第 2 版. 北京:高等教育出版社,2008

13. 程琮. SPSS 统计分析教程. 北京:现代教育出版社,2009

14. 郭秀花. 医学统计学与 SPSS 软件实现方法. 北京:科学出版社,2012

15. 刘大海,李宁,晁阳. SPSS15.0 统计分析从入门到精通(第 2 版). 北京:清华大学出版社,2008.

16. 孔晓荣,张星光. 统计软件 SPSS 在医学中的应用实例教程. 北京:清华大学出版社,2009.

17. 王彤. 医学统计学与 SPSS 软件应用. 北京:北京大学医学出版社,2008

18. 李志辉,罗平. SPSS for Windows 统计分析教程. 第 2 版. 北京:电子工业出版社,2006

19. 李立明. 流行病学. 北京:人民卫生出版社,2004

20. 王洁贞. 医学统计学. 郑州:郑州大学出版社,2002

21. 余松林. 医学统计. 北京:人民卫生出版社,2002

22. 孙振球. 医学统计学. 北京:人民卫生出版社.2003

23. 徐勇勇. 医学统计学习题全解指南. 北京:高等教育出版社,2012

24. 孙振球. 医学统计学习题解答. 第 3 版. 北京:人民卫生出版社,2013

统 计 用 表

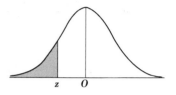

附表1　标准正态分布曲线下的面积

z	0.00	0.01	0.02	0.03	0.04	0.05	0.06	0.07	0.08	0.09
−3.0	0.0013	0.0013	0.0013	0.0012	0.0012	0.0011	0.0011	0.0011	0.0010	0.0010
−2.9	0.0019	0.0018	0.0018	0.0017	0.0016	0.0016	0.0015	0.0015	0.0014	0.0014
−2.8	0.0026	0.0025	0.0024	0.0023	0.0023	0.0022	0.0021	0.0021	0.0020	0.0019
−2.7	0.0035	0.0034	0.0033	0.0032	0.0031	0.0030	0.0029	0.0028	0.0027	0.0026
−2.6	0.0047	0.0045	0.0044	0.0043	0.0041	0.0040	0.0039	0.0038	0.0037	0.0036
−2.5	0.0062	0.0060	0.0059	0.0057	0.0055	0.0054	0.0052	0.0051	0.0049	0.0048
−2.4	0.0082	0.0080	0.0078	0.0075	0.0073	0.0071	0.0069	0.0068	0.0066	0.0064
−2.3	0.0107	0.0104	0.0102	0.0099	0.0096	0.0094	0.0091	0.0089	0.0087	0.0084
−2.2	0.0139	0.0136	0.0132	0.0129	0.0125	0.0122	0.0119	0.0116	0.0113	0.0110
−2.1	0.0179	0.0174	0.0170	0.0166	0.0162	0.0158	0.0154	0.0150	0.0146	0.0143
−2.0	0.0228	0.0222	0.0217	0.0212	0.0207	0.0202	0.0197	0.0192	0.0188	0.0183
−1.9	0.0287	0.0281	0.0274	0.0268	0.0262	0.0256	0.0250	0.0244	0.0239	0.0233
−1.8	0.0359	0.0351	0.0344	0.0336	0.0329	0.0322	0.0314	0.0307	0.0301	0.0294
−1.7	0.0446	0.0436	0.0427	0.0418	0.0409	0.0401	0.0392	0.0384	0.0375	0.0367
−1.6	0.0548	0.0537	0.0526	0.0516	0.0505	0.0495	0.0485	0.0475	0.0465	0.0455
−1.5	0.0668	0.0655	0.0643	0.0630	0.0618	0.0606	0.0594	0.0582	0.0571	0.0559
−1.4	0.0808	0.0793	0.0778	0.0764	0.0749	0.0735	0.0721	0.0708	0.0694	0.0681
−1.3	0.0968	0.0951	0.0934	0.0918	0.0901	0.0885	0.0869	0.0853	0.0838	0.0823
−1.2	0.1151	0.1131	0.1112	0.1093	0.1075	0.1056	0.1038	0.1020	0.1003	0.0985
−1.1	0.1357	0.1335	0.1314	0.1292	0.1271	0.1251	0.1230	0.1210	0.1190	0.1170
−1.0	0.1587	0.1562	0.1539	0.1515	0.1492	0.1469	0.1446	0.1423	0.1401	0.1379
−0.9	0.1841	0.1814	0.1788	0.1762	0.1736	0.1711	0.1685	0.1660	0.1635	0.1611
−0.8	0.2119	0.2090	0.2061	0.2033	0.2005	0.1977	0.1949	0.1922	0.1894	0.1867
−0.7	0.2420	0.2389	0.2358	0.2327	0.2296	0.2266	0.2236	0.2206	0.2177	0.2148
−0.6	0.2743	0.2709	0.2676	0.2643	0.2611	0.2578	0.2546	0.2514	0.2483	0.2451
−0.5	0.3085	0.3050	0.3015	0.2981	0.2946	0.2912	0.2877	0.2843	0.2810	0.2776
−0.4	0.3446	0.3409	0.3372	0.3336	0.3300	0.3264	0.3228	0.3192	0.3156	0.3121
−0.3	0.3821	0.3783	0.3745	0.3707	0.3669	0.3632	0.3594	0.3557	0.3520	0.3483
−0.2	0.4207	0.4168	0.4129	0.4090	0.4052	0.4013	0.3974	0.3936	0.3897	0.3859
−0.1	0.4602	0.4562	0.4522	0.4483	0.4443	0.4404	0.4364	0.4325	0.4286	0.4247
−0.0	0.5000	0.4960	0.4920	0.4880	0.4840	0.4801	0.4761	0.4721	0.4681	0.4641

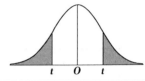

附表2 t分布界值表

自由度 ν	概 率,P									
	单侧: 0.25	0.20	0.10	0.05	0.025	0.01	0.005	0.0025	0.001	0.0005
	双侧: 0.50	0.40	0.20	0.10	0.05	0.02	0.01	0.005	0.002	0.001
1	1.000	1.376	3.078	6.314	12.706	31.821	63.657	127.321	318.309	636.619
2	0.816	1.061	1.886	2.920	4.303	6.965	9.925	14.089	22.327	31.599
3	0.765	0.978	1.638	2.353	3.182	4.541	5.841	7.543	10.215	12.924
4	0.741	0.941	1.533	2.132	2.776	3.747	4.604	5.598	7.173	8.610
5	0.727	0.920	1.476	2.015	2.571	3.365	4.032	4.773	5.893	6.869
6	0.718	0.906	1.440	1.943	2.447	3.143	3.707	4.317	5.208	5.959
7	0.711	0.896	1.415	1.895	2.365	2.998	3.499	4.029	4.785	5.408
8	0.706	0.889	1.397	1.860	2.306	2.896	2.355	3.833	4.501	5.041
9	0.703	0.883	1.383	1.833	2.262	2.821	3.250	3.690	4.297	4.781
10	0.700	0.879	1.372	1.812	2.228	2.764	3.169	3.581	4.144	4.587
11	0.697	0.876	1.363	1.796	2.201	2.718	3.106	3.497	4.025	4.437
12	0.695	0.873	1.356	1.782	2.179	2.681	3.055	3.428	3.930	4.318
13	0.694	0.870	1.350	1.771	2.160	2.650	3.012	3.372	3.852	4.221
14	0.692	0.868	1.345	1.761	2.145	2.624	2.977	3.325	3.787	4.140
15	0.691	0.866	1.341	1.753	2.131	2.602	2.947	3.286	3.733	4.073
16	0.690	0.865	1.337	1.746	2.120	2.583	2.921	3.252	3.686	4.015
17	0.689	0.863	1.333	1.740	2.110	2.567	2.898	3.222	3.646	3.965
18	0.688	0.862	1.330	1.734	2.101	2.552	2.878	3.197	3.610	3.922
19	0.688	0.861	1.328	1.729	2.093	2.539	2.861	3.174	3.579	3.883
20	0.687	0.860	1.325	1.725	2.086	2.528	2.845	3.153	3.552	3.850
21	0.686	0.859	1.323	1.721	2.080	2.518	2.831	3.135	3.527	3.819
22	0.686	0.858	1.321	1.717	2.074	2.508	2.819	3.119	3.505	3.792
23	0.685	0.858	1.319	1.714	2.069	2.500	2.807	3.104	3.485	3.768
24	0.685	0.857	1.318	1.711	2.064	2.492	2.797	3.091	3.467	3.745
25	0.684	0.856	1.316	1.708	2.060	2.485	2.787	3.078	3.450	3.725
26	0.684	0.856	1.315	1.706	2.056	2.479	2.779	3.067	3.435	3.707
27	0.684	0.855	1.314	1.703	2.052	2.473	2.771	3.057	3.421	3.690
28	0.683	0.855	1.313	1.701	2.048	2.467	2.763	3.047	3.408	3.674
29	0.683	0.854	1.311	1.699	2.045	2.462	2.756	3.038	3.396	3.659
30	0.683	0.854	1.310	1.697	2.042	2.457	2.750	3.030	3.385	3.646
31	0.682	0.853	1.309	1.696	2.040	2.453	2.744	3.022	3.375	3.633
32	0.682	0.853	1.309	1.694	2.037	2.449	2.738	3.015	3.365	3.622
33	0.682	0.853	1.308	1.692	2.035	2.445	2.733	3.008	3.356	3.611
34	0.682	0.852	1.307	1.691	2.032	2.441	2.728	3.002	3.348	3.601
35	0.682	0.852	1.306	1.690	2.030	2.438	2.724	2.996	3.340	3.591
36	0.681	0.852	1.306	1.688	2.028	2.434	2.719	2.990	3.333	3.582
37	0.681	0.851	1.305	1.687	2.026	2.431	2.715	2.985	3.326	3.574
38	0.681	0.851	1.304	1.686	2.024	2.429	2.712	2.980	3.319	3.566
39	0.681	0.851	1.304	1.685	2.023	2.426	2.708	2.976	3.313	3.558
40	0.681	0.851	1.303	1.684	2.021	2.423	2.704	2.971	3.307	3.551
50	0.679	0.849	1.299	1.676	2.009	2.403	2.678	2.937	3.261	3.496
60	0.679	0.848	1.296	1.671	2.000	2.390	2.660	2.915	3.232	3.460
70	0.678	0.847	1.294	1.667	1.994	2.381	2.648	2.899	3.211	3.435
80	0.678	0.846	1.292	1.664	1.990	2.374	2.639	2.887	3.195	3.416
90	0.677	0.846	1.291	1.662	1.987	2.368	2.632	2.878	3.183	3.402
100	0.677	0.845	1.290	1.660	1.984	2.364	2.626	2.871	3.174	3.390
200	0.676	0.843	1.286	1.653	1.972	2.345	2.601	2.839	3.131	3.340
500	0.675	0.842	1.283	1.648	1.965	2.334	2.586	2.820	3.137	3.310
1000	0.675	0.842	1.282	1.646	1.962	2.330	2.581	2.813	3.098	3.300
∞	0.6745	0.8416	1.2816	1.6449	1.9600	2.3263	2.5758	2.8070	3.0902	3.2905

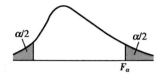

附表3 F分布界值表(方差齐性检验用,P=0.05)

分母的自由度 v_2	分子的自由度 v_1															
	1	2	3	4	5	6	7	8	9	10	12	15	20	30	60	∞
1	647.79	799.50	864.16	899.58	921.85	937.11	948.22	956.66	963.29	968.63	976.71	984.87	993.10	1001.41	1009.80	1018.26
2	38.51	39.00	39.17	39.25	39.30	39.33	39.36	39.37	39.39	39.40	39.41	39.43	39.45	39.46	39.48	39.50
3	17.44	16.04	15.44	15.10	14.88	14.73	14.62	14.54	14.47	14.42	14.34	14.25	14.17	14.08	13.99	13.90
4	12.22	10.05	9.98	9.60	9.36	9.20	9.07	8.98	8.90	8.84	8.75	8.66	8.56	8.46	8.36	8.26
5	10.01	8.43	7.76	7.39	7.15	6.98	6.85	6.76	6.68	6.62	6.52	6.43	6.33	6.23	6.12	6.02
6	8.81	7.26	6.60	6.23	5.99	5.82	5.70	5.60	5.52	5.46	5.37	5.27	5.17	5.07	4.96	4.85
7	8.07	6.54	5.89	5.52	5.29	5.12	4.99	4.90	4.82	4.76	4.67	4.57	4.47	4.36	4.25	4.14
8	7.57	6.06	5.42	5.05	4.82	4.65	4.53	4.43	4.36	4.30	4.20	4.10	4.00	3.89	3.78	3.67
9	7.21	5.71	5.08	4.72	4.48	4.32	4.20	4.10	4.03	3.96	3.87	3.77	3.67	3.56	3.45	3.33
10	6.94	5.46	4.83	4.47	4.24	4.07	3.95	3.85	3.78	3.72	3.62	3.52	3.42	3.31	3.20	3.08
11	6.72	5.26	4.63	4.28	4.04	3.88	3.76	3.66	3.59	3.53	3.43	3.33	3.23	3.12	3.00	2.88
12	6.55	5.10	4.47	4.12	3.89	3.73	3.61	3.51	3.44	3.37	3.28	3.18	3.07	2.96	2.85	2.72
13	6.41	4.97	4.35	4.00	3.77	3.60	3.48	3.39	3.31	3.25	3.15	3.05	2.95	2.84	2.72	2.60
14	6.30	4.86	4.24	3.89	3.66	3.50	3.38	3.29	3.21	3.15	3.05	2.95	2.84	2.73	2.61	2.49
15	6.20	4.77	4.15	3.80	3.58	3.41	3.29	3.20	3.12	3.06	2.96	2.86	2.76	2.64	2.52	2.40
16	6.12	4.69	4.08	3.73	3.50	3.34	3.22	3.12	3.05	2.99	2.89	2.79	2.68	2.57	2.45	2.32
17	6.04	4.62	4.01	3.66	3.44	3.28	3.16	3.06	2.98	2.92	2.82	2.72	2.62	2.50	2.38	2.25
18	5.98	4.56	3.95	3.61	3.38	3.22	3.10	3.01	2.93	2.87	2.77	2.67	2.56	2.44	2.32	2.19
19	5.92	4.51	3.90	3.56	3.33	3.17	3.05	2.96	2.88	2.82	2.72	2.62	2.51	2.39	2.27	2.13
20	5.87	4.46	3.86	3.51	3.29	3.13	3.01	2.91	2.84	2.77	2.68	2.57	2.46	2.35	2.22	2.09
21	5.83	4.42	3.82	3.48	3.25	3.09	2.97	2.87	2.80	2.73	2.64	2.53	2.42	2.31	2.18	2.04
22	5.79	4.38	3.75	3.44	3.22	3.05	2.93	2.84	2.76	2.70	2.60	2.50	2.39	2.27	2.14	2.00
23	5.75	4.35	3.72	3.41	3.18	3.02	2.90	2.81	2.73	2.67	2.57	2.47	2.36	2.24	2.11	1.97
24	5.72	4.32	3.69	3.38	3.15	2.99	2.87	2.78	2.70	2.64	2.54	2.44	2.33	2.21	2.08	1.94
25	5.69	4.29	3.67	3.35	3.13	2.97	2.85	2.75	2.68	2.61	2.51	2.41	2.30	2.18	2.05	1.91
26	5.66	4.27	3.65	3.33	3.10	2.94	2.82	2.73	2.65	2.59	2.49	2.39	2.28	2.16	2.03	1.88
27	5.63	4.24	3.63	3.31	3.08	2.92	2.80	2.71	2.63	2.57	2.47	2.36	2.25	2.13	2.00	1.85
28	5.61	4.22	3.61	3.29	3.06	2.90	2.78	2.69	2.61	2.55	2.45	2.34	2.23	2.11	1.98	1.83
29	5.59	4.20	3.59	3.27	3.04	2.88	2.76	2.67	2.59	2.53	2.43	2.32	2.21	2.09	1.96	1.81
30	5.57	4.18	3.46	3.25	3.03	2.87	2.75	2.65	2.57	2.51	2.41	2.31	2.20	2.07	1.94	1.79
40	5.42	4.05	3.34	3.13	2.90	2.74	2.62	2.53	2.45	2.39	2.29	2.18	2.07	1.94	1.80	1.64
60	5.29	3.93	3.31	3.01	2.79	2.63	2.51	2.41	2.33	2.27	2.17	2.06	1.94	1.82	1.67	1.48
120	5.15	3.80	3.23	2.89	2.67	2.52	2.39	2.30	2.22	2.16	2.05	1.94	1.82	1.69	1.53	1.31
∞	5.02	3.69	3.12	2.79	2.57	2.41	2.29	2.19	2.11	2.05	1.94	1.83	1.71	1.57	1.39	1.00

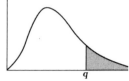

附表4　F界值表(方差分析用,上行 $P=0.05$,下行 $P=0.01$)

分母的自由度 v_2	分子的自由度 v_1											
	1	2	3	4	5	6	7	8	9	10	11	12
1	161	200	216	225	230	234	237	239	241	242	243	224
	4052	4999	5403	5625	5764	5859	5928	5981	6022	6056	6082	6106
2	18.51	19.00	19.16	19.25	19.30	19.33	19.36	19.37	19.38	19.39	19.40	19.41
	98.49	99.00	99.17	99.25	99.30	99.33	99.34	99.36	99.38	99.40	99.41	99.42
3	10.13	9.55	9.28	9.12	9.01	8.94	8.88	8.84	8.81	8.78	8.76	8.74
	34.12	30.82	29.46	28.71	28.24	27.91	27.67	27.49	27.34	27.23	27.31	27.05
4	7.71	6.94	6.59	6.39	6.26	6.16	6.09	6.04	6.00	5.96	5.93	5.91
	21.20	18.00	16.59	15.98	15.52	15.21	14.98	14.80	14.66	14.54	14.45	14.37
5	6.61	5.79	5.41	5.19	5.05	4.05	4.88	4.82	4.78	4.74	4.70	4.68
	16.26	17.27	12.06	11.39	10.97	10.67	10.45	10.27	10.15	10.05	9.96	9.89
6	5.99	5.15	4.76	4.53	4.39	4.28	4.21	4.15	4.10	4.06	4.03	4.00
	13.74	10.92	9.78	9.15	8.75	8.47	8.26	8.10	7.98	7.87	7.79	7.72
7	5.59	4.74	4.35	4.12	3.97	3.87	3.79	3.73	3.68	3.63	3.60	3.57
	12.25	9.55	8.45	7.85	7.46	7.19	7.00	6.84	6.71	6.62	6.54	6.47
8	5.32	4.46	4.07	3.84	3.69	3.58	3.50	3.44	3.39	3.34	3.31	3.28
	11.26	8.65	7.59	7.01	6.63	6.37	6.19	6.03	5.91	5.82	5.74	5.67
9	5.12	4.26	3.86	3.63	3.48	3.37	3.29	3.23	3.18	3.13	3.10	3.07
	10.56	8.02	6.99	6.42	6.06	5.80	5.62	5.47	5.35	5.26	5.18	5.11
10	4.69	4.10	3.71	3.48	3.33	3.22	3.14	3.07	3.02	2.97	2.94	2.91
	10.04	7.56	6.55	5.09	5.64	5.39	5.21	5.06	4.95	4.85	4.78	4.71
11	4.84	3.98	3.59	3.36	3.20	3.09	3.01	2.95	2.90	2.86	2.82	2.79
	9.65	7.20	6.22	5.67	5.32	5.07	4.88	4.74	4.63	4.54	4.46	4.40
12	4.75	3.88	3.49	3.26	3.11	3.00	2.62	2.85	2.80	2.76	2.72	2.69
	9.33	6.93	5.59	5.41	5.06	4.82	4.65	4.50	4.39	4.30	4.22	4.16
13	4.67	3.80	3.41	3.18	3.02	2.92	2.84	2.77	2.72	2.67	2.63	2.60
	9.07	6.70	5.74	5.20	4.85	4.62	4.44	4.30	4.19	4.10	4.02	3.96
14	4.60	3.74	3.34	3.11	2.96	2.85	2.77	2.70	2.65	2.60	2.56	2.53
	8.86	6.51	5.56	5.03	4.69	4.46	4.28	4.14	4.03	3.94	3.86	3.80
15	4.54	3.68	3.29	3.06	2.90	2.79	2.76	2.64	2.59	2.55	2.51	2.48
	8.68	6.36	5.42	4.89	4.56	4.32	4.14	4.00	3.89	3.80	3.73	3.67
16	4.49	3.63	3.24	3.01	2.85	2.74	2.66	2.59	2.54	2.49	2.45	2.42
	8.53	6.23	5.29	4.77	4.44	4.20	4.03	3.89	3.78	3.69	3.61	3.55
17	4.45	3.59	3.20	2.96	2.81	2.70	2.62	2.55	2.50	2.45	2.41	2.38
	8.40	6.11	5.18	4.67	4.34	4.10	3.93	3.79	3.68	3.59	3.52	3.45
18	4.41	3.55	3.16	2.93	2.77	2.66	2.58	2.51	2.46	2.41	2.37	2.34
	8.28	6.01	5.09	4.58	4.55	4.01	3.85	3.71	3.60	3.51	3.44	3.37
19	4.38	3.52	3.13	2.90	2.74	2.63	2.55	2.48	2.43	2.38	2.34	2.31
	8.18	5.93	5.01	4.50	4.17	3.94	3.77	3.63	3.52	3.43	3.36	3.30
20	4.35	3.49	3.10	2.87	2.71	2.60	2.52	2.45	2.40	2.35	2.31	2.28
	8.10	5.85	4.94	4.43	4.10	3.87	3.71	3.56	3.45	3.37	3.30	3.23
21	4.32	3.47	3.07	2.84	2.68	2.57	2.49	2.42	2.37	2.32	2.28	2.25
	8.02	5.78	4.87	4.37	4.04	3.81	3.65	3.51	3.40	3.31	3.24	3.17
22	4.30	3.44	3.05	2.82	2.66	2.55	2.47	2.40	2.35	2.30	2.26	2.23
	7.94	5.72	4.82	4.31	3.99	3.76	3.59	3.45	3.35	3.26	3.18	3.12
23	4.28	3.42	3.03	2.80	2.64	2.53	2.45	2.38	2.32	2.28	2.24	2.20
	7.88	5.66	4.76	4.86	3.94	3.71	3.54	3.41	3.30	3.21	3.14	3.07
24	4.26	3.40	3.01	2.78	2.62	2.51	2.43	2.36	2.30	2.26	2.22	2.18
	7.82	5.61	4.72	4.22	3.90	3.67	3.50	3.36	3.25	3.17	3.09	3.03
25	4.24	3.38	2.99	2.76	2.60	2.49	2.41	2.34	2.28	2.24	2.20	2.16
	7.77	5.57	4.68	4.18	3.86	3.63	3.46	3.32	3.21	3.13	3.05	2.99

分母的自由度 v_2	分子的自由度 v_1											
	14	16	20	24	30	40	50	75	100	200	500	∞
1	245	246	248	249	250	251	252	253	253	254	254	254
	6142	6169	6208	6234	6258	6286	6302	6323	6334	6352	6361	6366
2	19.42	19.43	19.44	19.45	19.46	19.47	19.47	19.48	19.49	19.49	19.50	19.50
	99.43	99.44	99.45	99.46	99.47	99.48	99.48	99.49	99.49	99.49	99.50	99.50
3	8.71	8.69	8.66	8.64	8.62	8.60	8.58	8.57	8.56	8.54	8.54	8.53
	26.92	26.83	26.69	26.60	26.50	26.41	26.35	26.27	26.23	26.18	26.14	26.12
4	5.87	5.84	5.80	5.77	5.74	5.71	5.70	5.68	5.66	5.65	5.64	5.63
	14.24	14.15	14.02	13.93	13.83	13.74	13.69	13.61	13.57	13.52	13.48	13.46
5	4.64	4.60	4.56	4.53	4.50	4.46	4.44	4.42	4.40	4.38	4.37	4.36
	9.77	9.68	9.55	9.47	9.38	9.29	9.24	9.17	9.13	9.07	9.04	9.02
6	3.96	3.92	3.87	3.84	3.81	3.77	3.75	3.72	3.71	3.69	3.68	3.67
	7.60	7.52	7.39	7.31	7.23	7.14	7.09	7.02	6.99	6.94	6.90	6.88
7	3.52	3.49	3.44	3.41	3.38	3.34	3.32	3.29	3.28	3.25	3.24	3.23
	6.35	6.27	6.15	6.07	5.98	5.90	5.85	5.78	5.75	5.70	5.67	5.65
8	3.23	3.20	3.15	3.12	3.08	3.05	3.03	3.00	2.98	2.96	2.94	2.93
	5.56	5.48	5.36	5.28	5.20	5.11	5.06	5.00	4.96	4.91	4.88	4.86
9	3.02	2.98	2.93	2.90	2.86	2.82	2.80	2.77	2.76	2.73	2.72	2.71
	5.00	4.92	4.80	4.73	4.64	4.56	4.51	4.45	4.41	4.36	4.33	4.31
10	2.86	2.82	2.77	2.74	2.70	2.67	2.64	2.61	2.59	2.56	2.55	2.54
	4.60	4.52	4.41	4.33	4.25	4.47	4.12	4.05	4.01	3.96	3.93	3.91
11	2.74	2.70	2.65	2.61	2.57	2.53	2.50	2.47	2.45	2.42	2.41	2.40
	4.29	4.21	4.10	4.02	3.94	3.86	3.80	3.74	3.70	3.66	3.62	3.60
12	2.64	2.60	2.54	2.50	2.46	2.42	2.40	2.36	2.35	2.32	2.31	2.30
	4.05	3.98	3.86	3.78	3.70	3.61	3.56	3.49	3.46	3.41	3.38	3.36
13	2.55	2.51	2.46	2.42	2.38	2.34	2.32	2.28	2.26	2.24	2.22	2.21
	3.85	3.78	3.67	3.59	3.51	3.42	3.37	3.30	3.27	3.21	3.18	3.16
14	2.48	2.44	2.39	2.35	2.31	2.27	2.24	2.21	2.19	2.16	2.14	2.13
	3.70	3.52	3.51	3.43	3.34	3.26	3.21	3.14	3.11	3.06	3.02	3.00
15	2.43	2.39	2.33	2.29	2.25	2.21	2.18	2.15	2.12	2.10	2.08	2.07
	3.56	3.48	3.36	3.29	3.20	3.12	3.07	3.00	2.97	2.92	2.89	2.87
16	2.37	2.33	2.28	2.24	2.20	2.16	2.13	2.09	2.07	2.04	2.02	2.01
	3.45	3.37	3.25	3.18	3.10	3.01	2.96	2.89	2.86	2.80	2.77	2.75
17	2.33	2.29	2.23	2.19	2.15	2.11	2.08	2.04	2.02	1.99	1.97	1.96
	3.35	3.27	3.16	3.08	3.00	2.92	2.86	2.79	2.76	2.70	2.67	2.65
18	2.29	2.25	2.19	2.15	2.11	2.07	2.04	2.00	1.98	1.95	1.93	1.92
	3.27	3.19	3.07	3.00	2.91	2.83	2.78	2.71	2.68	2.62	2.59	2.57
19	2.26	2.21	2.15	2.11	2.07	2.02	2.00	1.96	1.94	1.91	1.90	1.88
	3.19	3.12	3.00	2.92	2.84	2.76	2.70	2.63	2.60	2.54	2.51	2.49
20	2.23	2.18	2.12	2.08	2.04	1.99	1.96	1.92	1.90	1.87	1.85	1.84
	3.13	3.05	2.94	2.86	2.77	2.69	2.63	2.56	2.53	2.47	2.44	2.42
21	2.20	2.15	2.09	2.05	2.00	1.96	1.93	1.89	1.87	1.84	1.82	1.81
	3.07	2.99	2.88	2.80	2.72	2.63	2.58	2.51	2.47	2.42	2.38	2.36
22	2.18	2.13	2.07	2.03	1.98	1.93	1.91	1.87	1.84	1.81	1.80	1.78
	3.02	2.94	2.83	2.75	2.67	2.58	2.53	2.46	2.42	2.37	2.33	2.31
23	2.14	2.10	2.04	2.00	1.96	1.91	1.88	1.84	1.82	1.79	1.77	1.76
	2.97	2.89	2.78	2.70	2.62	2.53	2.48	2.41	2.37	2.32	2.28	2.26
24	2.13	2.09	2.02	1.98	1.94	1.89	1.86	1.82	1.80	1.76	1.74	1.73
	2.93	2.85	2.74	2.66	2.58	2.49	2.44	2.36	2.33	2.27	2.23	2.21
25	2.11	2.06	2.00	1.96	1.92	1.87	1.84	1.80	1.77	1.74	1.72	1.71
	2.89	2.81	2.70	2.62	2.54	2.45	2.40	2.32	2.29	2.23	2.19	2.17

分母的自由度 v_2	分子的自由度 v_1											
	1	2	3	4	5	6	7	8	9	10	11	12
26	4.22	3.37	2.98	2.74	2.59	2.47	2.39	2.32	2.27	2.22	2.18	2.15
	7.72	5.53	4.64	4.14	3.82	3.59	3.42	3.29	3.17	3.09	3.02	2.96
27	4.21	3.35	2.96	2.73	2.57	2.46	2.37	2.30	2.25	2.20	2.16	2.13
	7.68	5.49	4.60	4.11	3.79	3.56	3.39	3.26	3.14	3.06	2.98	2.93
28	4.20	3.34	2.95	2.71	2.56	2.44	2.36	2.29	2.24	2.19	2.15	2.12
	7.64	5.45	4.57	4.07	3.76	3.53	3.36	3.23	3.11	3.03	2.95	2.90
29	4.18	3.33	2.93	2.70	2.54	2.43	2.35	2.28	2.22	2.18	2.14	2.10
	7.60	5.42	4.54	4.04	3.73	3.50	3.33	3.20	3.08	3.00	2.92	2.87
30	4.17	3.32	2.92	2.69	2.53	2.42	2.34	2.27	2.21	2.16	2.12	2.09
	7.56	5.39	4.51	4.02	3.70	3.47	3.30	3.17	3.06	2.98	2.91	2.84
32	4.15	3.30	2.90	2.67	2.51	2.40	2.32	2.25	2.19	2.14	2.10	2.07
	7.50	5.35	4.46	3.97	3.66	3.42	3.25	3.12	3.01	2.94	2.86	2.80
34	4.13	3.28	2.88	2.65	2.49	2.38	2.30	2.23	2.17	2.12	2.08	2.05
	7.44	5.29	4.42	3.93	3.61	3.38	3.21	3.08	2.98	2.89	2.82	2.76
36	4.11	3.26	2.86	2.63	2.48	2.36	2.28	2.21	2.15	2.10	2.06	2.03
	7.39	5.25	4.38	3.89	3.58	3.35	3.18	3.04	2.94	2.86	2.78	2.72
38	4.10	3.25	2.85	2.62	2.46	2.35	2.26	2.19	2.14	2.09	2.05	2.02
	7.35	5.21	4.31	3.86	3.54	3.32	3.15	3.02	2.91	2.82	2.75	2.69
40	4.08	3.23	2.84	2.61	2.45	2.34	2.25	2.18	2.12	2.07	2.04	2.00
	7.31	15.18	4.31	3.83	3.51	3.29	3.12	2.99	2.88	2.80	2.73	2.66
42	4.07	3.22	2.83	2.59	2.44	2.32	2.24	2.17	2.11	2.06	2.02	1.99
	7.27	5.15	4.29	3.80	3.49	3.26	3.10	2.96	2.86	2.77	2.70	2.64
44	4.06	3.21	2.82	2.58	2.43	2.31	2.23	2.16	2.10	2.05	2.01	1.96
	7.24	5.12	4.26	3.78	3.46	3.24	3.07	2.94	2.84	2.75	2.68	2.02
46	4.05	3.20	2.81	2.57	2.42	2.30	2.22	2.14	2.09	2.04	2.00	1.97
	7.21	5.10	4.24	3.76	3.44	3.22	3.05	2.92	2.82	2.73	2.66	2.60
48	4.04	3.19	2.80	2.56	2.41	2.30	2.21	2.14	2.08	2.03	1.99	1.96
	7.19	5.08	4.22	3.74	3.42	3.20	3.04	2.90	2.80	2.71	2.64	2.58
50	4.03	3.18	2.79	2.56	2.40	2.29	2.20	2.13	2.07	2.02	1.98	1.95
	7.17	5.06	4.20	3.72	3.41	3.18	3.02	2.88	2.78	2.70	2.62	2.56
60	4.00	3.15	2.76	2.52	2.37	2.25	2.17	2.10	2.04	1.99	1.95	1.92
	7.08	4.98	4.13	3.65	3.34	3.12	2.95	2.82	2.72	2.63	2.56	2.50
70	3.98	3.13	2.74	2.50	2.35	2.23	2.14	2.07	2.01	1.97	1.93	1.89
	7.01	4.92	4.08	3.60	3.29	3.07	2.91	2.77	2.67	2.59	2.51	2.45
80	3.96	3.11	2.72	2.48	2.33	2.21	2.12	2.05	1.99	1.95	1.91	1.88
	6.96	4.88	4.04	3.56	3.25	3.04	2.87	2.74	2.64	2.55	2.48	2.41
100	3.94	3.09	2.70	2.46	2.30	2.19	2.10	2.03	1.97	1.92	1.88	1.85
	6.90	4.82	3.98	3.51	3.20	2.99	2.82	2.69	2.59	2.51	2.43	2.36
125	3.92	3.07	2.68	2.44	2.29	2.17	2.08	2.01	1.95	1.90	1.86	1.83
	6.84	4.78	3.94	3.47	3.17	2.95	2.79	2.65	2.56	2.47	2.40	2.33
150	3.91	3.06	2.67	2.43	2.27	2.16	2.07	2.00	1.94	1.89	1.85	1.82
	6.81	4.75	3.91	3.44	3.14	2.92	2.76	2.62	2.53	2.44	2.37	2.30
200	3.89	3.04	2.65	2.41	2.26	2.14	2.05	1.98	1.92	1.87	1.83	1.80
	6.76	4.71	3.88	3.41	3.11	2.90	2.73	2.60	2.50	2.41	2.34	2.28
400	3.86	3.02	2.62	2.39	2.23	2.12	2.03	1.96	1.90	1.85	1.81	1.78
	6.70	4.66	3.83	3.36	3.06	2.85	2.69	2.55	2.436	2.37	2.29	2.23
1000	3.85	3.00	2.61	2.38	2.22	2.10	2.02	1.95	1.89	1.84	1.80	1.76
	6.66	4.62	3.80	3.34	3.04	2.82	2.66	2.53	2.43	2.34	2.26	2.20
∞	3.84	2.99	2.60	2.37	2.21	2.09	2.01	1.94	1.88	1.83	1.79	1.75
	6.64	4.60	3.78	3.32	3.02	2.80	2.64	2.51	2.41	2.32	2.24	2.18

分母的自由度 v_2	分子的自由度 v_1											
	14	16	20	24	30	40	50	75	100	200	500	∞
26	2.10	2.05	1.99	1.95	1.90	1.85	1.82	1.78	1.76	1.72	1.70	1.69
	2.86	2.77	2.66	2.58	2.50	2.41	2.36	2.28	2.25	2.19	2.15	2.13
27	2.08	2.03	1.97	1.93	1.88	1.84	1.80	1.76	1.74	1.71	1.68	1.67
	2.83	2.74	2.63	2.55	2.47	2.38	2.33	2.25	2.21	2.16	2.12	2.10
28	2.06	2.02	1.96	1.91	1.87	1.81	1.78	1.75	1.72	1.69	1.67	1.65
	2.80	2.71	2.60	2.52	2.44	2.35	2.30	2.22	2.18	2.13	2.09	2.06
29	2.05	2.00	1.94	1.90	1.85	1.80	1.77	1.73	1.71	1.68	1.65	1.64
	2.77	2.68	2.57	2.49	2.41	2.32	2.27	2.19	2.15	2.10	2.06	2.03
30	2.04	1.99	1.93	1.89	1.84	1.79	1.76	1.72	1.69	1.66	1.64	1.62
	2.74	2.66	2.55	2.47	2.38	2.29	2.24	2.16	2.13	2.07	2.03	2.01
32	2.02	1.97	1.91	1.86	1.82	1.76	1.74	1.69	1.67	1.64	1.61	1.59
	2.70	2.62	2.51	2.42	2.34	2.25	2.20	2.12	2.08	2.02	1.98	1.96
34	2.00	1.95	1.89	1.84	1.80	1.74	1.71	1.67	1.64	1.61	1.59	1.57
	2.66	2.58	2.47	2.38	2.30	2.21	2.15	2.08	2.04	1.98	1.94	1.91
36	7.98	1.93	1.87	1.82	1.78	1.83	1.69	1.65	1.62	1.59	1.56	1.55
	2.62	2.54	2.43	2.35	2.26	2.17	2.12	2.04	2.00	1.94	1.90	1.87
38	1.96	1.92	1.85	1.80	1.76	1.71	1.67	1.63	1.60	1.57	1.54	1.53
	2.59	2.51	2.40	2.32	2.22	2.14	2.08	2.00	1.97	1.90	1.86	1.84
40	1.95	1.90	1.84	1.79	1.74	1.69	1.66	1.61	1.59	1.55	1.53	1.51
	2.56	2.49	2.37	2.29	2.20	2.11	2.05	1.97	1.94	1.88	1.84	1.81
42	1.94	1.89	1.82	1.78	1.73	1.68	1.64	1.60	1.57	1.54	1.51	1.49
	2.54	2.46	2.35	2.26	2.17	2.08	2.02	1.94	1.91	1.85	1.80	1.78
44	1.82	1.88	1.81	1.76	1.72	1.66	1.63	1.58	1.56	1.52	1.50	1.48
	2.52	2.44	2.32	2.24	2.15	2.06	2.00	1.92	1.88	1.82	1.78	1.75
46	1.91	1.87	1.80	1.75	1.71	1.65	1.62	1.57	1.54	1.51	1.48	1.46
	2.50	2.42	2.30	2.22	2.13	2.04	1.98	1.90	1.86	1.80	1.76	1.72
48	1.90	1.85	1.79	1.74	1.70	1.64	1.61	1.56	1.53	1.50	1.47	1.45
	2.48	2.40	2.28	2.20	2.11	2.02	1.96	1.88	1.84	1.78	1.73	1.70
50	1.90	1.85	1.78	1.74	1.69	1.63	1.60	1.55	1.52	1.48	1.46	1.44
	2.46	2.39	2.26	2.18	2.10	2.00	1.94	1.86	1.82	1.76	1.71	1.68
60	1.86	1.81	1.75	1.70	1.65	1.59	1.56	1.50	1.48	1.44	1.41	1.39
	2.40	2.32	2.20	2.12	2.03	1.93	1.87	1.79	1.74	1.68	1.63	1.60
70	1.84	1.79	1.72	1.67	1.62	1.56	1.53	1.47	1.45	1.40	1.37	1.35
	2.35	2.28	2.15	2.07	1.98	1.88	1.82	1.74	1.69	1.62	1.56	1.53
80	1.82	1.77	1.70	1.65	1.60	1.54	1.51	1.45	1.42	1.38	1.35	1.32
	2.32	2.24	2.11	2.03	1.94	1.84	1.78	1.70	1.65	1.57	1.52	1.49
100	1.79	1.75	1.68	1.63	1.57	1.51	1.48	1.42	1.39	1.34	1.30	1.28
	2.26	2.19	2.06	1.98	1.89	1.79	1.73	1.64	1.59	1.51	1.46	1.43
125	1.77	1.72	1.65	1.60	1.55	1.49	1.45	1.39	1.36	1.31	1.27	1.25
	2.23	2.15	2.03	1.94	1.85	1.75	1.68	1.59	1.54	1.46	1.40	1.37
150	1.76	1.71	1.64	1.59	1.54	1.47	1.44	1.37	1.34	1.29	1.25	1.22
	2.20	2.12	2.00	1.91	1.83	1.72	1.66	1.56	1.51	1.43	1.37	1.33
200	1.74	1.69	1.62	1.57	1.52	1.45	1.42	1.35	1.32	1.26	1.22	1.19
	2.17	2.09	1.97	1.88	1.79	1.69	1.62	1.53	1.48	1.39	1.33	1.28
400	1.72	1.67	1.60	1.54	1.49	1.42	1.38	1.32	1.28	1.22	1.16	1.13
	2.12	2.04	1.92	1.84	1.74	1.64	1.57	1.47	1.42	1.32	1.24	1.19
1000	1.70	1.65	1.58	1.53	1.47	1.41	1.36	1.30	1.26	1.19	1.13	1.08
	2.09	2.01	1.89	1.81	1.71	1.61	1.54	1.44	1.38	1.28	1.19	1.11
∞	1.69	1.64	1.57	1.52	1.46	1.40	1.35	1.28	1.24	1.17	1.11	1.00
	2.07	1.99	1.87	1.79	1.69	1.59	1.52	1.41	1.36	1.25	1.15	1.00

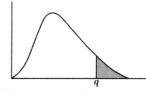

附表 5　　q 界值表(Newman-Keuls 法用,上行 $P=0.05$,下行 $P=0.01$)

ν	组数, a								
	2	3	4	5	6	7	8	9	10
5	3.64	4.60	5.22	5.67	6.03	6.33	6.58	6.80	6.99
	5.70	6.98	7.80	8.42	8.91	9.32	9.67	9.97	10.24
6	3.46	4.34	4.90	5.30	5.63	5.89	6.12	6.32	6.49
	5.24	6.33	7.03	7.56	7.97	8.32	8.61	8.87	9.10
7	3.34	4.16	4.68	5.06	5.36	5.61	5.82	6.00	6.16
	4.95	5.92	6.54	7.01	7.37	7.68	7.94	8.17	8.37
8	3.26	4.04	4.53	4.89	5.17	5.40	5.60	5.77	5.92
	4.75	5.64	6.20	6.62	6.96	7.24	7.47	7.68	7.86
9	3.20	3.95	4.41	4.76	5.02	5.24	5.43	5.59	5.74
	4.60	5.43	5.96	6.35	6.66	6.91	7.13	7.33	7.49
10	3.15	3.88	4.33	4.65	4.91	5.12	5.30	5.46	5.60
	4.48	5.27	5.77	6.14	6.43	6.67	6.87	7.05	7.21
12	3.08	3.77	4.20	4.51	4.75	4.95	5.12	5.27	5.39
	4.32	5.05	5.50	5.84	6.10	6.12	6.51	6.67	6.81
14	3.03	3.70	4.11	4.41	4.64	4.83	4.99	5.13	5.25
	4.21	4.89	5.32	5.63	5.88	6.08	6.26	6.41	6.54
16	3.00	3.65	4.05	4.33	4.56	4.74	4.90	5.03	5.15
	4.13	4.79	5.19	5.49	5.72	5.92	6.08	6.22	6.35
18	2.97	3.61	4.00	4.28	4.49	4.67	4.82	4.96	5.07
	4.07	4.70	5.09	5.38	5.60	5.79	5.94	6.08	6.20
20	2.95	3.58	3.96	4.23	4.45	4.62	4.77	4.90	5.01
	4.02	4.64	5.02	5.29	5.51	5.69	5.84	5.97	6.09
30	2.89	3.49	3.85	4.10	4.30	4.46	4.60	4.72	4.82
	3.89	4.45	4.80	5.05	5.24	5.40	5.54	5.65	5.76
40	2.86	3.44	3.79	4.04	4.23	4.39	4.52	4.63	4.73
	2.82	4.37	4.70	4.93	5.11	5.26	5.39	5.50	5.60
60	2.83	3.40	3.74	3.98	4.16	4.31	4.44	4.55	4.65
	3.76	4.28	4.59	4.82	4.99	5.13	5.25	5.36	5.45
120	2.80	3.36	3.68	3.92	4.10	4.24	4.36	4.47	4.56
	3.70	4.20	4.50	4.71	4.87	5.01	5.12	5.21	5.30
∞	2.77	3.31	3.63	3.86	4.03	4.17	4.29	4.39	4.47
	3.64	4.12	4.40	4.60	4.76	4.88	4.99	5.08	5.16

附表 6　Dunnett-t 检验 t_D 界值表（双侧，上行 $P=0.05$，下行 $P=0.01$）

误差的自由度 ν	处理组数（不包括对照组）T								
	1	2	3	4	5	6	7	8	9
5	2.57	3.03	3.29	3.48	3.62	3.73	3.82	3.90	3.97
	4.03	4.63	4.98	5.22	5.41	5.56	5.69	5.80	5.89
6	2.45	2.86	3.10	3.26	3.39	3.49	3.57	3.64	3.71
	3.71	4.21	4.51	4.71	4.87	5.00	5.10	5.20	5.28
7	2.36	2.75	2.97	3.12	3.24	3.33	3.41	3.47	3.53
	3.50	3.95	4.21	4.39	4.53	4.64	4.74	4.82	4.89
8	2.31	2.67	2.88	3.02	3.13	3.22	3.29	3.35	3.41
	3.36	3.77	4.00	4.17	4.29	4.40	4.48	4.56	4.62
9	2.26	2.61	2.81	2.95	3.05	3.14	3.20	3.26	3.32
	3.25	3.63	3.85	4.01	4.12	4.22	4.30	4.37	4.43
10	2.23	2.57	2.76	2.89	2.99	3.07	3.14	3.19	3.24
	3.17	3.53	3.74	3.88	3.99	4.08	4.16	4.22	4.28
11	2.20	2.53	2.72	2.84	2.94	3.02	3.08	3.14	3.19
	3.11	3.45	3.65	3.79	3.89	3.98	4.05	4.11	4.16
12	2.18	2.50	2.68	2.81	2.90	2.98	3.04	3.09	3.14
	3.05	3.39	3.58	3.71	3.81	3.89	3.96	4.02	4.07
13	2.16	2.48	2.65	2.78	2.87	2.94	3.00	3.06	3.10
	3.01	3.33	3.52	3.65	3.74	3.82	3.89	3.94	3.99
14	2.14	2.46	2.63	2.75	2.84	2.91	2.97	3.02	3.07
	2.98	3.29	3.47	3.59	3.69	3.76	3.83	3.88	3.93
15	2.13	2.44	2.61	2.73	2.82	2.89	2.95	3.00	3.04
	2.95	3.25	3.43	3.55	3.64	3.71	3.78	3.83	3.88
16	2.12	2.42	2.59	2.71	2.80	2.87	2.92	2.97	3.02
	2.92	3.22	3.39	3.51	3.60	3.67	3.73	3.78	3.83
17	2.11	2.41	2.58	2.69	2.78	2.85	2.90	2.95	3.00
	2.90	3.19	3.36	3.47	3.56	3.63	3.69	3.74	3.79
18	2.10	2.40	2.56	2.68	2.76	2.83	2.89	2.94	2.98
	2.88	3.17	3.33	3.44	3.53	3.60	3.66	3.71	3.75
19	2.09	2.39	2.55	2.66	2.75	2.81	2.87	2.92	2.96
	2.86	3.15	3.31	3.42	3.50	3.57	3.63	3.68	3.72
20	2.09	2.38	2.54	2.65	2.73	2.80	2.86	2.90	2.95
	2.85	3.13	3.29	3.40	3.48	3.55	3.60	3.65	3.69
24	2.06	2.35	2.51	2.61	2.70	2.76	2.81	2.86	2.90
	2.80	3.07	3.22	3.32	3.40	3.47	3.52	3.57	3.61
30	2.04	2.32	2.47	2.58	2.66	2.72	2.77	2.82	2.86
	2.75	3.01	3.15	3.25	3.33	3.39	3.44	3.49	3.52
40	2.02	2.29	2.44	2.54	2.62	2.68	2.73	2.77	2.81
	2.70	2.95	3.09	3.19	3.26	3.32	3.37	3.41	3.44
60	2.00	2.27	2.41	2.51	2.58	2.64	2.69	2.73	2.77
	2.66	2.90	3.03	3.12	3.19	3.25	3.29	3.33	3.37
120	1.98	2.24	2.38	2.47	2.55	2.60	2.65	2.69	2.73
	2.62	2.85	2.97	3.06	3.12	3.18	3.22	3.26	3.29
∞	1.96	2.21	2.35	2.44	2.51	2.57	2.61	2.65	2.69
	2.58	2.79	2.92	3.00	3.06	3.11	3.15	3.19	3.22

附表7 百分率的可信区间(上行95%可信区间,下行99%可信区间)

n	0	1	2	3	4	5	6	7	8	9	10	11	12	13
1	0~98													
	0~100													
2	0~84	1~99												
	0~93	0~100												
3	0~71	1~91	9~99											
	0~83	0~96	4~100											
4	0~60	1~81	7~93											
	0~73	0~89	3~97											
5	0~52	1~72	5~85	15~95										
	0~65	0~81	2~92	8~98										
6	0~46	0~64	4~78	12~88										
	0~59	0~75	2~86	7~93										
7	0~41	0~58	4~71	10~82	18~90									
	0~53	0~68	2~80	6~88	12~94									
8	0~37	0~53	3~65	9~76	16~84									
	0~48	0~63	1~74	5~83	10~90									
9	0~34	0~48	3~60	7~70	14~79	21~86								
	0~45	0~59	1~69	4~78	9~85	15~91								
10	0~31	0~45	3~56	7~65	12~74	19~81								
	0~41	0~54	1~65	4~74	8~81	13~87								
11	0~28	0~40	2~52	6~61	11~69	17~77	23~83							
	0~38	0~51	1~61	3~69	7~77	11~83	17~89							
12	0~26	0~38	2~48	5~57	10~65	15~72	21~79							
	0~36	0~48	1~57	3~66	6~73	10~79	15~85							
13	0~25	0~36	2~45	5~54	9~61	14~68	19~75	25~81						
	0~34	0~45	1~54	3~62	6~69	9~76	14~81	19~86						
14	0~23	0~34	2~43	5~51	8~58	13~65	18~71	23~77						
	0~32	0~42	1~51	3~59	5~66	9~72	13~78	17~83						
15	0~22	0~32	2~41	4~48	8~55	12~62	16~68	21~73	27~79					
	0~30	0~40	1~49	2~56	5~63	8~69	12~74	16~79	21~84					
16	0~21	0~30	2~38	4~46	7~52	11~59	15~65	20~70	25~75					
	0~28	0~38	1~46	2~53	5~60	8~66	11~71	15~76	19~81					
17	0~20	0~29	2~36	4~34	7~50	10~56	14~62	18~67	23~72	28~77				
	0~27	0~36	1~44	2~51	4~57	7~63	10~69	14~74	18~78	22~82				
18	0~19	0~27	1~35	3~41	6~48	10~54	13~59	17~64	22~69	26~74				
	0~26	0~35	1~42	2~49	4~55	7~61	10~66	13~71	17~75	21~79				
19	0~18	0~26	1~33	3~40	6~46	9~51	13~57	16~62	20~67	24~71	29~76			
	0~24	0~33	1~40	2~47	4~53	6~58	9~63	12~68	16~73	19~77	23~81			
20	0~17	0~25	1~32	3~38	6~44	9~49	12~54	15~59	19~64	23~69	27~73			
	0~23	0~32	1~39	2~45	4~51	6~56	9~61	11~66	15~70	18~74	22~78			
21	0~16	0~24	1~30	3~36	5~42	8~47	11~52	15~57	18~62	22~66	26~70	30~74		
	0~22	0~30	1~37	2~43	3~49	6~54	8~59	11~63	14~68	17~71	21~76	24~80		
22	0~15	0~23	1~29	3~35	5~40	8~45	11~50	14~55	17~59	21~64	24~68	28~72		
	0~21	0~29	1~36	2~42	3~47	5~52	8~57	10~61	13~66	16~70	20~73	23~77		
23	0~15	0~22	1~28	3~34	5~39	8~44	10~48	13~53	16~57	20~62	23~66	27~69	31~73	
	0~21	0~28	1~35	2~40	3~45	5~50	7~55	10~59	13~63	15~67	19~71	22~75	25~78	
24	0~14	0~21	1~27	3~32	5~37	7~42	10~47	13~51	16~55	19~59	22~63	26~67	29~71	
	0~20	0~27	0~33	2~39	3~44	5~49	7~53	9~57	12~61	15~65	18~69	21~73	24~76	
25	0~14	0~20	1~26	3~31	5~36	7~41	9~45	12~49	15~54	18~58	21~61	24~65	28~69	31~72
	0~19	0~16	0~32	1~37	3~42	5~47	7~51	9~56	11~60	14~63	17~67	20~71	23~74	26~77

n	X													
	0	1	2	3	4	5	6	7	8	9	10	11	12	13
26	0~13	0~20	1~25	2~30	4~35	7~39	9~44	12~48	14~52	17~56	20~60	23~63	27~67	30~70
	0~18	0~25	1~31	1~36	3~41	4~46	5~50	9~54	11~58	13~62	16~65	19~69	22~72	25~75
27	0~13	0~19	1~24	2~29	4~34	6~38	9~42	11~46	19~50	17~54	19~58	22~61	26~65	29~68
	0~18	0~25	0~30	1~35	3~40	4~44	6~48	8~52	10~56	13~60	15~63	18~67	21~70	24~73
28	0~12	0~18	1~24	2~28	4~33	6~37	8~41	11~45	13~49	16~52	19~56	22~59	25~63	28~66
	0~17	0~24	0~29	1~34	3~39	4~43	6~47	8~51	10~55	12~58	15~62	17~65	20~68	23~71
29	0~12	0~18	1~23	2~27	4~32	6~36	8~40	10~44	13~47	15~51	18~54	21~58	24~61	26~64
	0~17	0~23	0~28	1~33	2~37	4~42	6~46	8~49	10~53	12~57	14~60	17~63	19~66	22~70
30	0~12	0~17	1~22	2~27	4~31	6~35	8~39	10~42	12~46	15~49	17~53	20~56	23~59	26~43
	0~16	0~22	0~27	1~32	2~36	4~40	5~44	7~48	9~52	11~55	14~58	16~62	19~65	21~68
31	0~11	0~17	1~22	2~26	4~30	6~34	8~38	10~41	12~45	14~48	17~51	19~55	22~58	25~61
	0~16	0~22	0~27	1~31	2~35	4~39	5~43	7~47	9~50	11~54	13~57	16~60	18~63	20~66
32	0~11	0~16	1~21	2~25	4~29	5~33	7~36	9~40	12~43	14~47	16~50	19~53	21~56	24~59
	0~15	0~21	0~26	1~30	2~34	4~38	9~42	7~46	9~49	11~52	13~56	15~59	17~62	20~65
33	0~11	0~15	1~20	2~24	3~28	5~32	7~36	9~39	11~42	13~46	16~49	18~52	20~55	23~58
	0~15	0~20	0~25	130	2~34	3~37	5~41	7~44	8~48	10~51	12~54	14~57	17~60	19~63
34	0~10	0~15	1~19	2~23	3~28	5~31	7~35	9~38	11~41	13~44	15~48	17~51	20~54	22~56
	0~14	0~20	0~25	1~29	2~33	3~36	5~40	6~43	8~47	10~50	12~53	14~56	16~59	18~62
35	0~10	0~15	1~19	2~23	3~27	5~30	6~34	8~37	10~40	13~43	15~46	17~49	19~52	22~55
	0~14	0~20	0~24	1~28	2~32	3~35	5~39	6~42	8~45	10~49	12~52	14~55	16~57	18~60
36	0~10	0~15	1~18	2~22	3~26	5~29	6~33	8~36	10~39	12~42	14~45	16~48	19~51	21~54
	0~14	0~19	0~23	1~27	2~31	3~35	5~38	6~41	8~44	9~47	11~50	13~53	15~56	17~59
37	0~10	0~14	1~18	2~22	3~25	5~28	6~32	8~35	10~38	12~41	14~44	16~47	18~50	20~54
	0~13	0~18	0~23	1~27	2~30	3~34	4~37	6~40	7~43	9~46	11~49	13~52	15~55	17~58
38	0~10	0~14	1~18	2~21	3~25	5~28	6~32	8~34	10~37	11~40	13~43	15~46	18~49	20~51
	0~13	0~18	0~22	1~26	2~30	3~33	4~36	6~39	7~42	9~45	11~48	12~51	14~54	16~56
39	0~9	0~14	1~17	2~21	3~24	4~27	6~31	8~33	9~36	11~39	13~42	15~45	17~48	19~50
	0~13	0~18	0~21	1~25	2~29	3~32	4~35	6~38	7~41	9~44	10~47	12~49	14~53	16~55
40	0~9	0~13	1~17	2~21	3~24	4~27	6~30	8~33	9~35	11~38	13~41	15~44	14~47	19~49
	0~12	0~17	0~21	1~25	2~28	3~32	4~35	5~38	7~40	9~43	10~46	12~49	13~52	15~54
41	0~9	0~13	1~17	2~20	3~23	4~26	6~29	7~32	9~35	11~37	12~40	14~43	16~46	18~48
	0~12	0~17	0~21	1~24	2~28	3~31	4~34	5~37	7~40	8~42	10~45	11~48	13~50	15~53
42	0~9	0~13	1~16	2~20	3~23	4~26	6~28	7~31	9~34	10~37	12~39	14~42	16~45	18~47
	0~12	0~17	0~20	1~24	2~27	3~30	4~33	5~36	7~39	8~42	9~44	11~47	13~49	15~52
43	0~9	0~12	1~16	2~19	3~23	4~25	5~28	7~31	8~33	10~36	12~39	14~41	15~44	17~45
	0~12	0~16	0~20	1~23	2~26	3~30	4~33	5~35	6~38	8~41	9~43	11~46	13~49	14~51
44	0~9	0~12	1~15	2~19	3~22	4~25	5~28	7~30	8~33	10~35	11~38	13~40	15~43	17~45
	0~11	0~16	0~19	1~23	2~26	3~29	4~32	5~35	6~37	8~40	9~42	11~45	12~47	14~51
45	0~8	0~12	1~15	2~18	3~21	4~24	5~27	7~30	8~32	9~34	11~37	13~39	15~42	16~44
	0~11	0~15	0~19	1~22	2~25	3~28	4~31	5~34	6~37	8~39	9~42	10~44	12~47	14~49
46	0~8	0~12	1~15	2~18	3~21	4~24	5~26	7~29	8~31	9~34	11~36	13~39	14~41	16~43
	0~11	0~15	0~19	1~22	2~25	3~28	4~31	5~33	6~36	7~39	9~41	10~43	12~46	13~48
47	0~8	0~12	1~15	2~17	3~20	4~23	6~26	6~28	8~31	9~34	11~36	12~38	14~40	16~43
	0~11	0~15	0~18	1~21	2~24	2~27	3~30	5~33	6~35	7~38	9~40	10~42	11~45	13~47
48	0~8	0~11	1~14	2~17	3~20	4~22	5~25	6~28	8~30	9~33	11~35	12~37	14~49	15~42
	0~10	0~14	0~18	1~21	2~24	2~27	3~29	5~32	6~35	7~37	8~40	10~42	11~44	13~47
49	0~8	0~11	1~14	2~17	2~20	4~22	5~25	6~27	7~30	9~32	10~35	12~37	13~39	15~41
	0~10	0~14	0~17	1~20	1~24	2~26	3~29	4~32	6~34	7~36	8~39	9~41	11~44	12~46
50	0~7	0~11	1~14	2~17	2~19	3~22	5~24	6~26	7~29	9~31	10~34	11~36	13~38	15~41
	0~10	0~14	0~17	1~20	1~23	2~26	3~28	4~31	5~33	7~36	8~38	9~40	11~43	12~45

续表

n	\(X\) 14	15	16	17	18	19	20	21	22	23	24	25
26												
27	32~71											
	27~76											
28	31~69											
	26~74											
29	30~68	33~71										
	25~72	28~75										
30	28~66	31~69										
	24~71	27~74										
31	27~64	30~67	33~70									
	23~69	26~72	28~75									
32	26~62	29~65	32~68									
	22~67	25~70	27~73									
33	26~61	28~64	31~67	34~69								
	21~66	24~69	26~71	29~74								
34	25~59	27~62	30~65	32~68								
	21~64	23~67	25~70	28~72								
35	24~58	26~61	29~63	31~66	34~69							
	20~63	22~66	24~68	27~71	29~73							
36	23~57	26~59	28~62	30~65	33~67							
	19~62	22~64	23~67	26~69	28~72							
37	23~55	25~58	27~61	30~63	32~66	34~68						
	19~60	21~63	23~65	25~68	28~70	30~73						
38	22~54	24~57	26~59	29~62	31~64	33~67						
	18~59	20~61	22~64	25~66	27~69	29~71						
39	21~53	23~55	26~58	28~60	30~63	32~65	35~68					
	18~58	20~60	22~63	24~65	26~68	28~70	30~72					
40	21~52	23~54	25~57	27~59	29~62	32~64	34~66					
	17~57	19~59	21~61	23~64	25~66	27~68	30~71					
41	20~51	22~53	24~56	26~58	29~60	31~63	33~65	35~67				
	17~55	19~58	21~60	23~63	25~65	27~67	29~69	31~71				
42	20~50	22~52	24~54	26~57	28~59	30~61	32~64	34~66				
	16~54	18~57	20~59	22~61	24~64	26~06	28~67	30~70				
43	19~49	21~51	23~53	25~56	27~58	29~60	31~62	33~65	36~67			
	16~53	18~56	19~58	21~60	23~62	25~65	27~66	29~69	31~71			
44	19~48	21~50	22~52	24~55	26~57	28~59	30~61	33~63	35~65			
	15~52	14~55	19~57	21~59	23~61	25~63	26~65	28~68	30~70			
45	18~47	20~49	22~51	24~54	26~56	28~58	30~60	32~62	34~64	36~66		
	15~51	17~54	19~56	20~58	22~60	24~62	26~64	28~66	30~68	32~70		
46	18~46	20~48	21~50	23~53	25~55	27~57	29~59	31~61	33~63	35~65		
	15~50	16~53	18~55	20~57	22~59	23~61	25~63	27~65	29~67	31~69		
47	18~45	19~47	21~49	23~52	25~54	26~56	28~58	30~60	32~62	34~64	36~66	
	14~19	16~52	18~54	19~56	21~58	23~60	25~62	26~64	28~66	30~68	32~70	
48	17~44	19~46	21~48	22~51	24~53	26~53	28~57	30~59	31~61	33~63	35~65	
	14~49	16~51	17~53	19~55	21~27	22~59	24~61	26~63	28~65	29~67	31~69	
49	17~43	18~45	20~47	22~50	24~52	25~54	27~56	29~58	31~60	33~62	34~64	36~66
	14~48	15~50	17~52	19~54	20~56	22~58	23~60	25~62	27~64	29~66	31~68	32~70
50	16~43	18~45	20~47	21~49	23~51	25~63	26~55	28~57	30~59	32~61	34~63	36~65
	14~47	15~49	17~51	18~53	20~55	21~57	23~59	25~61	26~63	28~65	30~67	32~68

X	50	60	70	80	90	100
1	0~11	0~9	0~8	0~7	0~6	0~5
	0~14	0~12	0~10	0~9	0~8	0~7
2	0~14	1~11	0~10	1~9	0~8	0~7
	0~17	0~14	0~13	0~11	0~10	0~9
3	1~17	1~14	1~12	1~11	1~10	1~8
	1~20	1~17	1~15	1~13	0~12	0~10
4	2~19	2~16	2~14	2~13	1~11	1~10
	1~23	1~20	1~17	1~15	1~14	1~12
5	3~22	3~18	3~16	2~14	2~13	2~11
	2~26	2~22	2~19	1~17	1~15	1~13
6	5~24	4~20	3~18	3~16	3~14	2~12
	3~29	3~24	2~21	2~19	2~17	2~14
7	6~27	5~23	4~20	4~17	3~15	3~14
	4~31	4~26	3~23	3~21	2~18	2~16
8	7~29	6~25	5~21	5~19	4~17	4~15
	6~33	4~29	4~25	3~22	3~20	3~17
9	9~31	7~26	6~23	5~20	5~18	4~16
	7~36	5~30	5~27	4~24	4~21	3~18
10	10~34	8~29	7~25	6~22	6~20	5~18
	8~38	7~32	6~28	5~25	4~22	4~19
11	12~36	10~30	8~26	7~23	6~21	5~19
	10~40	8~34	7~30	6~27	5~24	4~20
12	13~38	11~32	9~28	8~25	7~22	6~20
	11~43	9~36	7~32	6~28	6~25	5~21
13	15~41	12~34	10~30	9~26	8~23	7~21
	12~45	10~38	8~33	7~30	6~27	6~23
14	16~43	13~36	11~31	10~27	9~25	8~22
	14~47	11~40	9~35	8~31	7~28	6~24
15	18~44	15~38	13~33	11~29	10~26	9~24
	15~49	12~42	10~37	9~33	8~30	7~26
16	20~46	16~40	14~34	12~30	11~27	9~25
	17~51	14~44	11~38	10~34	9~31	8~27
17	21~48	14~81	15~36	13~32	12~28	10~26
	18~53	15~46	12~40	11~35	10~32	9~29
18	23~50	19~43	16~37	14~33	12~30	11~27
	20~55	16~47	14~41	12~37	10~33	9~30
19	25~53	20~45	17~38	15~34	13~31	12~28
	21~57	17~49	15~43	13~38	11~35	10~31
20	27~55	22~47	18~40	16~36	14~32	13~29
	23~59	19~51	16~44	14~39	12~36	11~32
21	28~57	23~49	20~41	17~37	15~33	14~30
	24~61	20~52	17~46	15~41	13~31	12~33
22	30~59	25~50	21~43	18~39	16~35	14~31
	26~63	22~54	18~47	16~42	14~38	12~34
23	32~61	26~52	22~45	19~40	17~36	15~32
	28~65	23~56	19~49	17~44	15~39	13~35
24	34~63	28~53	23~46	20~41	18~37	16~33
	29~67	24~58	21~50	18~45	16~41	14~36
25	36~64	29~55	25~48	21~43	19~38	17~35
	31~69	26~59	22~52	19~46	17~42	15~38

X	50	60	70	80	90	100
26		31~57	26~49	22~44	20~39	18~36
		27~61	23~53	20~48	17~43	16~39
27		32~58	27~51	24~45	21~40	19~37
		29~62	24~55	21~49	18~44	16~40
28		34~60	29~52	25~46	22~42	20~38
		30~64	25~56	22~50	19~45	17~41
29		35~62	30~54	26~48	23~43	20~39
		32~65	27~57	23~51	20~46	18~42
30		37~63	31~55	27~49	24~44	21~40
		33~67	28~59	24~53	21~47	19~43
31			33~57	28~50	25~45	22~41
			29~60	25~53	22~49	20~44
32			34~58	29~51	26~46	23~42
			30~62	26~55	23~50	21~45
33			35~59	31~53	27~47	24~43
			32~63	27~56	24~51	21~46
34			36~61	32~54	28~48	25~44
			33~64	28~58	25~52	22~47
35			38~62	33~55	29~50	26~45
			34~66	30~59	26~53	23~48
36				34~56	30~51	27~46
				31~60	27~54	24~49
37				35~58	31~52	28~47
				32~61	28~55	25~50
38				36~59	32~53	29~48
				33~62	29~56	26~51
39				37~60	33~54	29~49
				34~64	30~57	27~52
40				39~61	34~55	30~50
				35~65	31~59	28~53
41					35~56	31~51
					32~60	29~54
42					36~57	32~52
					33~61	30~55
43					37~59	33~53
					34~62	30~56
44					38~60	34~54
					35~63	31~57
45					39~61	35~55
					36~64	32~58
46						36~56
						33~59
47						37~57
						34~60
48						38~58
						35~61
49						39~59
						36~62
50						40~60
						37~63

附表8 χ² 界值表

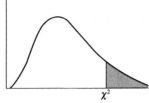

自由度	概率,P(右侧尾部面积)												
v	0.995	0.990	0.975	0.950	0.900	0.750	0.500	0.250	0.100	0.050	0.025	0.010	0.005
1					0.02	0.10	0.45	1.32	2.71	3.84	5.02	6.63	7.88
2	0.01	0.02	0.05	0.10	0.21	0.58	1.39	2.77	4.11	5.99	7.38	9.21	10.60
3	0.07	0.11	0.22	0.35	0.58	1.21	2.37	4.11	6.25	7.81	9.35	11.34	12.84
4	0.21	0.30	0.48	0.71	1.06	1.92	3.36	5.39	7.78	9.49	11.14	13.28	14.86
5	0.41	0.55	0.83	1.15	1.61	2.67	4.35	6.63	9.24	11.07	12.83	15.09	16.75
6	0.68	0.87	1.24	1.64	2.20	3.45	5.35	7.84	10.64	12.59	14.45	16.81	18.55
7	0.99	1.24	1.69	2.17	2.83	4.25	6.35	9.04	12.02	14.07	16.01	18.48	20.28
8	1.34	1.65	2.18	2.73	3.49	5.07	7.34	10.22	13.36	15.51	17.53	20.09	21.95
9	1.73	2.09	2.70	3.33	4.17	5.90	8.34	11.39	14.68	16.92	19.02	21.67	23.59
10	2.16	2.56	3.25	3.94	4.87	6.74	9.34	12.55	15.99	18.31	20.48	23.21	25.19
11	2.60	3.05	3.82	4.57	5.58	7.58	10.34	13.70	17.28	19.68	21.92	24.72	26.76
12	3.07	3.57	4.40	5.23	6.30	8.44	11.34	14.85	18.55	21.03	23.34	26.22	28.30
13	3.57	4.11	5.01	5.89	7.04	9.30	12.34	15.98	19.81	22.36	24.74	27.69	29.82
14	4.07	4.66	5.63	6.57	7.79	10.17	13.34	17.12	21.06	23.68	26.12	29.14	31.32
15	4.60	5.23	6.26	7.26	8.55	11.04	14.34	18.25	22.31	25.00	27.49	30.58	32.80
16	5.14	5.81	6.91	7.96	9.31	11.91	15.34	19.37	23.54	26.30	28.85	32.00	34.27
17	5.70	6.41	7.56	8.67	10.09	12.79	16.34	20.49	24.77	27.59	30.19	33.41	35.72
18	6.26	7.01	8.23	9.39	10.86	13.68	17.34	21.60	25.99	28.87	31.53	34.81	37.16
19	6.84	7.63	8.91	10.12	11.65	14.56	18.34	22.72	27.20	30.14	32.85	36.19	38.58
20	7.43	8.26	9.59	10.85	12.44	15.45	19.34	23.83	28.41	31.41	34.17	37.57	40.00
21	8.03	8.90	10.28	11.59	13.24	16.34	20.34	24.93	29.62	32.67	35.48	38.93	41.40
22	8.64	9.54	10.98	12.34	14.04	17.24	21.34	26.04	90.81	33.92	36.78	40.29	42.80
23	9.26	10.20	11.69	13.09	14.85	18.14	22.34	27.14	32.01	35.17	38.08	41.64	44.18
24	9.89	10.86	12.40	13.85	15.66	19.04	23.34	28.24	33.20	36.42	39.36	42.98	45.56
25	10.52	11.52	13.12	14.61	16.47	19.94	24.34	29.34	34.38	37.65	40.65	44.31	46.93
26	11.16	12.20	13.84	15.38	17.29	20.84	25.34	30.43	35.56	38.89	41.92	45.64	48.29
27	11.81	12.88	14.57	16.15	18.11	21.75	26.34	31.53	36.74	40.11	43.19	46.96	49.64
28	12.46	13.56	15.31	16.93	18.94	22.66	27.34	32.62	37.92	41.34	44.46	48.28	50.99
29	13.12	14.26	16.05	17.71	19.77	23.57	28.34	33.71	39.09	42.56	45.72	49.59	52.34
30	13.79	14.95	16.79	18.49	20.60	24.48	29.34	34.80	40.26	43.77	46.98	50.89	53.67
40	20.71	22.16	24.43	26.51	29.05	33.66	39.34	45.62	51.81	55.70	59.34	63.69	66.77
50	27.99	29.71	32.36	34.76	37.69	42.94	49.33	56.33	63.17	67.50	70.42	76.15	79.49
60	35.53	37.48	40.48	43.19	46.46	52.29	59.33	66.98	74.40	79.08	83.30	88.38	91.95
70	43.28	45.44	48.76	51.74	55.33	61.70	69.33	77.58	85.53	90.53	95.02	100.42	104.22
80	51.17	53.54	57.15	60.39	64.28	71.14	79.33	88.13	96.58	101.88	106.63	112.33	116.32
90	59.20	61.75	65.65	69.13	73.29	80.62	89.33	98.64	107.56	113.14	118.14	124.12	128.30
100	67.33	70.06	74.22	77.93	82.36	90.13	99.33	109.14	118.50	124.34	129.56	135.81	140.17

附表9 T界值表(配对比较的符号秩和检验用)

n	单侧:0.05 双侧:0.10	0.025 0.05	0.01 0.02	0.005 0.010
5	0—15	—	—	—
6	2—19	0—21	—	—
7	3—25	2—26	0—28	—
8	5—31	3—33	1—35	0—36
9	8—37	5—40	3—42	1—44
10	10—45	8—47	5—50	3—52
11	13—53	10—56	7—59	5—61
12	17—61	13—65	9—69	7—71
13	21—70	17—74	12—79	9—82
14	25—80	21—84	15—90	12—93
15	30—90	25—95	19—101	15—105
16	35—101	29—107	23—113	19—117
17	41—112	34—119	27—126	23—130
18	47—124	40—131	32—139	27—144
19	53—137	46—144	37—153	32—158
20	60—150	52—158	43—167	37—173
21	67—164	58—173	49—182	42—189
22	75—178	65—188	55—198	48—205
23	83—193	73—203	62—214	54—222
24	91—209	81—219	69—231	61—239
25	100—225	89—236	76—249	68—257
26	110—241	98—253	84—267	75—276
27	119—259	107—271	92—286	83—295
28	130—276	116—290	101—305	91—315
29	140—295	126—309	110—325	100—335
30	151—314	137—328	120—345	109—356
31	163—333	147—349	130—366	118—378
32	175—353	159—369	140—388	128—400
33	187—374	170—391	151—410	138—423
34	200—395	182—413	162—433	148—447
35	213—417	195—435	173—457	159—471
36	227—439	208—458	185—481	171—495
37	241—462	221—482	198—505	182—521
38	256—485	235—506	211—530	194—547
39	271—509	249—531	224—556	207—573
40	286—534	264—556	238—582	220—600
41	302—559	279—582	252—609	233—628
42	319—584	294—609	266—637	247—656
43	336—610	310—636	281—665	261—685
44	353—637	327—663	296—694	276—714
45	371—664	343—692	312—723	291—744
46	389—692	361—720	328—753	307—774
47	407—721	378—750	345—783	322—806
48	426—750	396—780	362—814	339—837
49	446—779	415—810	379—846	355—870
50	466—809	434—841	397—878	373—902

附表10　T界值表(两样本比较的秩和检验用)

	单侧	双侧
1行	P=0.05	P=0.10
2行	P=0.025	P=0.05
3行	P=0.01	P=0.02
4行	P=0.005	P=0.01

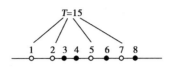

n_1 (较小 n)	n_2-n_1										
	0	1	2	3	4	5	6	7	8	9	10
2				3~13	3~15	3~17	4~18	4~20	4~22	4~24	5~25
							3~19	3~21	3~23	3~25	4~26
3	6~15	6~18	7~20	8~22	8~25	9~27	10~29	10~32	11~34	11~37	12~39
			6~21	7~23	7~26	8~28	8~31	9~33	9~36	10~38	10~41
					6~27	6~30	7~32	7~35	7~38	8~40	8~43
							6~33	6~36	6~39	7~41	7~44
4	11~25	12~28	13~31	14~34	15~37	16~40	17~43	18~46	19~49	20~52	21~55
	10~26	11~29	12~32	13~35	14~38	14~42	15~45	16~48	17~51	18~54	19~57
		10~30	11~33	11~37	12~40	13~43	13~47	14~50	15~53	15~57	16~60
			10~34	10~38	11~41	11~45	12~48	12~52	13~55	13~59	14~62
5	19~36	20~40	21~44	23~47	24~51	26~54	27~58	28~62	30~65	31~69	33~72
	17~38	18~42	20~45	21~49	22~53	23~57	24~61	26~64	27~68	28~72	29~76
	16~39	17~43	18~47	19~51	20~55	21~59	22~63	23~67	24~71	25~75	26~79
	15~40	16~44	16~49	17~53	18~57	19~61	20~65	21~69	22~73	22~78	23~82
6	28~50	29~55	31~59	33~63	35~67	37~71	38~76	40~80	42~84	44~88	46~92
	26~52	27~57	29~61	31~65	32~70	34~74	35~79	37~83	38~88	40~92	42~96
	24~54	25~59	27~63	28~68	29~73	30~78	32~82	33~87	34~92	36~96	37~101
	23~55	24~60	25~65	26~70	27~75	28~80	30~84	31~89	32~94	33~99	32~104
7	39~66	41~71	43~76	45~81	47~86	49~91	52~95	54~100	46~105	58~110	61~114
	36~69	38~74	40~79	42~84	44~89	46~94	48~99	50~104	52~109	54~114	56~119
	34~71	35~77	37~82	39~87	40~93	42~98	44~103	45~109	47~114	49~119	51~124
	32~73	34~78	35~84	37~89	38~95	40~100	41~106	43~111	44~117	45~122	47~128
8	51~85	54~90	56~96	59~101	62~106	64~112	67~117	69~123	72~128	75~133	77~139
	49~87	51~93	53~99	55~105	58~110	60~116	62~122	65~127	67~133	70~138	72~144
	45~91	47~97	49~103	51~109	53~115	56~120	58~126	60~132	62~138	64~144	66~150
	43~93	45~99	47~105	49~111	51~117	53~123	54~130	56~136	58~142	60~148	62~154
9	66~105	69~111	72~117	75~123	78~129	81~135	84~141	87~147	90~153	93~159	96~165
	62~109	65~115	68~121	71~127	73~134	76~140	79~146	82~152	84~159	87~165	90~171
	59~112	61~119	63~126	66~132	68~139	71~145	73~152	76~158	78~165	81~171	83~178
	56~115	58~122	61~128	63~135	65~142	67~149	69~156	72~162	74~169	76~176	78~183
10	82~128	86~134	89~141	92~148	96~154	99~161	103~167	106~174	110~180	113~187	117~193
	78~132	81~139	84~146	88~152	91~159	94~166	97~173	100~180	103~187	107~193	110~200
	74~136	77~143	79~151	82~158	85~165	88~172	91~179	93~187	96~194	99~201	102~208
	71~139	73~147	76~154	79~161	81~169	84~176	86~184	89~191	92~198	94~206	97~213

附表 11 H 界值表(三样本比较的秩和检验用)

N	n_1	n_2	n_3	P	
				0.05	0.01
7	3	2	2	4.71	
	3	3	1	5.14	
8	3	3	2	5.36	
	4	2	2	5.33	
	4	3	1	5.21	
	5	2	1	5.00	
9	3	3	3	5.60	7.20
	4	3	2	5.44	6.44
	4	4	1	4.97	6.67
	5	2	2	5.16	6.53
	5	3	1	4.96	
10	4	3	3	5.79	6.75
	4	4	2	5.46	7.04
	5	3	2	5.25	6.91
	5	4	1	4.99	6.96
11	4	4	3	5.60	7.14
	5	3	3	5.65	7.08
	5	4	2	5.27	7.21
	5	5	1	5.13	7.31
12	4	4	4	5.69	7.65
	5	4	3	5.66	7.45
	5	5	2	5.34	7.34
13	5	4	4	5.66	7.76
	5	5	3	5.71	7.58
14	5	5	4	5.67	7.82
15	5	5	5	5.78	8.00

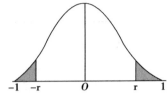

附表 12　r 界值表

自由度 v	概率, P								
单侧:	0.25	0.10	0.05	0.025	0.01	0.005	0.0025	0.001	0.000
双侧:	0.50	0.20	0.10	0.05	0.02	0.01	0.005	0.002	0.001
1	0.707	0.951	0.988	0.997	1.000	1.000	1.000	1.000	1.000
2	0.500	0.800	0.900	0.950	0.980	0.990	0.995	0.998	0.999
3	0.404	0.687	0.805	0.878	0.934	0.959	0.974	0.986	0.991
4	0.347	0.608	0.729	0.811	0.882	0.917	0.942	0.963	0.974
5	0.309	0.551	0.669	0.755	0.833	0.875	0.906	0.935	0.951
6	0.281	0.507	0.621	0.707	0.789	0.834	0.870	0.905	0.925
7	0.260	0.472	0.582	0.666	0.750	0.798	0.836	0.875	0.898
8	0.242	0.443	0.549	0.632	0.715	0.765	0.805	0.847	0.842
9	0.228	0.419	0.521	0.602	0.685	0.735	0.776	0.820	0.847
10	0.216	0.398	0.497	0.576	0.658	0.708	0.750	0.795	0.823
11	0.206	0.380	0.476	0.553	0.634	0.684	0.726	0.772	0.801
12	0.197	0.365	0.457	0.532	0.612	0.661	0.703	0.750	0.780
13	0.189	0.351	0.441	0.514	0.592	0.641	0.683	0.730	0.760
14	0.182	0.338	0.426	0.497	0.574	0.623	0.664	0.711	0.742
15	0.176	0.327	0.412	0.482	0.558	0.606	0.647	0.694	0.725
16	0.170	0.317	0.400	0.468	0.542	0.590	0.631	0.678	0.708
17	0.165	0.308	0.389	0.456	0.529	0.575	0.616	0.662	0.693
18	0.160	0.299	0.378	0.444	0.515	0.561	0.602	0.648	0.679
19	0.156	0.291	0.369	0.433	0.503	0.549	0.589	0.635	0.665
20	0.152	0.284	0.360	0.423	0.492	0.537	0.576	0.622	0.652
21	0.148	0.277	0.352	0.413	0.482	0.526	0.565	0.610	0.640
22	0.145	0.271	0.344	0.404	0.472	0.515	0.554	0.599	0.629
23	0.141	0.265	0.337	0.396	0.462	0.505	0.543	0.588	0.618
24	0.138	0.260	0.330	0.388	0.453	0.496	0.534	0.578	0.607
25	0.136	0.255	0.323	0.381	0.445	0.487	0.524	0.568	0.597
26	0.133	0.250	0.317	0.374	0.437	0.479	0.515	0.559	0.588
27	0.131	0.245	0.311	0.367	0.430	0.471	0.507	0.550	0.579
28	0.128	0.241	0.306	0.361	0.423	0.463	0.499	0.541	0.570
29	0.126	0.237	0.301	0.355	0.416	0.456	0.491	0.533	0.562
30	0.124	0.233	0.296	0.349	0.409	0.449	0.484	0.526	0.554
31	0.122	0.229	0.291	0.344	0.403	0.442	0.477	0.518	0.546
32	0.120	0.225	0.287	0.339	0.397	0.436	0.470	0.511	0.539
33	0.118	0.222	0.283	0.334	0.392	0.430	0.464	0.504	0.532
34	0.116	0.219	0.279	0.329	0.386	0.424	0.458	0.498	0.525
35	0.115	0.216	0.275	0.325	0.381	0.418	0.452	0.492	0.519
36	0.113	0.213	0.271	0.320	0.376	0.413	0.446	0.486	0.513
37	0.111	0.210	0.267	0.316	0.371	0.408	0.441	0.480	0.507
38	0.110	0.207	0.264	0.312	0.367	0.403	0.435	0.474	0.501
39	0.108	0.204	0.261	0.308	0.362	0.398	0.430	0.469	0.495
40	0.107	0.202	0.257	0.304	0.358	0.393	0.425	0.463	0.490
41	0.106	0.199	0.254	0.301	0.354	0.389	0.420	0.458	0.484
42	0.104	0.197	0.251	0.297	0.350	0.384	0.416	0.453	0.479
43	0.103	0.195	0.248	0.294	0.346	0.380	0.411	0.449	0.474
44	0.102	0.192	0.246	0.291	0.342	0.376	0.407	0.444	0.469
45	0.101	0.190	0.243	0.288	0.338	0.372	0.403	0.439	0.465
46	0.100	0.188	0.240	0.285	0.335	0.368	0.399	0.435	0.460
47	0.099	0.186	0.238	0.282	0.331	0.365	0.395	0.431	0.456
48	0.098	0.184	0.235	0.279	0.328	0.361	0.391	0.427	0.451
49	0.097	0.182	0.233	0.276	0.325	0.358	0.387	0.423	0.447
50	0.096	0.181	0.231	0.273	0.322	0.354	0.384	0.419	0.443

附表 13 r_s 界值表

n	概率,P								
	单侧: 0.25	0.10	0.05	0.025	0.01	0.005	0.0025	0.001	0.0005
	双侧: 0.50	0.20	0.10	0.05	0.02	0.01	0.005	0.002	0.001
4	0.600	1.000	1.000						
5	0.500	0.800	0.900	1.000	1.000				
6	0.371	0.657	0.829	0.886	0.943	1.000	1.000		
7	0.321	0.571	0.714	0.786	0.893	0.929	0.964	1.000	1.000
8	0.310	0.524	0.643	0.738	0.833	0.881	0.905	0.952	0.976
9	0.267	0.483	0.600	0.700	0.783	0.833	0.867	0.917	0.933
10	0.248	0.455	0.564	0.648	0.745	0.794	0.830	0.879	0.903
11	0.236	0.427	0.536	0.618	0.709	0.755	0.800	0.845	0.873
12	0.217	0.406	0.503	0.587	0.678	0.727	0.769	0.818	0.846
13	0.209	0.385	0.484	0.560	0.648	0.703	0.747	0.791	0.824
14	0.200	0.367	0.464	0.538	0.626	0.679	0.723	0.771	0.802
15	0.189	0.354	0.446	0.521	0.604	0.650	0.700	0.750	0.779
16	0.182	0.341	0.429	0.503	0.582	0.635	0.679	0.729	0.762
17	0.176	0.328	0.414	0.503	0.582	0.635	0.679	0.729	0.762
18	0.176	0.328	0.414	0.485	0.566	0.615	0.662	0.713	0.748
19	0.170	0.317	0.401	0.472	0.550	0.600	0.643	0.695	0.728
20	0.161	0.299	0.380	0.447	0.520	0.570	0.612	0.662	0.696
21	0.156	0.292	0.370	0.435	0.508	0.556	0.599	0.648	0.681
22	0.152	0.284	0.361	0.425	0.496	0.544	0.586	0.634	0.667
23	0.148	0.278	0.353	0.415	0.486	0.532	0.573	0.622	0.654
24	0.144	0.271	0.344	0.406	0.476	0.521	0.562	0.610	0.642
25	0.142	0.265	0.337	0.398	0.466	0.511	0.551	0.598	0.630
26	0.138	0.259	0.331	0.390	0.457	0.501	0.541	0.587	0.619
27	0.136	0.255	0.324	0.382	0.448	0.491	0.531	0.577	0.608
28	0.133	0.250	0.317	0.375	0.440	0.483	0.522	0.567	0.598
29	0.130	0.245	0.312	0.368	0.433	0.475	0.513	0.558	0.589
30	0.128	0.240	0.306	0.362	0.425	0.467	0.504	0.549	0.580
31	0.126	0.236	0.301	0.356	0.418	0.459	0.496	0.541	0.571
32	0.124	0.232	0.296	0.350	0.412	0.452	0.489	0.533	0.563
33	0.121	0.229	0.291	0.345	0.405	0.446	0.482	0.525	0.554
34	0.120	0.225	0.287	0.340	0.399	0.439	0.475	0.517	0.547
35	0.118	0.222	0.283	0.335	0.394	0.433	0.468	0.510	0.539
36	0.116	0.219	0.279	0.330	0.388	0.427	0.426	0.504	0.533
37	0.114	0.216	0.275	0.325	0.382	0.421	0.456	0.497	0.526
38	0.113	0.212	0.271	0.321	0.378	0.415	0.450	0.491	0.519
39	0.111	0.210	0.267	0.317	0.373	0.410	0.444	0.485	0.513
40	0.110	0.207	0.264	0.313	0.368	0.405	0.439	0.479	0.507
41	0.108	0.204	0.261	0.309	0.364	0.400	0.433	0.473	0.501
42	0.107	0.202	0.257	0.305	0.359	0.395	0.428	0.468	0.495
43	0.105	0.199	0.254	0.301	0.355	0.391	0.423	0.463	0.490
44	0.104	0.197	0.251	0.298	0.351	0.386	0.419	0.458	0.484
45	0.103	0.194	0.248	0.294	0.347	0.382	0.414	0.453	0.479
46	0.102	0.192	0.246	0.291	0.343	0.378	0.410	0.448	0.474
47	0.101	0.190	0.243	0.288	0.340	0.374	0.405	0.443	0.469
48	0.100	0.188	0.240	0.285	0.336	0.370	0.401	0.439	0.465
49	0.098	0.186	0.238	0.282	0.333	0.366	0.397	0.434	0.460
50	0.097	0.184	0.235	0.279	0.329	0.363	0.393	0.430	0.456

附表 14 随机数字表

编号	1~10	11~20	21~30	31~40	41~50
1	22 17 68 65 81	68 95 23 92 35	87 02 22 57 51	61 09 43 95 06	58 24 82 03 47
2	19 36 27 59 46	13 79 93 37 55	39 77 32 77 09	85 52 05 30 62	47 83 51 62 74
3	16 77 23 02 77	09 61 87 25 21	28 06 24 25 93	16 71 13 59 78	23 05 47 47 25
4	78 43 76 71 61	20 44 90 32 64	97 67 63 99 61	46 38 03 93 22	69 81 21 99 21
5	03 28 28 26 08	73 37 32 04 05	69 30 16 09 05	88 69 58 28 99	35 07 44 75 47
6	93 22 53 64 39	07 10 63 76 35	87 03 04 79 88	08 13 13 85 51	55 34 57 72 69
7	78 76 58 54 74	92 38 70 96 92	52 06 79 79 45	82 63 18 27 44	69 66 92 19 09
8	23 68 35 26 00	99 53 93 61 28	52 70 05 48 34	56 65 05 61 86	90 92 10 70 80
9	15 39 25 70 99	93 86 52 77 65	15 33 59 05 28	22 87 26 07 47	86 96 98 29 06
10	58 71 96 30 24	18 46 23 34 27	85 13 99 24 44	49 18 09 79 49	74 16 32 23 02
11	57 35 27 33 72	24 53 63 94 09	41 10 76 47 91	44 04 95 49 66	39 60 04 59 81
12	48 50 86 54 48	22 06 34 72 52	82 21 15 65 20	33 29 94 71 11	15 91 29 12 03
13	61 96 48 95 03	07 16 39 33 66	98 56 10 56 79	77 21 30 27 12	90 49 22 23 62
14	36 93 89 41 26	29 70 83 63 51	99 74 20 52 36	87 09 41 15 09	98 60 16 03 03
15	18 87 00 42 31	57 90 12 02 07	23 47 37 17 31	54 08 01 88 63	39 41 88 92 10
16	88 56 53 27 59	33 35 72 67 47	77 34 55 45 70	08 18 27 38 90	16 95 86 70 75
17	09 72 95 84 29	49 41 31 06 70	42 38 06 45 18	64 84 73 31 65	52 53 37 97 15
18	12 96 88 17 31	65 19 69 02 83	60 75 86 90 68	24 64 19 35 51	56 61 87 39 12
19	85 94 57 24 16	92 09 84 38 76	22 00 27 69 85	29 81 94 78 70	21 94 47 90 12
20	38 64 43 59 98	98 77 87 68 07	91 51 67 62 44	40 98 05 93 78	23 32 65 41 18
21	53 44 09 42 72	00 41 86 79 79	68 47 22 00 20	35 55 31 51 51	00 83 63 22 55
22	40 76 66 26 84	57 99 99 90 37	36 63 32 08 58	37 40 13 68 97	87 64 81 07 83
23	02 17 79 18 05	12 59 52 57 02	22 07 90 47 03	28 14 11 30 79	20 69 22 40 98
24	95 17 82 06 53	31 51 10 96 46	92 06 88 07 77	56 11 50 81 69	40 23 72 51 39
25	35 76 22 42 92	96 11 83 44 80	34 68 35 48 77	33 42 40 90 60	73 96 53 97 86
26	26 29 31 56 41	85 47 04 66 08	34 72 57 59 13	82 43 80 46 15	38 26 61 70 04
27	77 80 20 75 82	72 82 32 99 90	63 95 73 76 63	89 73 44 99 05	48 67 26 43 18
28	46 40 66 44 52	91 36 74 43 53	30 82 13 54 00	78 45 63 98 35	55 03 36 67 68
29	37 56 08 18 09	77 53 84 46 47	31 91 18 95 58	24 16 74 11 53	44 10 13 85 57
30	61 65 61 68 66	37 27 47 39 19	84 83 70 07 48	53 21 40 06 71	95 06 79 88 54
31	93 43 69 64 07	34 18 04 52 35	56 27 09 24 86	61 85 53 83 45	19 90 70 99 00
32	21 96 60 12 99	11 20 99 45 18	48 13 93 55 34	18 37 79 49 90	65 97 38 20 46
33	95 20 47 97 97	27 37 83 28 71	00 06 41 41 74	45 89 09 39 84	51 67 11 52 49
34	97 86 21 78 73	10 65 81 92 59	58 76 17 14 97	04 76 62 16 17	17 95 70 45 80
35	69 92 06 34 13	59 71 74 17 32	27 55 10 24 19	23 71 82 13 74	63 52 52 01 41
36	04 31 17 21 56	33 73 99 19 87	26 72 39 27 67	53 77 57 68 93	60 61 97 22 61
37	61 06 98 03 91	87 14 77 43 96	43 00 65 98 50	45 60 33 01 07	98 99 46 50 47
38	85 93 85 86 88	72 87 08 62 40	16 06 10 89 20	23 21 34 74 97	76 38 03 29 63
39	21 74 32 47 45	73 96 07 94 52	09 65 90 77 47	25 76 16 19 33	53 05 70 53 30
40	15 69 53 82 80	79 96 23 53 10	65 39 07 16 29	45 33 02 43 70	02 87 40 41 45
41	02 89 08 04 49	20 21 14 68 86	87 63 93 95 17	11 29 01 95 80	35 14 97 35 33
42	87 18 15 89 79	85 43 01 72 73	08 61 74 51 69	89 74 39 82 15	94 51 33 41 67
43	98 83 71 94 22	59 97 50 99 52	08 52 85 08 40	87 80 61 65 31	91 51 80 32 44
44	10 08 58 21 66	72 68 49 29 31	89 85 84 46 06	59 73 19 85 23	65 09 29 75 63
45	47 90 56 10 08	88 02 84 27 83	42 29 72 23 19	66 56 45 65 79	20 71 53 20 25
46	22 85 61 68 90	49 64 92 85 44	16 40 12 89 88	50 14 49 81 06	01 82 77 45 12
47	67 80 43 79 33	12 83 11 41 16	25 58 19 68 70	77 02 54 00 52	53 43 37 15 26
48	27 62 50 96 72	79 44 61 40 15	14 53 40 65 39	27 31 58 50 28	11 39 03 34 25
49	33 78 80 87 15	38 30 06 38 21	14 47 47 07 26	54 96 87 53 32	40 36 40 96 76
50	13 13 92 66 99	47 24 49 57 74	32 25 43 62 17	10 97 11 69 84	99 63 22 32 98